现代中医临床高级参考书

中医各家学说教学参考书

张锡纯用药心法丛书

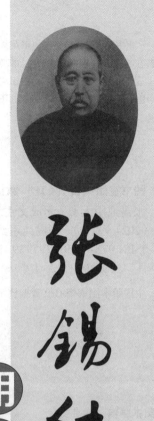

张锡纯

用人参

主编 李成文

中国健康传媒集团
中国医药科技出版社

内 容 提 要

　　本书汇集张锡纯临证应用人参（包括少量党参、西洋参）的理、法、方、药、医案与医话，辑人参方剂50首，医案300余则，医案涉及内、外、妇、儿等病证。可作为中医各家学说辅导参考用书，也适合临床、文献研究者对张锡纯使用的药物进行专题研究参考之用，更适合中医各科临床工作者、中医爱好者系统研究学习张锡纯用药经验之用。

图书在版编目（CIP）数据

张锡纯用人参 / 李成文主编 . — 北京：中国医药科技出版社，2016.8
（2024.9 重印）（张锡纯用药心法丛书）
ISBN 978-7-5067-7739-1

Ⅰ . ①张… 　Ⅱ . ①李… 　Ⅲ . ①人参 – 中药疗法 　Ⅳ . ① R282.71

中国版本图书馆 CIP 数据核字（2016）第 200803 号

美术编辑　陈君杞

出版　**中国健康传媒集团** | 中国医药科技出版社
地址　北京市海淀区文慧园北路甲 22 号
邮编　100082
电话　发行：010 – 62227427　邮购：010 – 62236938
网址　www.cmstp.com
规格　710 × 1000mm $\frac{1}{16}$
印张　13 $\frac{1}{2}$
字数　205 千字
版次　2016 年 8 月第 1 版
印次　2024 年 9 月第 3 次印刷
印刷　北京金康利印刷有限公司
经销　全国各地新华书店
书号　ISBN 978-7-5067-7739-1
定价　**32.00 元**

版权所有　盗版必究

举报电话：010-62228771

本社图书如存在印装质量问题请与本社联系调换

获取新书信息、投稿、
为图书纠错，请扫码
联系我们。

编委会

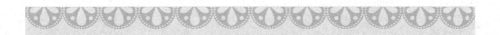

主　编　李成文

副主编　方　芳　李　强　孔沈燕

编　委　李成文　方　芳　李　强　孔沈燕

　　　　王旭洋

前　言

　　张锡纯（1860~1933 年）是清末民初著名医学家，学验俱丰。他从1918 年到 1933 年历经 15 年时间，总结了自己学习、研究中医的心得体会与临床经验，编纂完成《医学衷中参西录》一书。内容包括医方、病证、药解、医论、医话随笔、伤寒等部分，还有大量详细记录其临证精华的医案夹杂其中。该书重视理论，阐发配伍，详述医案，活用经方，化裁古方，创制新方，擅长小方，精研药性，强调生用，善投大剂，喜用对药，注重用法，一经问世，即洛阳纸贵，对后世产生了巨大的影响。

　　《医学衷中参西录》采用方中夹案、病中夹案、药中夹案、论中夹案、医话随笔中夹案，方后附案、病后附案、药后附案、论后附案、医话随笔后附案，案中论方、案中论药、案中论病、案中论理，方中论病、方中论理、方中论药，药中论理、药中论方、药中论病、药后附案，论中夹药、论中夹方、论中夹病、论中夹案、论后附案，杂谈随笔其他中论理、杂谈随笔其他中论方、杂谈随笔其他中论药、杂谈随笔其他中夹案、杂谈随笔其他中附案等编写方法，因撰写时间跨度长达 15 年，体例不一，随写随刊，分五次出版，这导致同一内容分散于多个篇章，给后人系统阅读和掌握张锡纯的学术思想与临证用药心法带来了诸多不便。

　　本丛书共 10 本，其中 9 本分别从石膏、人参、山药、山茱萸、黄芪、桂（桂枝、肉桂）、赭石、姜、龙牡（龙骨、牡蛎）的角度来写，以药为纲，以点带面，将同一味中药在张锡纯行医的不同时期、分散在书中不同位置的相关应用收集到一起，包括功效、用法、配伍、相关方剂和医案，以期通过专药专题的形式学习张锡纯用药经验，实现对《医学衷中参西录》一书的全面梳理和学习。另外 1 本《张锡纯用小方》是以方为纲，以临证医案为核心，系统地总结了张锡纯用小方思路的特色，有利于学习与掌握其应用小方的配伍规律与用药经验。希望这种重构类编性质的编排方式，能够帮助读者对经典著作《医学衷中参西录》有一个清晰、系统、全面地认识，从而更好地学习和继承。

丛书遵从以经解经，内容完全出自《医学衷中参西录》一书，最大限度地反映张锡纯本人的经验论述，不添加任何现代人的观点和评价，希望读者读来能有原汁原味、酣畅淋漓的感觉。另外，凡入药成分涉及国家禁猎和保护动物的（如犀角、虎骨等），为保持古籍原貌，原则上不改。但在临床运用时，应使用相关的替代品。

承蒙中国医药科技出版社、《中医各家学说》精编教材编委会、中华中医药学会名医学术思想研究分会的大力支持，使本书得以付梓。

限于作者水平，不当之处敬请斧正。

李成文
于 2016 年孟夏

编写说明

　　本书是作者在长期研读《医学衷中参西录》及编纂《中医学术流派医案·张锡纯医案》的基础上，对张锡纯临证应用人参（包括少量党参、西洋参）的理、法、方、药、医案与医话等进行全面梳理，分类归纳，总结药性功效，配伍规律，汇录方剂，集腋医案，纂成本书，四易其稿。以药为纲，以方为目，以临证医案为核心，涵盖内、外、妇、儿各科疾病。具体内容如下：

　　1. 药效与用法，包括性味、归经、功效、主治、配伍、剂量、用法、禁忌等。

　　2. 人参（包括少量党参、西洋参）方剂分为组成、主治、加减、用法、方论等，按音序排列。方论涵盖经论、病机阐发、辨证思路、方义分析、用药心得、药药配伍、药方配伍、中西药配伍、药药鉴别、方方鉴别、证证鉴别、前人用药得失评价等。对少数没有方名的方剂根据具体情况给予新的方名，所加内容均注明"编者注"，以示区别。原方剂组成中无该药者，若随证加减中，应用该药极具特色者，也酌情选用。医案及论述中所用方剂没有药物组成者，为方便对原文的理解，均用括号注明原方剂药物组成、煎煮与应用方法、主治病证等。

　　3. 医案，汇集《医学衷中参西录》中全部应用人参的医案，包括张氏所治医案、其子与门徒所治医案、指导他人用药医案、他人用其方药所治医案，及张氏摘录历代名医应用人参的医案。非张氏所治医案均在案末注明"本案为他人所治，编者注"。出自不同章节的同一医案只取其一，于案后注明另一医案的出处，便于读者相互合参，有利于掌握其处方用药特点。

　　张锡纯用人参医案按内科、妇科、儿科、外科、五官科分类，14 岁及以下归入儿科。内科医案按肺病、心病、脾胃病、肝胆病、肾病、其他杂病排序；妇科医案按月经病、妊娠病、产后病、杂病排序；儿科医案参考内科排序；外科病医案按疮疡、疹、梅毒、疝气等排序。所有选录内容全部出自《医学衷中参西录》，只对原文归纳综合，并标明出处，不妄评其内容，使其能尽量原汁原味地反映张锡纯临证应用人参的心得。

4. 对于必须要说明的问题，采用加编者注的形式用括号标注。

本书系统总结了张锡纯应用人参的临证经验与心得，希望对进一步挖掘中医学宝库、提高临床疗效、发扬光大中医学具有重要的现实意义和深远的历史意义。

本书李成文及王旭洋编写前言、编写说明、第一章第一节，第三章第三节、第四节、第五节计4万字；方芳编写第三章第一节感冒至呃逆医案计6万余字；李强编写第三章第一节噎膈至鼠疫医案，第三章第二节计5万余字；孔沈燕编写第一章第二节、第三节，第二章计5万余字。李成文通审全稿。

编　者

2016 年孟夏

目 录

第一章　药效与用法

第一节　药性功效

　　盖人参之性，大能补气，元气旺而上升，自无下陷之虞，而与石膏同用，又大能治外感中之真阴亏损。况又有山药、知母以濡润之乎！若脉象虚数者，又宜多用人参，减石膏一两再加玄参、生地滋阴之品。煎汁三四茶盅，徐徐温饮下，一次只饮一大口，防其寒凉下侵，致大便滑泻，又欲其药力息息上达，助元气以生津液。饮完一剂，再煎一剂，使药力昼夜相继，数日舌润火退，其病自愈。(《医学衷中参西录·治伤寒温病同用方·白虎加人参以山药代粳米汤》)

　　故用人参以壮胃气。(《医学衷中参西录·赭石解》)

　　试再言其难尽信者，如人参，性本温也，而《本经》谓其微寒。(《医学衷中参西录·复李祝华书》)

　　愚恒治以白虎加人参汤，盖取人参能助人生发之气，以宣通内热外出也。(《医学衷中参西录·厥阴病白虎汤证》)

　　人参之性，虽长于补而有时善通。(《医学衷中参西录·人参解》)

　　人参之性，用之得宜，又善利小便。(《医学衷中参西录·人参解》)

　　或问：参、芪、术皆为补气之品，予独谓其不能补助元气，是服之于元气毫无益乎？答曰：参、芪、术诸药皆补助后天气化之品，故救元气之将脱，但服补气药不足恃（喻嘉言谓：若气上脱者，但知重用人参，转令气高不返），惟以收敛之药为主，若黄肉、龙骨、牡蛎之类，而以补气之药辅之。其上脱者，宜辅以人参、赭石（人参得赭石能引气下行）；若阴虚不能系阳，更宜加熟地黄、生山药以滋阴。其下脱者，宜辅以人参、黄芪；若下焦泄泻不止，更宜加白术以止泻。此乃临时救急之法。至于欲补助元气于平时，当于静坐之时，还虚凝神，常于精明之府（《内经》谓头者精明之府），保此无念之正觉，如天道下济光明，仍然无心成化，久之元气自有充盛之候，此乃内炼家初步工夫。此时静坐之风盛行，不妨借之以辅药饵之不逮也。(《医学衷中参西录·元气诠》)

人参之性补而兼升，以治上脱，转有气高不返之虞。(《医学衷中参西录·治阴虚劳热方·既济汤》)

况甘草与芍药并用，甘苦化合味同人参，能双补气血则生肌之功愈速也。(《医学衷中参西录·治疮科方·内托生肌散》)

至仲景著《伤寒论》，深悟《内经》之旨，其厥阴治法有吴茱萸汤；厥阴与少阳脏腑相根据，乃由厥阴而推之少阳治法，有小柴胡汤。二方中之人参、半夏、大枣、生姜、甘草，皆调和脾胃之要药也。(《医学衷中参西录·论肝病治法》)

西洋参味甘微苦，性凉。能补助气分，兼能补益血分，为其性凉而补，凡欲用人参而不受人参之温补者，皆可以此代之。惟白虎加人参汤中之人参，仍宜用党参而不可代以西洋参，以其不若党参具有升发之力，能助石膏逐邪外出也。(《医学衷中参西录·西洋参解》)

第二节　配伍

石膏得人参，能使寒温后之真阴顿复，而余热自消，此仲景制方之妙也。(《医学衷中参西录·治伤寒温病同用方·仙露汤》)

惟热实脉虚者，其人必实热兼有虚热，仿白虎加人参汤之义，以人参佐石膏亦必能退热。(《医学衷中参西录·石膏解》)

寒温热盛忌用人参，而白虎加人参汤与石膏知母并用则无碍。(《医学衷中参西录·论用药以胜病为主不拘分量之多少》)

故用人参以大补元气，扶正即以胜邪也。用石膏者，因风蕴脏腑多生内热，人参补气助阳分亦能生热，石膏质重气轻性复微寒，其重也能深入脏腑，其轻也能外达皮毛，其寒也能祛脏腑之热，而即解人参之热也。(《医学衷中参西录·治内外中风方·搜风汤》)

麦芽具升发之性，实兼消化之力。……故用麦芽生发肝气者，必与参芪诸药并用，而后有益无损。(《医学衷中参西录·治气血郁滞肢体疼痛方·培脾舒

　　莱菔子生用味微辛、性平，炒用气香性温。其力能升、能降，生用则升多于降，炒用则降多于升，取其升气化痰宜用生者，取其降气消食宜用炒者。究之，无论或生或炒，皆能顺气开郁、消胀除满，此乃化气之品，非破气之品，而医者多谓其能破气，不宜多服、久服，殊非确当之论。盖凡理气之药，单服久服，未有不伤气者，而莱菔子炒熟为末，每饭后移时服钱许，借以消食顺气，转不伤气，因其能多进饮食，气分自得其养也。若用以除满开郁，而以参、芪、术诸药佐之，虽多服、久服，亦何至伤气分乎。(《医学衷中参西录·莱菔子解》)

　　仲景旋覆代赭石汤，赭石、人参并用，治"伤寒汗吐下解后，心下痞硬，噫气不除"。参赭镇气汤中人参，借赭石下行之力，挽回将脱之元气，以镇安奠定之，亦旋覆代赭石汤之义也。(《医学衷中参西录·治喘息方·参赭镇气汤》)

　　是拙拟治吐衄方中，凡用参者，必重用赭石辅之，使其力下达也。(《医学衷中参西录·论吐血衄血之原因及治法》)

　　三棱气味俱淡，微有辛意；莪术味微苦，气微香，亦微有辛意，性皆微温，为化瘀血之要药。……若与参、术、芪诸药并用，大能开胃进食，调血和血。

　　三棱、莪术，若治陡然腹胁疼痛，由于气血凝滞者，可但用三棱、莪术，不必以补药佐之；若治瘀血积久过坚硬者，原非数剂所能愈，必以补药佐之，方能久服无弊。或用黄芪六钱，三棱、莪术各三钱，或减黄芪三钱，加野台参三钱，其补破之力皆可相敌，不但气血不受伤损，瘀血之化亦较速，盖人之气血壮旺，愈能驾驭药力以胜病也。(《医学衷中参西录·三棱莪术解》)

　　喘状如前，而脉象无力者，宜小青龙汤去麻黄，加杏仁，再加人参、生石膏。若其脉虚而兼数者，宜再加知母。(《医学衷中参西录·用小青龙汤治外感痰喘之经过及变通之法》)

　　至其气分虚极者，酌加人参，所以培气之本也。(《医学衷中参西录·治大气下陷方·升陷汤》)

　　至外感之证，亦有火不归原者，伤寒、温病中之戴阳证是也。其证之现状，面赤、气粗、烦躁不安，脉象虽大，按之无力，又多寸盛尺虚。此乃下焦虚寒孤阳上越之危候，颇类寒温中阴极似阳证。然阴极似阳，乃内外异致，戴阳证乃上下异致也。宜用《伤寒论》通脉四逆汤，加葱、加人参治之（原

方原谓面赤者加葱，面赤即戴阳证）。（《医学衷中参西录·论火不归原治法》）

王宇泰（指明代著名医学家王泰林，编者注）曰：余每治伤寒温热等证，为庸医妄汗误下，已成坏证，危在旦夕者，以人参二两，童子小便煎之，水浸冰冷，饮之立效。（《医学衷中参西录·治伤寒温病同用方·白虎加人参以山药代粳米汤》）

第三节　鉴别用法

人参之种类不一，古所用之人参，方书皆谓出于上党，即今之党参是也。考《神农本草经》载，人参味甘，未尝言苦，今党参味甘，辽人参则甘而微苦，古之人参其为今之党参无疑也。特是，党参之性，虽不如辽人参之热，而其性实温而不凉，乃因《神农本草经》谓其微寒，后世之笃信《神农本草经》者，亦多以人参之性果然微寒，即释古方之用人参者，亦本微寒之意以为诠解，其用意可谓尊经矣。然古之笃信《神农本草经》而尊奉之者莫如陶弘景，观其所著《名医别录》，以补《神农本草经》所未备，谓人参能疗肠胃中冷，已不遵《神农本草经》以人参为微寒可知。因此，疑年湮代远，古经字句或有差讹，吾人生今之世，当实事求是，与古为新。今试即党参实验之，若与玄参等份并用，可使药性无凉热，即此可以测其热力矣（此即台党参而言，若潞党参其热稍差）。然辽东亦有此参，与辽人参之种类迥别，为其形状性味与党参无异，故药行名之为东党参，其功效亦与党参同。至于辽人参，其补力、热力皆倍于党参，而其性大约与党参相似，东人谓过服之可使脑有充血之病，其性补而上升可知。方书谓人参，不但补气，若以补血药辅之亦善补血。愚则谓，若辅以凉润之药即能气血双补，盖平其热性不使耗阴，气盛自能生血也。至《神农本草经》谓其主补五脏、安精神、定魂魄、止惊悸、除邪气、明目、开心、益智，无非因气血充足，脏腑官骸各得其养，自有种种诸效也。

当时之习尚虽皆珍重辽人参，然其品类不齐，野山自生者性近和平，而价值甚昂，原非常用之品。至种植之秧参，其性燥热，又不可轻用，以愚临证习用党参，辅佐得宜，自能挽回验证也。

凡药之性热而干燥者，恒生于热地，桂、附之生于川广者是也。物之性热而濡润者，恒生于寒地，人参之生于辽东山阴者是也。盖其本性既热，若复生于热地，即不能保其濡润之津液也。且既名为人参，必能参赞人身之气化而后名实相符，人身之气化，固阴阳俱备者也。彼因人参生于阴寒之地，而谓其偏于补阴者，于此义盖未之审也。(《医学衷中参西录·人参解》)

人参形状考

人参：无论野山、移山、种秧，其色鲜时皆白，晒干则红，浸以白冰糖水，晒干则微红，若浸之数次，虽晒干亦白矣。野山之参，其芦头（生苗之处，亦名露土）长而细，极长者可至二寸，细若韭菱，且多龃龉，有芦头短者则稍粗。至秧参之芦头，长不过七八分，其粗则过于箸矣。

人参之鲜者，皆有粗皮，制时用线七八条作一缕为弓弦，用此弦如拉锯状，来回将其粗皮磨去，其皮色始光润，至皮上之横纹以细密而深者为佳。野山之参一寸有二十余纹，秧参则一寸不过十余纹，且其纹形破裂，有似刀划，野山参之纹则分毫无破裂。然无论野参、秧参，其纹皆系生成，非人力所能为也。

人参之须以坚硬者为贵，盖野参生于坚硬土中，且多历岁月，其须自然坚硬。若秧参则人工种植，土松年浅，故其须甚软也。

至于野参之性温和，秧参之性燥热，人所共知，究其所以然之故，非仅在历年之浅深也。因种秧参者多撒砒石末于畦中，以防虫蚁之损伤，参得砒石之气故甚燥热，是以愚于治寒温方中当用参者，从不敢投以秧参，恒以野党参代之，亦能立起沉疴。至于西洋参，多系用秧参伪制，此愚在奉目睹，用者亦当审慎也。

山西党参，种植者多，野生者甚少。凡野生者其横纹亦如辽人参，种植者则无横纹，或芦头下有横纹仅数道，且种者皮润肉肥，野者皮粗肉松，横断之中心有纹作菊花形。其芦头以粗大者为贵，名曰狮头党参，为其历年久远，屡次自芦头发生，故作此形。其参生于五台山者名台党参，色白而微黄，生于潞州太行紫团山者名潞党参，亦名紫团参，色微赤而细，以二参较之，台党参力稍大，潞党参则性平不热，以治气虚有热者甚宜。然潞党参野生者甚少，多系人种植者，至辽东所出之党参（为其形若党参，故俗名东党参）。状若台党参，皆系野生，其功用与山西之野台党参相近。(《医学衷中参西录·人参解》)

今之党参即古之人参，为其生于山西之上党山谷，故曰党参。而生于山西之五台山者尤佳，故又别之曰台党参。与今之辽东人参原非一种，而气温性和，实较辽人参为易用。且其价又甚廉，贫家亦可服用，诚济世之良药也。今辽东亦多有此药，不必皆生于山西。然必参皮作横纹，若胡莱菔之纹，而更密于胡莱菔之纹者，方为野山自生之参，用之以代人参甚有功效。若无横纹，系土人种植之物，不堪用也。又斯编方中所用人参，皆可用野党参代之，而不可用辽东秧参代之。辽东秧参俗名高丽参，其性燥热，不宜轻用，而用于伤寒、瘟疫诸方中，尤非所宜。又有潞党参，皮色微红，生于潞安紫团山，故又名紫团参。其补力亚于台党参，而性平不热，用于气虚有热者甚宜。(《医学衷中参西录·例言》)

且古方中人参即系今之党参，原非难得之物。若恐人工种植者不堪用，凡党参之通体横纹者（若胡莱菔之纹）皆野生之参也。(《医学衷中参西录·阅刘华封氏烂喉必证治辨异书后》)

且《本经》谓人参味甘，未尝言苦，适与党参之味相符，是以古之人参，即今之党参，若西洋参与高丽参，其味皆甘而兼苦，故用于古方不宜也。西洋参产于法兰西国，外带粗皮则色黄，去粗皮则色白，无论或黄或白，以多有横纹者为真。愚用此参，皆用黄皮多横纹者，因伪造者能造白皮西洋参，不能造黄皮西洋参也。(《医学衷中参西录·西洋参解》)

第二章 方 剂

白虎加人参汤

[**组成**] 知母六两　石膏碎，绵裹，一斤　甘草炙，二两　粳米六合　人参二两

[**用法**] 上五味，以水一斗，煮米熟汤成，去滓，温服一升，日三服。

[**方论**] 白虎汤之外，又有白虎加人参汤，以辅白虎汤之所不逮，其方五见于《伤寒论》，今试约略录其数节以为研究之资料。

《伤寒论》原文：服桂枝汤，大汗出后，大烦渴不解，脉洪大者，白虎加人参汤主之。

服桂枝汤原取微似有汗，若汗出如水流漓，病必不解，此谓服桂枝汤而致大汗出，是汗出如水流漓也。因汗出过多，大伤津液，是以大烦大渴，脉洪大异常，以白虎汤解其热，加人参以复其津液而病可愈矣。

又伤寒，若吐若下后，七八日不解，热结在里，表里俱热，时时恶风，大渴，舌上干燥而烦，欲饮水数升者，白虎加人参汤主之。

按：所谓若吐若下者，实因治失其宜，误吐误下，是以吐下后而病不愈也。且误吐则伤其津液，误下则伤其气分，津液伤损可令人作渴，气分伤损，不能助津液上潮更可作渴，是以欲饮水数升也。白虎汤中加人参，不但能生津液，且能补助气分以助津液上潮，是以能立建奇功也。

又伤寒，脉浮，发热无汗，其表不解者，不可与白虎汤。渴欲饮水，无表证者，白虎加人参汤主之。

凡服白虎汤之脉，皆当有滑象，脉滑者中有热也。此节之脉象但浮，虽曰发热，不过其热在表，其不可与以白虎汤之实际，实在于此。乃因节中有无汗及表不解之文，而后世之治伤寒者，或谓汗不出者，不可用白虎汤，或谓表不解者，不可用白虎汤，至引此节之文以为证据，而不能连上数句汇通读之，以重误古人。独不思太阳篇中白虎汤证，其脉浮滑，浮非连于表乎？

又不思白虎汤证三见于《伤寒论》，惟阳明篇白虎汤证，明言汗出，而太阳篇与厥阴篇之所载者，皆未言有汗乎？至于其人欲饮水数升，且无寒束之表证，是其外感之热皆入于里，灼耗津液，令人大渴，是亦宜急救以白虎加人参汤而无可迟疑也。

按：白虎加人参汤所主之证，或渴、或烦、或舌干，固由内陷之热邪所伤，实亦由其人真阴亏损也。人参，补气之药，非滋阴之药，而加于白虎汤中，实能于邪火炽盛之时立复真阴，此中盖有化合之妙也。（《医学衷中参西录·续申白虎加人参汤之功用》）

愚平素用白虎汤，凡年过六旬者必加人参，此证年过七旬而不加人参者，以其证兼吐血也。为不用人参，所以重用生山药一两，取其既能代粳米和胃，又可代人参稍补益其正气也。

独是白虎加人参汤宜用于汗、吐、下后证兼渴者，亦有非当汗、吐、下后，其证亦非兼渴，而用白虎汤时亦有宜加人参者。其人或年过五旬，或气血素亏，或劳心劳力过度，或阳明腑热虽实而脉象无力，或脉搏过数，或脉虽有力而不数，仍无滑象，又其脉或结代者，用白虎汤时皆宜加人参。至于妇人产后患寒温者，果系阳明胃腑热实，亦可治以白虎汤，无论其脉象何如，用时皆宜加人参。而愚又恒以玄参代知母，生山药代粳米，用之尤为稳妥。诚以产后肾虚，生山药之和胃不让粳米，而汁浆稠黏兼能补肾；玄参之清热不让知母，而滋阴生水亦善补肾也。况石膏、玄参，《本经》原谓其可用于产乳之后，至知母则未尝明言，愚是以谨遵《本经》而为之变通。盖胆大心小，医者之责。凡遇险证之犹可挽救者，固宜毅然任之不疑，而又必熟筹完全，不敢轻视人命，为孤注之一掷也。至方中所用之人参，当以山西之野党参为正。药房名为狮头党参，亦名野党参，生苗处状若狮头，皮上皆横纹。吉林亦有此参，形状相似，亦可用。至若高丽参、石柱参（亦名别直参），性皆燥热，不可用于此汤之中。（《医学衷中参西录·论白虎汤及白虎加人参汤之用法》）

白虎汤及白虎加人参汤两方，皆治足阳明有实热者也。至热入手阳明之腑，致大便因热燥结，其燥结愈甚者，蕴蓄之热必愈深，此非开其燥结其热固不能消也。若斯则攻下之剂，若承气汤诸方在所必需矣。（《医学衷中参西录·阳明病三承气汤证》）

有温病初得即表里大热，宜治以白虎汤或白虎加人参汤者。其证发现恒在长夏，或在秋夏之交。而愚生平所遇此等证，大抵在烈日之中，或田间作苦，或长途劳役，此《伤寒论》所谓喝病也，亦可谓之暑温也。其脉洪滑有力者，宜用白虎汤。若脉虽洪大而按之不实者，宜用白虎加人参汤。又皆宜煎一大剂，分数次温饮下，皆可随手奏效。(《医学衷中参西录·论冬伤于寒春必温病及冬不藏精春必温病治法》)

吴又可曰："里证下后，脉浮而微数，身微热，神思或不爽。此邪热浮于肌表，里无壅滞也。虽无汗，宜白虎汤，邪可从汗而解。若下后，脉空虚而数，按之豁然如无者，宜白虎加人参汤，覆杯则汗解。"

按：白虎汤与白虎加人参汤，皆非解表之药，而用之得当，虽在下后，犹可须臾得汗，况在未下之前乎。不但此也，即承气汤，亦可为汗解之药，亦视乎用之何如耳。

又洪吉人曰："余尝治热病八九日，用柴葛解之、芩连清之、硝黄下之，俱不得汗。昏愦扰乱，撮空摸床，危在顷刻。以大剂地黄汤(必系减去桂附者)，重加人参、麦冬进之。不一时，通身大汗淋漓，恶证悉退，神思顿清。"

按：此条与愚用补阴之药发汗相似，所异者，又加人参以助其气分也。上所论者皆发汗之理，果能汇通参观，发汗之理，无余蕴矣。(《医学衷中参西录·治温病方·寒解汤》)

盖下证略具，而脉近虚数者，遽以承气下之，原多有下后不解者，以其真阴亏、元气虚也。惟先服白虎汤或先服白虎加人参汤，去其实火，即以复其真阴，培其元气，而后微用降药通之，下后又何至不解乎。此亦愚百用不至一失之法也。(《医学衷中参西录·治伤寒温病同用方·仙露汤》)

又寒温证表里皆虚，汗出淋漓，阳明胃腑仍有实热者，用此汤(白虎加人参以山药代粳米汤，编者注)时，宜加龙骨、牡蛎。(《医学衷中参西录·治伤寒温病同用方·白虎加人参以山药代粳米汤》)

寒温下后不解，医者至此，恒多束手。不知《伤寒论》原有治此证的方，即白虎加人参汤也。其一百六十八节云："伤寒病，若吐若下后，七八日不解，热结在里，表里俱热，时时恶风，大渴，舌上干燥而烦，欲饮水数升者，白虎加人参汤主之。"愚生平治寒温，未有下后不解者，于"仙露汤"后曾详论之。然恒有经他医下后不解，更延愚为诊治者。其在下后多日，大便未行，脉象不虚弱者，即按《伤寒论》原方。若在甫下之后，或脉更兼虚弱即以山药代粳米，或更以生地代知母，莫不随手奏效。盖甫下之后，大便不实，骤用寒凉，易至滑泻。而山药收涩，地黄黏润，以之代粳米、知母，实有固下之力，而于脉之兼虚弱者，则尤宜也。况二药皆能滋真阴，下后不解，多系阴分素虚之人，阴分充足，自能胜外感之余热也。

寒温之证，过十余日大热已退，或转现出种种危象，有宜单治以人参，不必加人参于白虎汤中者。

仲景治伤寒脉结代者，用炙甘草汤，诚佳方也。愚治寒温，若其外感之热不盛，遇此等脉，即遵仲景之法。若其脉虽结代，而外感之热甚实者，宜用白虎加人参汤，若以山药代粳米，生地代知母更佳。有案详"人参解"中，可参观。（《医学衷中参西录·石膏解》）

至白虎加人参汤两见于《伤寒论》。一在太阳上篇，当发汗之后；一在太阳下篇，当吐下之后。其证皆有白虎汤证之实热，而又兼渴，此因汗吐下后伤其阴分也。为其阴分有伤，是以太阳上篇论其脉处，但言洪大，而未言滑。洪大而不滑，其伤阴分可知也。至太阳下篇，未尝言脉，其脉与上篇同又可知也。于斯加人参于大队寒润之中，能济肾中真阴上升，协同白虎以化燥热，即以生津止渴、渴解热消，其病自愈矣。（《医学衷中参西录·论白虎汤及白虎加人参汤之用法》）

然愚临证实验以来，知阳明病既当下，其脉迟者固可下，即其脉不迟而亦不数者亦可下。惟脉数及六至则不可下，即强下之病必不解，或病更加剧。而愚对于此等证，原有变通之下法，即白虎加人参汤，将石膏不煎入汤中，而以所煎之汤将石膏送服者是也。愚因屡次用此方奏效，遂名之为白虎承气汤，爰详录之于下，以备医界采用。

生石膏八钱（捣细），大潞党参三钱，知母八钱，甘草二钱，粳米二钱，药共五味。将后四味煎汤一盅半，分两次将生石膏细末用温药汤送下。服初次药后，迟两点钟，若腹中不见行动，再服第二次。若腹中已见行动，再迟点半钟大便已下者，停后服。若仍未下者，再将第二次药服下。至若其脉虽数而洪滑有力者，用此方时亦可不加党参。

愚从前遇寒温证之当下而脉象数者，恒投以大剂白虎汤，或白虎加人参汤，其大便亦可通下。然生石膏必须用至四五两，煎一大碗，分数次温服，大便始可通下。间有服数剂后大便仍不通下者，其人亦恒脉净身凉，少用玄明粉二三钱，和蜜冲服，大便即可通下。然终不若白虎承气汤用之较便也。（《医学衷中参西录·〈伤寒论〉大承气汤病脉迟之研究及脉不迟转数者之变通下法》）

冬不藏精之人，其所患之温病，有因猝然感冒而成者。大凡病温之人，多系内有蕴热，至春阳萌动之时，又薄受外感拘束，其热即陡发而成温。冬不藏精之人，必有阴虚，所生之热积于脏腑，而其为外感所拘束而发动，与内蕴实热者同也。其发动之后，脉象多数，息多微喘，舌上微有白苔，津液短少，后或干黄，或舌苔渐黑，状如斑点（为舌苔甚薄，若有若无，故见舌皮变黑），或频饮水不能解渴，或时入阴分益加潮热。此证初得其舌苔白时，亦可汗解，然须以大滋真阴之药辅之。愚治此证，恒用连翘、薄荷叶各三钱、玄参、生地黄各一两，煎汤服之，得汗即愈。若服药后汗欲出仍不能出，可用白糖水送服西药阿司匹林二分许，其汗即出。或单将玄参、生地黄煎汤，送服阿司匹林一瓦，亦能得汗。若至热已传里，舌苔欲黄，或至黄而兼黑，脉象数而有力，然按之弦硬，非若阳明有实热者之洪滑，此阴虚热实之象，宜治以白虎加人参汤，更以生地黄代知母，生山药代粳米，煎一大剂，取汤一大碗，分多次温饮下。（《医学衷中参西录·论冬伤于寒春必温病及冬不藏精春必温病治法》）

至于伏气成温，毫无新受之外感者，似不可发汗矣。然伏气之伏藏皆在三焦脂膜之中，其化热后乘时萌动，若有向外之机，正可因其势而利导之，俾所用之药与内蕴之热化合而为汗（凉润与燥热化合即可作汗），拙拟之三方仍可随证施用也。若其伏气内传阳明之腑而变为大渴大热之证，此宜投以白虎汤或白虎加人参汤，为伤寒、温病之所同，固不独温病至此不宜发汗也。且既为医者，亦皆知此证不可发汗也。然服药后而能自汗者固屡见耳。至其人因冬不藏精而病温，伏气之邪或乘肾虚下陷而成少阴之证者，其蕴热至深，脉象沉细，当其初得固不可发汗，亦非银翘、桑菊等方清解所能愈也。愚师钟师之意，恒将《伤寒论》中白虎加人参汤与黄连阿胶汤并为一方，为有石膏，可省去芩、连、芍药，而用鲜白茅根汤煎，恒随手奏效。盖此证因下陷之热邪伤其肾阴，致肾气不能上潮于心，其阴阳之气不相接续，是以脉之跳动无力，用阿胶、鸡子黄以滋补肾阴，白虎汤以清肃内热，即用人参以助肾气上升，茅根以透内邪外出，服后则脉之沉细者自变为缓和，复其常度，脉能复常，病已消归无有矣。夫伤寒、温病西人之所短，实即吾人之所长也。惟即所长者而益加精研，庶于医学沦胥之秋而有立定脚跟之一日。此愚所以不避好辩之名，虽与前哲意见有所龃龉而亦不暇顾也。（《医学衷中参西录·〈伤寒论〉少阴篇桃花汤是治少阴寒痢非治少阴热痢解》）

至于伏气之成温者，若《内经》所谓"冬伤于寒，春必病温""冬不藏精，春必病温"之类,《伤寒论》中非无其证。特其证现于某经,即与某经之本病无所区别。仲师未尝显为指示,在后世原难明辨。且其治法与各经之本病无异,亦无需乎明辨也。惟其病在少阴则辨之甚易。何者?因少阴之病,寒热迥分两途,其寒者为少阴伤寒之本病;其热者大抵为伏气化热之温病也。若谓系伤寒入少阴久而化热,何以少阴病两三日,即有宜用黄连阿胶汤、大承气汤者?盖伏气皆伏于三焦脂膜之中,与手足诸经皆有贯通之路,其当春阳化热而萌动,恒视脏腑虚弱之处以为趋向,所谓"邪之所凑,其处必虚"也。其人或因冬不藏精,少阴之脏必虚,而伏气之化热者即乘虚而入,遏抑其肾气不能上升与心气相接续,致心脏跳动无力,遂现少阴微细之脉。故其脉愈微细,而所蕴之燥热愈甚。用黄连以清少阴之热,阿胶、鸡子黄以增少阴之液,即以助少阴肾气之上达,俾其阴阳之气相接续,脉象必骤有起色,而内陷之邪热亦随之外透矣。至愚遇此等证时,又恒师仲师之意而为之变通,单用鲜白茅根四两,切碎,慢火煎两三沸,视茅根皆沉水底,其汤即成,去渣取清汤一大碗,顿服下,其脉之微细者必遽变为洪大有力之象。再用大剂白虎加人参汤,煎汤三茶杯,分三次温饮下,每服一次调入生鸡子黄一枚,其病必脱然痊愈。用古不必泥古,仲师有知亦当不吾嗔也。(《医学衷中参西录·温病之治法详于〈伤寒论〉解》)

有伏气为病,因肾虚窜入少阴,遏抑肾气不能上升与心相济,致心脉跳动无力,燥热郁中不能外透,闭目昏昏似睡,间作谵语。此在冬为少阴伤寒之热证,在春为少阴温病。宜治以大剂白虎加人参汤,用鲜白茅根煮水以之煎药,取汤三盅,分数次饮下自愈。(《医学衷中参西录·论伤寒温病神昏谵语之原因及治法》)

至于当用承气之证,却非可发汗之证矣。然愚临证经验以来,恒有投以三承气汤,大便犹未降下而即得汗者。盖因胃腑之实热既为承气冲开,其病机自外越也。若降之前未尝得汗,既降之后亦必于饮食之时屡次些些得汗,始能脉净身凉。若降后分毫无汗,其热必不能尽消,又宜投以竹叶石膏汤,或白虎加人参汤,将其余热消解将尽,其人亦必些些汗出也。此所谓伤寒、风温始终皆宜汗解也。(《医学衷中参西录·伤寒风温始终皆宜汗解说》)

隐庵(指清代名医张志聪,编者注)谓治以大承气汤,乃急下之以存真阴也。若下后而真阴不能自复,其脉仍不起,热仍不退者,拟以大剂白虎加人参汤,去粳米,代以生怀山药一两,煎汤数盅,分数次徐徐温饮下,自当脉起热退，而痢亦遂愈也。方中之义用白虎汤以清肝肾之热；而山药以滋肾中真阴，兼可代粳米调胃；协同甘草以缓白虎之下趋，其滋肾之力又能协同人参以助阴气之上潮，其阴阳之气互相接续，脉之跳动自然舒畅，脏腑之郁热亦即随脉外透矣。(《医学衷中参西录·论痢证治法》)

吴氏二甲复脉汤所主之证，为热邪深入下焦，脉沉数，舌干齿黑，手指但觉蠕动，急防痉厥，二甲复脉汤主之。其方中重用鳖甲八钱。夫温病之邪下陷，大抵皆体弱之人。为其体弱又经外感之邪热多日铄耗，则损之又损，以致气血两亏，肝风欲动。其治法当用白虎加人参汤，再加生龙骨、生牡蛎各八钱。方中之义以人参补其虚，白虎汤解其热，龙骨、牡蛎以镇肝息风。此用白虎加人参汤兼取柴胡加龙骨牡蛎汤之义。以熟筹完全，自能随手奏效也。(《医学衷中参西录·论吴氏〈温病条辨〉二甲复脉三甲复脉二汤》)

特是吴氏禁用白虎诸条，有可信者，有显与经旨背者，此尤不可不知。吴氏谓脉浮弦而细者禁用白虎，此诚不可用矣。至其谓脉沉者，汗不出者、不渴者皆禁用白虎，则非是。即愚素所经验者言之，其脉沉而有力欤，当系热邪深陷，其气分素有伤损，不能托邪外出。治以白虎加人参汤，补气即以清热，服后其脉之沉者即起，而有力者亦化为和平矣。其脉或沉而微细欤，若确审其蕴有实热，此少阴肾虚，伏气化热乘之，致肾气不能上潮以济心脉之跳动，是以其脉若与证相反，亦可治以白虎加人参汤，用鲜茅根二三两煮水以煎药（若无鲜茅根干茅根亦可用），其性能发伏热外出，更能引药力自下上达，服后则脉之沉者即起，而微细者亦自复其常度矣。其汗不出者，若内蕴有实热，正可助以白虎汤以宣布其热外达，是以恒有病热无汗，服后即汗出而愈者，其有不能服即得汗，而其外达之力，亦能引内蕴之热息息自皮肤透出，使内热暗消于无形。且吴氏原谓白虎汤为达热出表之剂，何以又谓无汗者禁用白虎乎？再者，白虎汤所主之证，两见于《伤寒论》，一在太阳篇，一在阳明篇。太阳篇提纲中，未言出汗，至阳明篇提纲中始有自汗出之文，由斯知外感之热，深入已实，无论有汗无汗，皆可投之，此为用白虎汤之定法。岂吴氏但记阳明篇用白虎汤之法，而忘太阳篇用白虎汤之法乎？又《伤寒论》用白虎汤之例，渴者加人参，其不渴而有实热者，单用白虎汤可知矣。吴氏则谓不渴者不用白虎汤，是渴者可但用白虎汤无须加人参也。由斯而论，吴氏不知白虎汤用法，并不知白虎加人参汤用法矣。夫白虎汤与白虎加人参汤，原为治温病最紧要之方，吴氏欲辨明温病治法，而对于此二方竟混淆其用法如此，使欲用二方者至望其所设禁忌而却步，何以挽回温病中危险之证乎？愚素于吴氏所著医案原多推许，恒于医界力为提倡，以广其传，而兹则直揭其短者，为救人计，不敢为前贤讳过也。(《医学衷中参西录·论吴氏〈温病条辨〉二甲复脉三甲复脉二汤》)

是以愚用承气汤时，大黄、芒硝恒皆用至七八钱，厚朴、枳实不过用二钱。或仿调胃承气汤之义，皆减去不用，外加生赭石细末五六钱，其攻下之力不减大承气原方，而较诸原方用之实为稳妥也。至其脉象数者，及脉象虽热而重按无力者，又恒先投以大剂白虎加人参汤，煎汤一大碗，分数次温饮下，以化胃中燥热，而由胃及肠即可润其燥结，往往有服未终剂，大便即通下者。且下后又无虞其不解，更无虑其下脱也。其间有大便未即通下者，可用玄明粉三钱，或西药留苦四钱，调以蜂蜜，开水冲服；或外治用猪胆汁导法，或用食盐（若用熬火硝所出之盐更佳）融水灌肠，皆可通下。至通下之后，亦无不愈者。(《医学衷中参西录·论大承气汤厚朴分量似差及变通法》)

又有因伏气所化之热先伏藏于三焦脂膜之中，迨至感春阳萌动而触发，其发动之后，恒因冬不藏精者其肾脏虚损，伏气乘虚而窜入少阴。其为病状，精神短少，喜偎卧，昏昏似睡，舌皮干，毫无苔，小便短赤，其热郁于中而肌肤却无甚热。其在冬令，为少阴伤寒，即少阴证，初得宜治以黄连阿胶汤者也。在春令，即为少阴温病。而愚治此证，恒用白虎加人参汤，以生地黄代知母，生怀山药代粳米，更先用鲜白茅根三两煎汤以之代水煎药，将药煎一大剂，取汤一大碗，分三次温饮下，每饮一次调入生鸡子黄一枚。初饮一次后，其脉当见大，或变为洪大；饮至三次后，其脉又复和平，而病则愈矣。此即冬不藏精，春必温病者之大略治法也。(《医学衷中参西录·论冬伤于寒春必温病及冬不藏精春必温病治法》)

喘而发热，其脉象确有实热，至数兼数，重按无力者，宜白虎加人参，再加川贝、苏子。若虚甚者，宜以生山药代粳米。(《医学衷中参西录·用小青龙汤治外感痰喘之经过及变通之法》)

又有当暑热之时，其肝胆肠胃先有蕴热，又更奔走作劳于烈日之中，陡然下痢，多带鲜血，其脉洪大者。宜治以大剂白虎汤，煎数盅，分数次温饮下，每次送服鸦胆子仁三十粒。若其脉虽洪大而按之虚者，宜治以大剂白虎加人参汤，送服鸦胆子仁。(《医学衷中参西录·论痢证治法》)

至唐宋以来名此证为中风者，亦非无因。尝征以平素临证实验，知脑充血证恒因病根已伏于内，继又风束外表，内生燥热，遂以激动其病根，而猝发于一旦。是以愚临此证，见有夹杂外感之热者，恒于建瓴汤中加生石膏一两；或两三日后见有阳明大热、脉象洪实者，又恒治以白虎汤或白虎加人参汤，以清外感之热，而后治其脑充血证。此愚生平之阅历所得，而非为唐宋以来之医家讳过也。(《医学衷中参西录·论脑充血证可预防及其证误名中风之由》)

至心脏麻痹之原因，亦有多端，治法亦因之各异。如伤寒温病之白虎汤证，其脉皆洪大有力也；若不即时投以白虎汤，脉洪大有力之极，又可渐变为细小无力，此乃由心机亢进而转为心脏麻痹。病候至此，极为危险，宜急投以大剂白虎加人参汤。将方中人参加倍，煎汤一大碗，分数次温饮下，使药力相继不断，一日连服二剂，庶可挽回。若服药后仍无效，宜用西药斯独落仿斯丁儿四瓦，分六次调温开水服之，每两点钟服一次。服至五六次，其脉渐起，热渐退，可保无虞矣。盖外感之热，传入阳明，其热实脉虚者，原宜治以白虎加人参汤（是以伤寒汗吐下后用白虎汤时皆加人参），然其脉非由实转虚也。至其脉由实转虚，是其心脏为热所伤而麻痹，已成坏证，故用白虎加人参汤时宜将人参加倍，助其心脉之跳动，即可愈其心脏之麻痹也。至西药斯独落仿斯实为强壮心脏之良药，原为实芰答里斯之代用品，其性不但能强心脏，且善治脏腑炎证，凡实芰答里斯所主之证皆能治之，而其性又和平易用，以治心脏之因热麻痹者，诚为至良之药。(《医学衷中参西录·论心病治法》)

读本志(《山西医学杂志》)二十一期，章太炎先生论肺炎治法，精微透彻，古今中外融汇为一，洵为医学大家。其中有谓咳嗽发热，未见危候，数日身忽壮热，加以喘息，脉反微弱，直视撮空，丧其神守者，此肺虽膜满，而脉反更挎落，血痹不利，心脏将绝。西人治此证，用强心剂数服，神清喘止，其热渐退而愈，而未明言所用强心之剂，果为何药。

按：此乃肺胀兼心痹之证，若用中药，拟用白虎加人参汤。白虎汤以治肺胀，加参以治心痹。若用西药，当用实芰答利斯及斯独落仿斯。二药皆为强心之药，而与他强心之药不同。盖凡强心之药，能助心之跳动有力，即能助心之跳动加速，独此二药又善治心机亢进，使脉之动速者转为和缓。又凡强心之药多热，而此二药能解热，故又善治肺炎。肺脏炎愈而喘胀自愈也。至于伤寒温病，热入阳明，脉象洪实，医者不知急用白虎汤或白虎加人参汤以解其热，迨至热极伤心，脉象由洪实而微弱，或兼数至七八至，神识昏愦者，急投以白虎加人参汤，再将方中人参加重，汤成后调入生鸡子黄数枚，此正治之法也。西医则治以实芰答利斯及斯独落仿斯，亦为正治之法，而用之皆不易奏效，因其病至极危，心脏将绝也。拟将此中西之药并用，庶可挽回此至重之证也。然此犹虚为拟议，而未尝实验于临证之际也。(《医学衷中参西录·读章太炎氏论肺病治法书后》)

厥阴阳邪消渴者，白虎加人参汤。(《医学衷中参西录·阳明病猪苓汤证》)

从来产后之证，最忌寒凉。而果系产后温病，心中燥热，舌苔黄厚，脉象洪实，寒凉亦在所不忌。然所用寒凉之药，须审慎斟酌，不可漫然相投也。愚治产后温证之轻者，其热虽入阳明之腑，而脉象不甚洪实，恒重用玄参一两，或至二两，辄能应手奏效。若系剧者，必用白虎加人参汤方能退热。然用时须以生山药代粳米、玄参代知母，方为稳妥。(《医学衷中参西录·石膏解》)

《傅青主女科》曰：产后气血暴虚，百骸少血濡养，忽然口紧牙紧，手足筋脉拘挛，类中风痫痉，虽虚火泛上有痰，皆当以末治之。勿执偏门，而用治风消痰方，以重虚产妇也。当用生化汤，加参、芪以益其气。又曰：产后妇人，恶寒恶心，身体颤动，发热作渴，人以为产后伤寒也，谁知其气血两虚，正不敌邪而然乎。大抵人之气不虚，则邪断难入。产妇失血过多，其气必大虚，气虚则皮毛无卫，邪原易入。不必户外之风来袭体也，即一举一动，风可乘虚而入。然产后之风，易入亦易出，凡有外感之邪，俱不必祛风。况产后之恶寒者，寒由内生也。发热者，热由内弱也。身颤者，颤由气虚也。治其内寒外寒自散，治其内弱外热自解，壮其元气而身颤自除也。

按：傅氏之论甚超。特其虽有外感，不必祛风二句，不无可议。夫产后果有外感，原当治以外感之药，惟宜兼用补气生血之药，以辅翼之耳。若其风热已入阳明之腑，表里俱热，脉象洪实者，虽生石膏亦可用。故《金匮》有竹皮大丸，治妇人乳中虚，烦乱呕逆，方中原有石膏。《神农本经》石膏治产乳，原有明文。特不宜与知母并用。又宜仿白虎加人参汤之意，重用人参，以大补元气。更以玄参代知母，始能托邪外出。则石膏之寒凉，得人参之温补，能逗留胃中，以化燥热，不至直趋下焦，而与产妇有碍也。拙拟仙露汤（在第六卷）后曾详论之，且有名医治验之案可参视。(《医学衷中参西录·治女科方·和血息风汤》)

愚生平治产后外感实热，其重者用白虎加人参汤以玄参代方中知母，其轻者用拙拟滋阴清胃汤（系玄参两半，当归三钱，生杭芍四钱，茅根二钱，甘草钱半），亦可治愈。诚以产后忌用凉药，而既有外感实热，又不得不以凉药清之，惟石膏与玄参，《本经》皆明载治产乳，故敢放胆用之。然用石膏又必加人参以辅之，又不敢与知母并用，至滋阴清胃汤中重用玄参，亦必以四物汤中归、芍辅之，此所谓小心放胆并行不背也。《本经》又谓，玄参能明目，诚以肝开窍于目，玄参能益水以滋肝木，故能明目，且目之所以能视者，在瞳子中神水充足，神水固肾之精华外现者也。以玄参与柏实、枸杞并用，以治肝肾虚而生热，视物不了了者，恒有捷效也。又外感大热已退，其人真阴亏损、舌干无津、胃液消耗、口苦懒食者，愚恒用玄参两许，加潞党参二三钱，连服数剂自愈。（《医学衷中参西录·玄参解》）

盖产后外感实热之证，病者十人恒九人不起。诚以外感炽盛之热，传入阳明，非石膏不解。而世俗执定产后最忌寒凉之说，不惟石膏不敢用，即一切稍能清热之药亦不敢用。夫产后气血两亏，为其气亏，脏腑少抵抗之力，则外邪之入也必深；为其血亏，脏腑多阴虚之热，则外热之灼耗益烈。此乃内伤外感相并，为寒温中至险之证，治法不师仲景其何能济乎！至于愚治此证，改用白虎加人参汤加减者，此乃对于此证慎之又慎，百用不至一失也。其有信用愚言者，自能为产后患寒温者广开生路也。（《医学衷中参西录·答王隆骥君石膏生用煅用之研究》）

白虎加人参以山药代粳米汤

［**组成**］生石膏捣细，三两　知母一两　人参六钱　生山药六钱　粉甘草三钱

［**主治**］治寒温实热已入阳明之腑，燥渴嗜饮凉水，脉象细数者。

［**用法**］上五味，用水五盅，煎取清汁三盅，先温服一盅，病愈者，停后服。若未痊愈者，过两点钟，再服一盅。至其服法详细处，与仙露汤同。

［**方论**］白虎汤加人参，又以山药代粳米，既能补助气分托邪外出，更能生津止渴、滋阴退热，洵为完善之方。间有真阴太虚，又必重用滋阴之药以辅冀之，始能成功者。（《医学衷中参西录·治伤寒温病同用方·白虎加人参以山药代粳米汤》）

按：伤寒法，白虎汤用于汗吐下后，当加人参。究之脉虚者，即宜加之，不必在汗吐下后也。愚自临证以来，遇阳明热炽，而其人素有内伤，或元气

素弱，其脉或虚数，或数微者，皆投以白虎加人参汤。实验既久，知以生山药代粳米，则其方愈稳妥，见效亦愈速。盖粳米不过调和胃气，而山药兼能固摄下焦元气。使元气素虚者，不至因服石膏、知母而作滑泻。且山药多含有蛋白之汁，最善滋阴，白虎汤得此，既祛实火又清虚热，内伤外感，须臾同愈。愚用此方救人多矣。略列数案于下，以资参考。(《医学衷中参西录·治伤寒温病同用方·白虎加人参以山药代粳米汤》)

至产后之证，忌用寒凉。而果系产后温证，心中燥热，舌苔黄厚，脉象洪实，亦宜投以白虎加人参以山药代粳米汤，而更以玄参代知母则尤妥善。盖愚于产后温证之轻者，其热虽入阳明之腑，脉象不甚洪实，恒重用玄参一两或至二两，辄能应手奏效；若系剧者，必白虎加人参以山药代粳米汤，而更以玄参代知母方能有效。诚以石膏、玄参《本经》皆明载其治产乳。故于产后温病之轻者，可单用玄参，至温病之剧者，不妨石膏、玄参并用也。然用石膏必须佐以人参，因其时当产后，其热虽实，而体则虚也。不用知母者，《本经》未载其治产乳，不敢师心自用，漫以凉药治产后也。(《医学衷中参西录·治伤寒温病同用方·白虎加人参以山药代粳米汤》)

保元寒降汤

[组成] 生山药一两　野台参五钱　生赭石轧细，八钱　知母六钱　大生地六钱　生杭芍四钱　牛蒡子炒捣，四钱　三七轧细药汁送服，二钱[《医学衷中参西录·论吐血衄血之原因及治法》也载有此方，但略有不同，即：生赭石（轧细）一两、野台参五钱、生地黄一两、知母八钱、净萸肉八钱、生龙骨（捣细）六钱、生牡蛎（捣细）六钱、生杭芍四钱、广三七（细末捣分两次用头煎二煎药汤送服）三钱。编者注。]

[主治] 治吐血过多，气分虚甚，喘促咳逆，血脱而气亦将脱。其脉上盛下虚，上焦兼烦热者。(《医学衷中参西录·治吐衄方·保元寒降汤》)

治吐衄证，血脱气亦随脱，喘促咳逆，心中烦热，其脉上盛下虚者。(《医学衷中参西录·论吐血衄血之原因及治法》)

[方论] 此方亦载于三期"吐衄门"中，而兹则略有更改也。至于第三期所载此二方之原方，非不可用，宜彼宜此之间，细为斟酌可也。(《医学衷中参西录·论吐血衄血之原因及治法》)

保元清降汤

[**组成**] 野台参五钱　生赭石轧细，八钱　生芡实六钱　生山药六钱　生杭芍六钱　牛蒡子炒捣，二钱　甘草钱半 [《医学衷中参西录·论吐血衄血之原因及治法》也载有此方，但略有不同，即：生赭石（轧细）一两、野台参五钱、生地黄一两、生怀山药八钱、净萸肉八钱、生龙骨（捣细）六钱、生杭芍四钱、广三七（细末，分两次用头煎二煎之汤送服）三钱。编者注。]

[**主治**] 治吐衄证，其人下元虚损，中气衰惫，冲气、胃气因虚上逆，其脉弦而硬急，转似有力者。（《医学衷中参西录·治吐衄方·保元清降汤》）

治吐衄证血脱气亦随脱，言语若不接续，动则作喘，脉象浮弦，重按无力者。

此方曾载于第三期"吐衄门"，而兹则略有加减也。（《医学衷中参西录·论吐血衄血之原因及治法》）

大顺汤

[**组成**] 野党参一两　当归一两　生赭石轧细，二两

[**主治**] 治产难，不可早服，必胎衣破后，小儿头至产门者，然后服之。

[**用法**] 用卫足花子炒爆一钱作引，或丈菊花瓣一钱作引皆可，无二物引亦可。

[**方论**] 或疑赭石乃金石之药，不可放胆重用。不知赭石性至和平，虽重坠下行，而不伤气血，况有党参一两以补气，当归一两以生血。且以参、归之微温，以济赭石之微凉，温凉调和愈觉稳妥也。矧产难者非气血虚弱，即气血壅滞，不能下行。人参、当归虽能补助气血，而性皆微兼升浮，得赭石之重坠，则力能下行，自能与赭石相助为理，以成催生开交骨之功也。至于当归之滑润，原为利产良药，与赭石同用，其滑润之力亦愈增也。（《医学衷中参西录·治女科方·大顺汤》）

至于俗所谓向日葵者，各种本草皆未载，惟《群芳谱》载之，本名丈菊，一名西番葵，一名迎阳葵。为未列于药品，是以不谙其性，而《群芳谱》谓其性能坠胎，开花时孕妇忌经其下。然用其坠胎之力以催生，则诚有效验。是以拙拟之大顺汤（在《衷中参西录》第八卷，方系野台参、当归各一两，生赭石细末二两，卫足花子炒爆一钱作引，或丈菊花瓣一钱作引皆可，无二物作引亦

可），用其花瓣作引也。因其子人恒炒食之，知其无毒，且知其性滑，曾单用以治淋，甚效。后与鸦胆子同用（鸦胆子去皮四十粒，用丈菊子一两炒捣煎汤送下），治花柳毒淋，亦甚效。然不知其能治疟也。今俄人发明其能治疟，丈菊诚可列于药品矣。惟呼为向日葵，是仍系俗名，至古之所谓向日葵，原指卫足花言也。司马温公诗："四月清和雨乍晴，南山当户转分明，更无柳絮因风起，惟有葵花向日倾。"夫丈菊原无宿根，季春下种，四月苗不盈尺，而其时卫足正开，温公诗中所谓葵花向日倾者，确指卫足无疑也。盖卫足葵当嫩时，茎心原随日旋转，可于其北指之时以定半夜，因半夜日在正北也。由斯知卫足花实古之所谓葵，丈菊花乃今之所谓葵也。至卫足花子，亦善催生，而大顺汤中不采其鲜者阴干用之，而将其成熟者炒爆用之者，诚以此物微炒令爆，浅浅种于湿地之处，朝种暮出，物生之神速莫过于此，此乃借其特异之气化以为用也。（《医学衷中参西录·读卢育和氏葵能治疟述书后》）

向治难产，曾拟有大顺汤，用之多次，皆能随手奏效。因病家不知制方之义，恒有欲用之而畏赭石过多者。夫赭石之原质，为铁饭化合，其性原甚和平，矧又重用人参、当归以驾驭之，虽用至二两，亦何危险之有哉。（《医学衷中参西录·论难产治法》）

敦复汤

[组成] 野台参四钱　乌附子三钱　生山药五钱　补骨脂炒捣，四钱　核桃仁三钱　萸肉去净核，四钱　茯苓钱半　生鸡内金捣细，钱半

[主治] 治下焦元气虚惫，相火衰微，致肾弱不能作强（《内经》云肾者作强之官），脾弱不能健运，或腰膝酸疼，或黎明泄泻，一切虚寒诸证。

[方论] 或问：人之相火生于下焦，而游行于中焦、上焦。夫下焦既为相火所生之地，其处当热于他处，何以人之下焦转多畏寒乎？答曰：此段理解，微妙难言，然可罕譬而喻也。君不见夫西洋火柴乎，夫火柴原蕴蓄一团火气，然以手扪之，初不觉其热也，惟手执火柴以其顶着物而划之，且划至如许之远，而后火发而热炽，是以火柴之火与热，实生于与物相磨之道路也。火柴有然，人身之相火何莫不然。当其初起于命门，原是一缕生发之气，息息上达以流行于周身，与周身之经络相磨相荡而生热，犹火柴之划物而生热也。是人之下焦所以多畏寒者，诚以相火始生，其热力犹微也。且相火为水中之

元阳，乃阴中之火，犹两间之电气也。电气无处不有，随物而寓，即含电气最多之物，亦非热于他物。如铁能含电，尤善传电。西人以两铁相磨而生电光，两铁之相磨愈速，电光之生亦愈速。故凡欲补相火者，须兼补肾中元气，元气旺则流行于周身者速，磨荡于经络者必加力，而相火之热力，即因之而增也。故拙拟敦复汤，原为补相火之专方，而方中以人参为君，与黄肉、茯苓并用，借其收敛下行之力，能大补肾中元气，元气既旺相火自生。又用乌附子、补骨脂之大热纯阳，直达下焦，以助相火之热力，核桃仁之温润多脂，峻补肾脏，以厚相火之基址。且附子与人参同用名参附汤，为回元阳之神丹；补骨脂与核桃仁并用名青娥丸，为助相火之妙品（核桃仁属木，补骨脂属火，并用之，有木火相生之妙）。又恐药性太热，于下焦真阴久而有碍，故又重用生山药，取其汁浆稠黏，能滋下焦真阴，其气味甘温，又能固下焦气化也。至于鸡内金，其健运脾胃之力，既能流通补药之滞，其收涩膀胱之力，又能逗留热药之性也。（《医学衷中参西录·治阳虚方·敦复汤》）

附子汤

[组成] 附子炮，去皮，破八片，二枚　茯苓二两　人参二两　白术四两　芍药三两

[用法] 上五味，以水八升，煮取三升，去滓，温服一升，日三服。

[方论] 又原文：少阴病，身体痛，手足寒，骨节痛，脉沉者，附子汤主之。

陈古愚曰：论云少阴病得之一二日，口中和，其背恶寒者当灸之，宜此汤，此治太阳之阳虚，不能与少阴之君火相合也。又云，少阴病，身体疼，手足寒，骨节痛，脉沉者，宜此汤，此治少阴君火内虚神机不转也。方中君以生附子二枚，益下焦水中之生阳以达于上焦之君火也。臣以白术者，以心肾借中土之气而交合也。佐以人参者，取其甘润以济生附子之大辛。又佐以芍药者，取其苦降以泄生附子之大毒也。然参、芍皆阴分之药，虽能化生附子之暴，又恐其掣生附子之肘，当此阳气欲脱之顷，杂一点阴柔之品，便足害事，故又佐以茯苓之淡渗，使参、芍成功之后，从小便而退于无用之地，不遗余阴之气以妨阳药也。师用此方，一以治阳虚，一以治阴虚，时医开口辄言此四字，其亦知阳指太阳，阴指少阴，一方统治之理乎。

张拱端曰：此方中最妙是人参一味，生于阴林湿地，味甘苦而质润，本于阴也。而发出之苗叶三丫五加，悉为阳数，可知此物从阴出阳，宛如肾水中生阳，用于附子汤中，一则济附子之热，一则助附子以生阳，圣方奇妙，不可思议也。前辈将人参或只解为化附子之大辛或解为补中土，此皆未知仲师用药之妙义也。

按：古之人参，即今之党参，其性原温，而《本经》谓其微寒者，因神农尝百草时原采取其鲜者尝之，含有自然之鲜浆汁，是以其性微寒，至蒸熟晒干则变为温矣。此犹如鲜地黄、熟地黄之性各殊也。即古时用人参，亦恒多剖取鲜者用之，是以古方中之用人参，亦多取其微寒之性，与他药配合，而后世之笃信《本经》者，犹以人参为微寒，岂未尝单用人参以试其性之寒热乎？夫人参原为救颠扶危挽回人命之大药，医界同人尚其于人参之性细研究之。(《医学衷中参西录·少阴病当灸及附子汤证》)

膏淋汤

[组成] 生山药一两　生芡实六钱　生龙骨捣细，六钱　生牡蛎捣细，六钱　大生地切片，六钱　潞党参三钱　生杭芍三钱

[主治] 治膏淋。

[方论] 膏淋之证，小便混浊，更兼稠黏，便时淋涩作疼。此证由肾脏亏损，暗生内热。肾脏亏损则蛰藏不固，精气易于滑脱。内热暗生，则膀胱熏蒸，小便改其澄清。久之，三焦之气化滞其升降之机，遂至便时牵引作疼，而混浊稠黏矣。故用山药、芡实以补其虚，而兼有收摄之功。龙骨、牡蛎以固其脱，而兼有化滞之用（理详第八卷清带汤下）。地黄、芍药以清热利便。潞参以总提其气化而斡旋之也。若其证混浊而不稠黏者，是但出之溺道，用此方时，宜减龙骨、牡蛎之半。(《医学衷中参西录·治淋浊方》)

护心至宝丹

[组成] 生石膏捣细，一两　人参二钱　犀角二钱　羚羊角二钱　朱砂研细，三分牛黄研细，一分

[主治] 治瘟疫自肺传心，其人无故自笑，精神恍惚，言语错乱。

[用法] 将药前四味共煎汤一茶盅，送服朱砂、牛黄末。

［**方论**］此证属至危之候，非寻常药饵所能疗治。故方中多用珍异之品，借其宝气以解入心之热毒也。

瘟疫之毒未入心者，最忌用犀角。于前青盂汤下，曾详言之。而既入心之后，犀角又为必须之药。

按：瘟疫之毒，随呼吸之气传入，原可入肺心与肺同居膈上，且左心房之血脉管与右心房之回血管，又皆与肺循环相通，其相传似甚易。而此证不常有者，因有包络护于心上代心受邪，由包络下传三焦，为手厥阴、少阳脏腑之相传，此心所以不易受邪也。愚临证二十余年仅遇一媪患此证，为拟此方，服之而愈。（《医学衷中参西录·治瘟疫瘟疹方·护心至宝丹》）

急救回阳汤

［**组成**］潞党参八钱　生山药一两　生杭芍五钱　山萸肉去净核，八钱　炙甘草三钱　赭石研细，四钱　朱砂研细，五分

［**用法**］先用童便半盅炖热，送下朱砂，继服汤药。

［**主治**］治霍乱吐泻已极，精神昏昏，气息奄奄，至危之候。

［**方论**］诚以得此证者，往往因治不如法，致日夜吐泻不已，虚极将脱，危在目前。病势至此，其从前之因凉因热皆不暇深究，惟急宜重用人参以回阳，山药、芍药以滋阴，山萸肉以敛肝气之脱（此证吐泻之始，肝木助邪侮土，吐泻之极而肝气转先脱），炙甘草以和中气之漓，此急救回阳汤所以必需也。用赭石者，不但取其能止呕吐，俾所服之药不致吐出，诚以吐泻已久，阴阳将离，赭石色赤入心，能协同人参，助心气下降。而方中山药，又能温固下焦，滋补真阴，协同人参以回肾气之下趋，使之上行也。用朱砂且又送以童便者，又以此时百脉闭塞，系心脏为毒气所伤，将息其鼓动之机，故用朱砂直入心以解毒，又引以童便使毒气从尿道泻出，而童便之性又能启发肾中之阳上达，以应心脏也。是此汤为回阳之剂，实则交心肾和阴阳之剂也。服此汤后，若身温脉出，觉心中发热有烦躁之意者，宜急滋其阴分。若玄参、生芍药之类，加甘草以和之，煎一大剂，分数次温饮下。此《伤寒论》太阳篇，先用甘草干姜汤继用芍药甘草汤之法也。（《医学衷中参西录·治霍乱方·急救回阳汤》）

加味理中地黄汤

[组成] 熟地五钱　焦白术三钱　当归　党参　炙芪　补骨脂炒捣　枣仁炒捣　枸杞各二钱　炮姜　萸肉去净核　炙草　肉桂各一钱　生姜三片　红枣擘开，三枚　胡桃用仁，二个，打碎为引

仍用灶心土（代以灶圹土）二两，煮水煎药。取浓汁一茶杯，加附子五分，煎水搀入。

[加减] 如咳嗽不止者，加米壳、金樱子各一钱。如大热不退者，加生白芍一钱。泄泻不止，去当归加丁香七粒。隔二三日，止用附子二三分。盖因附子大热，中病即宜去之。如用附子太多，则大小便闭塞不出。如不用附子，则脏腑沉寒，固结不开。若小儿虚寒至极，附子又不妨用一二钱。

[用法] 量小儿大小，分数次灌之。

若小儿但泻不止，或微见惊搐，尚可受药吃乳便利者，并不必服逐寒荡惊汤，只服此汤一剂，而风定神清矣。若小儿尚未成慢惊，不过昏睡发热，或有时热止，或昼间安静，夜间发热，均宜服。若新病壮实之小儿，眼红口渴者，乃实火之证，方可暂行清解。但果系实火，必大便闭结，气壮声洪，且喜多饮凉水。若吐泻交作，则非实火可知。此方补造化阴阳之不足，有起死回生之功。倘大虚之后，服一剂无效，必须大剂多服为妙。方书所谓天吊风、慢脾风皆系此证。

[方论] 按：此原方加减治泻不止者，但加丁香，不去当归。而当归最能滑肠，泻不止者，实不宜用。若减去当归，恐滋阴之药少，可多加熟地一二钱（又服药泻仍不止者，可用高丽参二钱捣为末，分数次用药汤送服，其泻必止）。

又按：慢惊风不但形状可辨，即其脉亦可辨。(《医学衷中参西录·治小儿风证方·镇风汤》)

加味苓桂术甘汤

[组成] 於术三钱　桂枝尖二钱　茯苓片二钱　甘草一钱　干姜三钱　人参三钱　乌附子二钱　威灵仙一钱五分

[主治] 治水肿小便不利，其脉沉迟无力，自觉寒凉者。

[方论] 肿满之证，忌用甘草，以其性近壅滞也。惟与茯苓同用，转能泻

湿满，故方中未将甘草减去。若肿胀甚剧，恐其壅滞者，去之亦可。

　　服药数剂后，小便微利；其脉沉迟如故者，用此汤送服生硫黄末四五厘。若不觉温暖，体验渐渐加多，以服后移时觉微温为度。

　　人之水饮，非阳气不能宣通。上焦阳虚者，水饮停于膈上。中焦阳虚者，水饮停于脾胃。下焦阳虚者，水饮停于膀胱。水饮停蓄既久，遂渐渍于周身，而头面肢体皆肿，甚或腹如抱瓮，而膨胀成矣。此方用苓桂术甘汤，以助上焦之阳。即用甘草协同人参、干姜，以助中焦之阳。又人参同附子，名参附汤（能固下焦元阳将脱）协同桂枝，更能助下焦之阳（桂枝上达胸膈，下通膀胱，故肾气丸用桂枝不用肉桂）。三焦阳气宣通，水饮亦随之宣通，而不复停滞为患矣。至灵仙与人参并用，治气虚小便不利甚效（此由实验而知，故前所载宣阳汤并用之）。而其通利之性，又能运化术、草之补力，俾胀满者服之，毫无滞碍，故加之以为佐使也。若药服数剂后，脉仍如故，病虽见愈，实无大效，此真火衰微太甚，恐非草木之品所能成功。故又用生硫黄少许，以补助相火。诸家本草谓其能使大便润，小便长，补火之中大有行水之力，故用之因凉成水肿者尤良也。服生硫黄法，其中有治水肿之验案宜参观。

　　脉沉水肿与脉浮水肿迥异。脉浮者，多系风水，腠理闭塞，小便不利。当以《金匮》越婢汤发之，通身得汗，小便自利。若浮而兼数者，当是阴虚火动，宜兼用凉润滋阴之药。脉沉水肿，亦未可遽以凉断。若沉而按之有力者，系下焦蕴热未化，仍当用凉润之药，滋阴以化其阳，小便自利。惟其脉沉而且迟，微弱欲无，询之更自觉寒凉者，方可放胆用此汤无碍。或但服生硫黄，试验渐渐加多，亦可奏效。特是肿之剧者，脉之部位皆肿，似难辨其沉浮与有力无力，必重按移时，使按处成凹，始能细细辨认。（《医学衷中参西录·治癃闭方·加味苓桂术甘汤》）

加味麦门冬汤

　　[**组成**] 干寸冬带心，五钱　　野台参四钱　　清半夏三钱　　生山药以代粳米，四钱　　生杭芍三钱　　丹参三钱　　甘草二钱　　生桃仁带皮尖捣，二钱　　大枣擘开，三枚

　　[**主治**] 治妇女倒经。

　　[**方论**] 妇女倒经之证，陈修园《女科要旨》借用《金匮》麦门冬汤，可谓特识。然其方原治"火逆上气，咽喉不利"。今用以治倒经，必略为加减，

而后乃与病证吻合也。

　　或问:《金匮》麦门冬汤所主之病，与妇人倒经之病迥别，何以能借用之而有效验? 答曰：冲为血海，居少腹之两旁。其脉上隶阳明，下连少阴。少阴肾虚，其气化不能闭藏以收摄冲气，则冲气易于上干。阳明胃虚，其气化不能下行以镇安冲气，则冲气亦易于上干。冲中之气既上干，冲中之血自随之上逆，此倒经所由来也。麦门冬汤，于大补中气以生津液药中，用半夏一味，以降胃安冲，且以山药代粳米，以补肾敛冲，于是冲中之气安其故宅，冲中之血自不上逆，而循其故道矣。特是经脉所以上行者，固多因冲气之上干，实亦下行之路，有所壅塞。观其每至下行之期，而后上行可知也。故又加芍药、丹参、桃仁以开其下行之路，使至期下行，毫无滞碍。是以其方非为治倒经而设，而略为加减，即以治倒经甚效，愈以叹经方之函盖无穷也。

　　按：用此方治倒经大抵皆效，而间有不效者，以其兼他证也。(《医学衷中参西录·治女科方·加味麦门冬汤》)

加味小柴胡汤

　　[**组成**] 柴胡三钱　黄芩二钱　知母三钱　潞参三钱　鳖甲醋炙,三钱　清半夏二钱　常山酒炒,钱半　草果一钱　甘草一钱　酒曲三钱　生姜三钱　大枣掰开,两枚

　　[**主治**] 治久疟不愈，脉象弦而无力。

　　[**加减**] 疟初起者减潞参、鳖甲。热甚者，加生石膏五六钱或至一两。寒甚者，再加草果五分或至一钱（神曲皆发不好，故方中用酒曲）。

　　[**方论**] 疟邪不专在少阳，而实以少阳为主，故其六脉恒露弦象。其先寒者，少阳之邪外与太阳并也，其后热者，少阳之邪内与阳明并也。故方中用柴胡以升少阳之邪，草果、生姜以祛太阳之寒，黄芩、知母以清阳明之热。又疟之成也，多挟痰、挟食，故用半夏、常山以豁痰，酒曲以消食也。用人参，因其疟久气虚，扶其正即所以逐邪外出。用鳖甲者，因疟久则胁下结有痞积（方书名疟母实由肝脾胀大），消其痞积，然后能断疟根株。用甘草、大枣者，所以化常山之猛烈而服之不至瞑眩也。(《医学衷中参西录·治疟疾方·加味小柴胡汤》)

健运汤

[**组成**] 生黄芪六钱　野台参三钱　当归三钱　寸麦冬带心，三钱　知母三钱
生明乳香三钱　生明没药三钱　莪术一钱　三棱一钱

[**主治**] 治腿疼、臂疼因气虚者。亦治腰疼。

[**加减**] 此方减麦冬、知母三分之一，合数剂为一剂，轧细炼蜜为丸，名
健运丸，治同前证。

[**方论**] 从来治腿疼臂疼者，多责之风寒湿痹，或血瘀、气滞、痰涎凝
滞。不知人身之气化壮旺流行，而周身痹者、瘀者、滞者，不治自愈，即偶
有不愈，治之亦易为功也。愚临证体验以来，知元气素盛之人，得此病者极
少。故凡遇腿疼、臂疼，历久调治不愈者，补其元气以流通之，数载沉疴，
亦可随手奏效也。(《医学衷中参西录·治气血郁滞肢体疼痛方·健运汤》)

坎离互根汤

[**组成**] 生石膏捣细，三两　知母八钱　玄参八钱　野台参五钱　生怀山药五钱
甘草二钱　鸡子黄三枚　鲜茅根切碎，四两

[**用法**] 先将茅根煎数沸，视茅根皆沉水底，取其汤以之代水，煎方中前
六味，取汤三盅，分三次温服下。每服一次，调入生鸡子黄一枚。

[**方论**] 此方比前方多鸡子黄，而又以茅根汤煎药者，因鸡子黄生用善滋
肾润肺，而茅根禀少阳最初之气，其性凉而上升，能发起脉象之沉细也。上
方乃取《伤寒论》少阴篇黄连阿胶汤与太阳篇白虎加人参汤之义，而合为一
方也。黄连阿胶汤原黄连、黄芩、芍药、阿胶、鸡子黄并用，为此时无真阿
胶，故以玄参代之；为方中有石膏、知母，可以省去黄连、黄芩诸药。西人
调鸡子黄中含有副肾髓质之分泌素，故能大滋肾中真阴，实为黄连阿胶汤中
之主药，而不以名汤者，以其宜生调入而不可煎汤也。是以单用此一味，而
黄连阿胶汤之功用仍在。至于白虎加人参汤中去粳米，而以生山药代之，以
山药之性既能和胃（原方用粳米亦取其和胃），又能助玄参、鸡子黄滋肾也。
用白虎汤以解伏气之热，而更加人参者，取人参与石膏并用，最善生津止渴，
以解寒温之燥热，而其补益之力，又能入于下焦，以助肾气之上达，俾其阴
阳之气相接续，其脉之微细者可变为洪大，而邪可外透矣。继又服之，脉之
洪大者渐臻于和平，而病即痊愈矣。(《医学衷中参西录·论鼠疫之原因及治法》)

按：此节所言之病（指少阴病黄连阿胶汤证，编者注），原系少阴病初得无大热者，故治以黄连阿胶汤已足清其热也。若其为日既久，而热浸加增，或其肾经素有蕴热，因有伏气之热激发之则其热益甚，以致心肾皆热，其壮热充实于上下，又非此汤所能胜任矣。愚遇此等证，则恒用白虎加人参汤，以玄参代知母、山药代粳米，又加鲜茅根、生鸡子黄，莫不随手奏效，用之救人多矣，因名之为坎离互根汤（本方与《医学衷中参西录·论鼠疫之原因及治法》中坎离互根汤的剂量有所不同，编者注），详录其方之分量及煎法于下。

生石膏细末三两、玄参一两、知母八钱、生怀山药八钱、甘草三钱、野台参四钱、鲜茅根（洗净切碎）六两、生鸡子黄三枚。

上共六味，先将茅根煎三四沸去滓，纳余药五味，煎汤三盅，分三次温服，每服一次调入鸡子黄一枚。

方中之意，石膏、人参并用，不但能解少阴之实热，并能于邪热炽盛之时立复真阴，辅以茅根更能助肾气上升与心火相济也，至于玄参，性凉多液，其质轻松，原善清浮游之热，而心之烦躁可除，其色黑入肾，又能协同鸡子黄以滋肾补阴，俾少阴之气化壮旺自能逐邪外出也。

或问：外感之伏气，恒受于冬日，至春日阳生，随春日之阳而化热，是以温病多有成于伏气化热者，至伤寒约皆在于冬日，何亦有伏气化热者乎？答曰：伏气化热，原有两种化法。伏气冬日受之，伏于三焦脂膜之中，迟至春日随春日之阳生而化热，此伏气化热之常也。乃有伏气受于冬日，其所伏之处，阻塞腹内升降之气化，其气化因阻塞而生热，伏气亦可随之化热，此伏气化热之变也。迨其化热之后，或又微受外感而触发之，其触发之后，又恒因某经素有虚损，乘虚而窜入其经，此所以伤寒病中亦有伏气化热者也。注疏诸家，因不知伤寒中亦有伏气化热，故对于少阴病之热者，而释之终涉影响也。（《医学衷中参西录·少阴病黄连阿胶汤证》）

来复汤

[**组成**] 萸肉去净核，二两　生龙骨捣细，一两　生牡蛎捣细，一两　生杭芍六钱　野台参四钱　甘草蜜炙，二钱

[**主治**] 治寒温外感诸证，大病瘥后不能自复，寒热往来，虚汗淋漓；或但热不寒，汗出而热解，须臾又热又汗，目睛上窜，势危欲脱；或喘逆，或

怔忡，或气虚不足以息，诸证若见一端，即宜急服。(《医学衷中参西录·治阴虚劳热方·来复汤》)

理冲汤

[**组成**] 生黄芪三钱　党参二钱　於术二钱　生山药五钱　天花粉四钱　知母四钱　三棱三钱　莪术三钱　生鸡内金黄者，三钱

[**主治**] 治妇女经闭不行，或产后恶露不尽，结为癥瘕，以致阴虚作热，阳虚作冷，食少痨嗽，虚证沓来。亦治室女月闭血枯。并治男子痨瘵，一切脏腑癥瘕、积聚、气郁、脾弱、满闷、痞胀、不能饮食。

[**加减**] 服之觉闷者，减去於术。觉气弱者，减三棱、莪术各一钱。泻者，以白芍代知母，於术改用四钱。热者，加生地、天冬各数钱。凉者，知母、花粉各减半，或皆不用。凉甚者，加肉桂（捣细冲服）、乌附子各二钱。瘀血坚甚者，加生水蛭（不用炙）二钱。若其人坚壮无他病，惟用以消癥瘕积聚者，宜去山药。室女与妇人未产育者，若用此方，三棱、莪术宜斟酌少用，减知母之半，加生地黄数钱，以濡血分之枯。若其人血分虽瘀，而未见癥瘕，或月信犹未闭者，虽在已产育之妇人，亦少用三棱、莪术。若病人患身体羸弱，脉象虚数者，去三棱、莪术，将鸡内金改用四钱，因此药能化瘀血，又不伤气分也。迨气血渐壮，瘀血未尽消者，再用三棱、莪术未晚。若男子痨瘵，三棱、莪术亦宜少用，或用鸡内金代之亦可。初拟此方时，原专治产后瘀血或癥瘕，后以治室女月闭血枯亦效，又间用以治男子痨瘵亦效验，大有开胃进食，扶羸起衰之功。《内经》有四乌贼骨一茹芦丸，原是男女并治，为调血补虚之良方。此方窃师《内经》之意也。

[**用法**] 用水三盅，煎至将成，加好醋少许，滚数沸服。

[**疗效**] 服此汤十余剂后，虚证自退，三十剂后，瘀血可尽消。

[**方论**] 从来医者调气行血，习用香附而不习用三棱、莪术。盖以其能破癥瘕，遂疑其过于猛烈。而不知能破癥瘕者，三棱、莪术之良能，非二药之性烈于香附也。愚精心考验多年，凡习用之药，皆确知其性情能力。若论耗散气血，香附犹甚于三棱、莪术。若论消磨癥瘕，十倍香附亦不及三棱、莪术也。且此方中，用三棱、莪术以消冲中瘀血，而即用参、芪诸药，以保护气血，则瘀血去而气血不至伤损。且参、芪能补气，得三棱、莪术以流通之，

则补而不滞，而元气愈旺。元气既旺，愈能鼓舞三棱、莪术之力以消癥瘕，此其所以效也。(《医学衷中参西录·治女科方·理冲汤》)

理中丸

[组成] 人参　甘草　白术　干姜各三两

[加减] 若脐上筑者，肾气动也，去术，加桂四两；吐多者，去术，加生姜三两；下多者，还用术；悸者，加茯苓二两；渴欲饮水者，加术足前成四两半；腹中痛者，加人参足前成四两半；寒者，加干姜足前成四两半；腹满者，去术，加附子一枚。服汤后如食顷，饮热粥一升许，微自温，勿发揭衣被。

[用法] 上四味，捣筛为末，蜜丸如鸡子黄大，以沸汤数合，和一丸，研碎，温服之，日三服，夜二服，腹中未热，益至三四丸，然不及汤。汤法以四物根据两数切，用水八升，煮取三升，去滓，温服一升，日三服。

[方论]《伤寒论》原文：大病瘥后，喜唾，久不了了者，胸上有寒，当以丸药温之，宜理中丸。

此病时服凉药太过，伤其胃中之阳，致胃阳虚损不能运化脾脏之湿，是以痰饮上溢而喜唾，久不了了也。故方中用人参以回胃中之阳，其补益之力，且能助胃之蠕动加数，自能运化脾中之湿使之下行。而又辅以白术，能健脾又能渗湿。干姜以能暖胃又能助相火以生土。且又加甘草以调和诸药，使药力之猛者，得甘草之缓而猛力悉化；使药性之热者，得甘草之甘而热力愈长也。至于方后诸多加减，又皆各具精义，随诸证之变化，而遵其加减诸法，用之自能奏效无误也。(《医学衷中参西录·不分经之病烧裈散证理中丸证竹叶石膏汤证》)

醴泉饮

[组成] 生山药一两　大生地五钱　人参四钱　玄参四钱　生赭石轧细，四钱　牛蒡子炒，捣，三钱　天冬四钱　甘草二钱

[主治] 治虚劳发热，或喘或嗽，脉数而弱。

[方论] 劳热之证，大抵责之阴虚。有肺阴虚者，其人因肺中虚热熏蒸，时时痒而作嗽，甚或肺中有所损伤，略一动作，辄发喘促，宜滋补肺阴，兼

清火理痰之品，有肾阴虚者，其人因肾虚不能纳气，时时咳逆上气，甚或喘促，宜填补下焦真阴，兼用收降之品。若其脉甚数者，陈修园谓宜滋养脾阴。盖以脾脉原主和缓，脉数者必是脾阴受伤，宜于滋阴药中，用甘草以引之归脾，更兼用味淡之药，如薏米、石斛之类。特是人身之阴，所盖甚广，凡周身之湿处皆是也。故阴虚之甚者，其周身血脉津液，皆就枯涸。必用汁浆最多之药，滋脏腑之阴，即以溉周身之液，若方中之山药、地黄是也。然脉之数者，固系阴虚，亦系气分虚弱，有不能支持之象，犹人之任重而体颤也。故用人参以补助气分，与玄参、天冬之凉润者并用，又能补助阴分。且虑其升补之性，与咳嗽上逆者不宜，故又佐以赭石之压力最胜者，可使人参补益之力下行直至涌泉，而上焦之逆气浮火，皆随之顺流而下；更可使下焦真元之气，得人参之峻补而顿旺，自能吸引上焦之逆气浮火下行也。至于牛蒡子与山药并用最善止嗽，甘草与天冬并用最善润肺，此又屡试屡效者也。(《医学衷中参西录·治阴虚劳热方·醴泉饮》)

升降汤

[**组成**] 野台参二钱　生黄芪二钱　白术二钱　广陈皮二钱　川厚朴二钱　生鸡内金捣细，二钱　知母三钱　生杭芍三钱　桂枝尖一钱　川芎一钱　生姜二钱

[**主治**] 治肝郁脾弱，胸胁胀满，不能饮食。

[**方论**] 世俗医者，动曰平肝，故遇肝郁之证，多用开破肝气之药。至遇木盛侮土，以致不能饮食者，更谓伐肝即可扶脾。不知人之元气，根基于肾，而萌芽于肝。凡物之萌芽，皆嫩脆易于伤损，肝既为元气萌芽之脏，而开破之若是，独不虑损伤元气之萌芽乎？《内经》曰"厥阴（肝经）不治，求之阳明（胃经）"，《金匮》曰"见肝之病，当先实脾"，先圣后圣，其揆如一。故此方，惟少用桂枝、川芎以疏肝气，其余诸药无非升脾降胃，培养中土，俾中宫气化敦厚，以听肝气之自理。实窃师《内经》求之阳明，与《金匮》当先实脾之奥旨耳。

按："见肝之病，当先实脾"二句，从来解者，谓肝病当传脾，实之所以防其相传，如此解法固是，而实不知实脾，即所以理肝也。兼此二义，始能尽此二句之妙。

按：人之脏腑，脾胃属土，原可包括金、木、水、火诸脏。是故肝气宜

升，非脾土之气上行，则肝气不升。胆火宜降，非胃土之气下行，则胆火不降（黄坤载曾有此论甚确）。所以《内经》论厥阴治法，有"调其中气，使之和平"之语。所谓"中气"者，指"脾胃"而言也。所谓"使之和平"者，指"厥阴肝经"而言也。厥阴之治法如斯，少阳之治法亦不外斯。至仲景祖述《内经》，继往开来，作《伤寒论》一书，于治少阳寒热往来有小柴胡汤，方中用人参、甘草、大枣、半夏以调理脾胃，所谓调其中气使之和平也。治厥阴干呕、吐涎沫，有吴茱萸汤，方中亦用人参、大枣以调理脾胃，亦所谓调其中气使之和平也。且小柴胡汤中，以柴胡为君，虽系少阳之药，而《本经》谓其主肠胃中结气，饮食积聚，寒热邪气，推陈致新。细绎《本经》之文，则柴胡实亦为阳明之药，而兼治少阳也。观《本经》《内经》与《伤寒》《金匮》诸书，自无疑于拙拟之升降汤矣。（《医学衷中参西录·治气血郁滞肢体疼痛方·升降汤》）

十全育真汤

[**组成**] 野台参四钱　生黄芪四钱　生山药四钱　知母四钱　玄参四钱　生龙骨捣细，四钱　生牡蛎捣细，四钱　丹参二钱　三棱钱半　莪术钱半

[**主治**] 治虚劳，脉弦、数、细、微，肌肤甲错，形体羸瘦，饮食不壮筋力，或自汗，或咳逆，或喘促，或寒热不时，或多梦纷纭，精气不固。

[**加减**] 气分虚甚者，去三棱、莪术，加生鸡内金三钱；喘者，倍山药，加牛蒡子三钱；汗多者，以白术易黄芪，倍龙骨、牡蛎、萸肉各一两煎服，不过两剂其汗即止。汗止后再服原方。若先冷后热而汗出者，其脉或更兼微弱不起，多系胸中大气下陷，细阅拙拟升陷汤后跋语，自知治法。

[**方论**] 仲景治痨瘵，有大黄䗪虫丸，有百劳丸，皆多用破血之药。诚以人身经络，皆有血融贯其间，内通脏腑，外溉周身，血一停滞，气化即不能健运，痨瘵恒因之而成。是故痨瘵者肌肤甲错，血不华色，即日食珍馐，服参苓，而分毫不能长肌肉、壮筋力。或转消瘦支离，日甚一日，诚以血瘀经络阻塞其气化也。玉田王清任著《医林改错》一书，立活血逐瘀诸汤，按上中下部位，分消瘀血，统治百病，谓瘀血去而诸病自愈。其立言不无偏处，然其大旨则确有主见，是以用其方者，亦多效验。今愚因治痨瘵，故拟十全育真汤，于补药剂中，加三棱、莪术以通活气血，窃师仲景之大黄䗪虫丸、

百劳丸之意也。且仲景于《金匮》列"虚劳"一门，特以"血痹虚劳"四字标为提纲。益知虚劳者必血痹，而血痹之甚，又未有不虚劳者。并知治虚劳必先治血痹，治血痹亦即所以治虚劳也。

或问：治痨瘵兼用破血之药，诚为确当之论，但破血用三棱、莪术，将毋其力过猛乎？答曰：仲景之大黄䗪虫丸，与百劳丸所用破血之药，若大黄、干漆、水蛭，皆猛于三棱、莪术，而方中不用三棱、莪术者，诚以三棱、莪术《本经》不载。至梁·陶弘景著《名医别录》于《本经》外增药品三百六十五味，皆南北朝以前，名医所用之药，亦未载三棱、莪术。是当仲景时犹无三棱、莪术，即有之，亦未经试验可知。而愚于破血药中，独喜用三棱、莪术者，诚以其既善破血，尤善调气。补药剂中以为佐使，将有瘀者瘀可徐消，即无瘀者亦可借其流通之力，以行补药之滞，而补药之力愈大也。况后天资生纳谷为宝。无论何病，凡服药后饮食渐增者易治，饮食渐减者难治。三棱、莪术与参、术、芪诸药并用，大能开胃进食，又愚所屡试屡效者也。

或又问：肾气丸既按古方修制，可以有效，而《金匮》虚劳门，肾气丸与大黄䗪虫丸之外，又有七方，皆可随证采择，则子之十全育真汤，似亦可以不拟欤？答曰：《金匮》虚劳门诸方，虽皆有效，而一方专治虚劳门一证。若拙拟十全育真汤，实兼治虚劳门诸证。如方中用黄芪以补气，而即用人参以培元气之根本。用知母以滋阴，而即用山药、元参以壮真阴之渊源。用三棱、莪术以消瘀血，而即用丹参以化瘀血之渣滓。至龙骨、牡蛎，若取其收涩之性，能助黄芪以固元气；若取其凉润之性，能助知母以滋真阴；若取其开通之性（《本经》龙骨主癥瘕，后世本草亦谓牡蛎消血），又能助三棱、莪术以消融瘀滞也。至于疗肺虚之咳逆、肾虚之喘促，山药最良。治多梦之纷纭，虚汗之淋漓，龙骨、牡蛎尤胜。此方中意也，以寻常药饵十味，汇集成方，而能补助人身之真阴阳、真气血、真精神，故曰十全育真也。

世俗医者，遇脉数之证，大抵责之阴虚血涸。不知元气虚极莫支者，其脉可至极数。设有人或力作，或奔驰，至气力不能支持之时，其脉必数。乃以力倦之不能支持，以仿气虚之不能支持，其事不同而其理同也。愚临证细心体验，凡治虚劳之证，固不敢纯用补药，然理气药多于补气药，则脉即加数，补气药多于理气药，则脉即渐缓。是知脉之数与不数，固视乎血分之盈亏，实尤兼视乎气分之强弱。故此十全育真汤中，台参、黄芪各四钱，而三棱、莪术各钱半，补气之药原数倍于理气之药。若遇气分虚甚者，犹必以鸡内金易三棱、莪术也。

药性之补、破、寒、热，虽有一定，亦视乎服药者之资禀为转移。尝权衡黄芪之补力，与三棱、莪术之破力，等份用之原无轩轾。尝用三棱、莪术各三钱，治脏腑间一切癥瘕积聚，恐其伤气，而以黄芪六钱佐之，服至数十剂，病去而气分不伤，且有愈服而愈觉强壮者。若遇气分甚虚者，才服数剂，即觉气难支持，必须加黄芪，或减三棱、莪术，方可久服。盖虚极之人，补药难为攻，而破药易见过也。若其人气壮而更兼郁者，又必须多用三棱、莪术，或少用黄芪，而后服之不至满闷。又尝权衡黄芪之热力，与知母之寒力，亦无轩轾，等份用之可久服无寒热也（此论汤剂作丸剂则知母寒力胜于黄芪热力）。而素畏热者，服之必至增热，素畏寒者，服之又转增寒，其寒热之力无定，亦犹补破之力无定也。故临证调方者，务须细心斟酌，随时体验，息息与病机相符，而后百用不至一失也。古人云"良工心苦，志在活人"者，尚无愧斯言也。（《医学衷中参西录·治阴虚劳热方·十全育真汤》）

参麦汤

［组成］人参三钱　干麦冬带心，四钱　生山药六钱　清半夏二钱　牛蒡子炒，捣，三钱　苏子炒，捣，二钱　生杭芍三钱　甘草钱半

［主治］治阴分亏损已久，浸至肺虚有痰，咳嗽劳喘，或兼肺有结核者。

［方论］人参为补肺之主药，而有肺热还伤肺之虞，有麦冬以佐之，则转能退热。麦冬为润肺之要品，而有咳嗽忌用之说，有半夏以佐之，则转能止嗽。至于山药，其收涩也，能助人参以补气；其黏润也，能助麦冬以滋液。虽多服久服，或有壅滞，而牛蒡子之滑利，实又可以相济。且牛蒡子能降肺气之逆，半夏能降胃气、冲气之逆，苏子与人参同用，又能降逆气之因虚而逆。平其逆气，则喘与嗽不治自愈矣。用白芍者，因肝为肺之对宫，肺金虚损，不能清肃下行以镇肝木，则肝火恒恣横而上逆，故加芍药以敛戢其火。且芍药与甘草同用，甘苦化合味近人参，即功近人参，而又为补肺之品也。

按：古方多以麦冬治肺虚咳嗽，独徐灵胎谓嗽者断不宜用。盖以其汁浆胶黏太甚，肺中稍有客邪，即可留滞不散，惟济以半夏之辛燥开通，则不惟治嗽甚效，即治喘亦甚效。故仲景治伤寒解后，虚羸少气，气逆欲吐，有竹叶石膏汤，麦冬与半夏同用。治火逆上气，有麦门冬汤，以麦冬为君，亦佐

以半夏也。又肺虚痨嗽者，医者多忌用半夏，是未知半夏之性者也。徐灵胎曰：肺属金喜敛而不喜散。盖敛则肺叶垂而气顺，散则肺叶张而气逆。半夏之辛，与姜、桂之辛迥别，入喉则闭不能言，涂金疮则血不复出，辛中滞涩，故能疏又能敛也。又辛之敛与酸之敛不同，酸则一主于敛，辛则敛中有发散之意，尤与肺投合也。

又喻嘉言赞麦门冬汤中用半夏曰：于大建中气，大生津液药中，增入半夏之辛温一味，以利咽下气，此非半夏之功，实善用半夏之功也。(《医学衷中参西录·治阴虚劳热方·参麦汤》)

参赭培气汤

[**组成**]潞党参六钱　天门冬四钱　生赭石轧细，八钱　清半夏三钱　淡苁蓉四钱　知母五钱　当归身三钱　柿霜饼服药后含化徐徐咽之，五钱

[**主治**]治膈食。

[**方论**]参赭培气汤，治膈食（第五期《衷中参西录》第三卷论胃病噎膈治法及反胃治法宜参看）。

人之一身，自飞门以至魄门，一气主之，亦一气悬之。故人之中气充盛，则其贲门（胃之上口）宽展，自能容受水谷，下通幽门（胃之下口）以及小肠大肠，出为二便，病何由而作？若中气衰惫，不能撑悬于内，则贲门缩小，以及幽门、小肠、大肠皆为之紧缩。观膈证之病剧者，大便如羊矢，固因液短，实亦肠细也。况中气不旺，胃气不能息息下降，而冲气转因胃气不降，而乘虚上干，致痰涎亦随逆气上并，以壅塞贲门。夫此时贲门已缩如藕孔，又加逆气痰涎以壅塞其间，又焉能受饮食以下达乎？故治此证者，当以大补中气为主，方中之人参是也。以降逆安冲为佐，以清痰理气为使，方中之赭石、半夏、柿霜是也。又虑人参性热、半夏性燥，故又加知母、天冬、当归、柿霜以清热润燥、生津生血也。用苁蓉者，以其能补肾，即能敛冲，冲气不上冲，则胃气易于下降。且患此证者，多有便难之虞，苁蓉与当归、赭石并用，其润便通结之功，又甚效也。若服数剂无大效，当系贲门有瘀血，宜加三棱、桃仁各二钱。(《医学衷中参西录·治膈食方·参赭培气汤》)

噎膈之证，方书有谓贲门枯干者，有谓冲气上冲者，有谓痰瘀者，有谓血瘀者。愚向谓此证系中气衰弱，不能撑悬贲门，以致贲门缩如藕孔（贲门

与大小肠一气贯通，视其大便若羊矢，其贲门、大小肠皆缩小可知），痰涎遂易于壅滞，因痰涎壅滞冲气更易于上冲，所以不能受食。向曾拟参赭培气汤一方，仿仲景旋覆代赭石汤之义，重用赭石至八钱，以开胃镇冲，即以下通大便（此证大便多艰），而即用人参以驾驭之，俾气化旺而流通，自能撑悬贲门使之宽展，又佐以半夏、知母、当归、天冬诸药，以降胃、利痰、润燥、生津，用之屡见效验。遂将其方载于《衷中参西录》中，并详载用其方加减治愈之医案数则，以为一己之创获也。迨用其方既久，效者与不效者参半，又有初用其方治愈，及病又反复再服其方不效者。再三踌躇，不得其解，亦以为千古难治之证，原不能必其痊愈也。（《医学衷中参西录·论胃病噎膈治法及反胃治法》）

参赭镇气汤

[组成] 野台参四钱　生赭石轧细，六钱　生芡实五钱　生山药五钱　萸肉去净核，六钱　生龙骨捣细，六钱　生牡蛎捣细，六钱　生杭芍四钱　苏子炒捣，二钱

[主治] 治阴阳两虚，喘逆迫促，有将脱之势，亦治肾虚不摄，冲气上干，致胃气不降作满闷。（《医学衷中参西录·治喘息方·参赭镇气汤》）

[方论] 参赭镇气汤中人参，借赭石下行之力，挽回将脱之元气，以镇安奠定之，亦旋覆代赭石汤之义也。

搜风汤

[组成] 防风六钱　真辽人参另炖同服，贫者可用野台参七钱代之，高丽参不宜用，四钱　清半夏三钱　生石膏八钱　僵蚕二钱　柿霜饼冲服，五钱　麝香药汁送服，一分

[主治] 治中风。（《医学衷中参西录·治内外中风方·搜风汤》）

天水涤肠汤

[组成] 生山药一两　滑石一两　生杭芍六钱　潞党参三钱　白头翁三钱　粉甘草二钱

[主治] 治久痢不愈，肠中浸至腐烂，时时切疼，身体因病久羸弱者。（《医学衷中参西录·治痢方》）

通变白虎加人参汤

[**组成**] 生石膏捣细，二两　生杭芍八钱　生山药六钱　人参用野党参按此分量，若辽东真野参宜减半，至高丽参则断不可用，五钱　甘草二钱

[**主治**] 治下痢，或赤、或白、或赤白参半，下重腹疼，周身发热，服凉药而热不休，脉象确有实热者。

[**用法**] 上五味，用水四盅，煎取清汤两盅，分二次温饮之。

[**方论**] 此方即《伤寒论》白虎加人参汤，以芍药代知母、山药代粳米也。痢疾身热不休，服清火药而热亦不休者，方书多诿为不治。夫治果对证，其热焉有不休之理？此乃因痢证夹杂外感，其外感之热邪，随痢深陷，永无出路，以致痢为热邪所助，日甚一日而永无愈期。惟治以此汤，以人参助石膏，能使深陷之邪，徐徐上升外散，消解无余。加以芍药、甘草以理下重腹疼，山药以滋阴固下，连服数剂，无不热退而痢愈者。

按：外感之热已入阳明胃腑，当治以苦寒，若白虎汤、承气汤是也。若治以甘寒，其病亦可暂愈，而恒将余邪锢留胃中，变为骨蒸劳热，永久不愈（《世补斋医书》论之甚详）。石膏虽非苦寒，其性寒而能散（若煅用之则敛矣，故石膏不可煅用），且无汁浆，迥与甘寒黏泥者不同。而白虎汤中，又必佐以苦寒之知母，即此汤中，亦必佐以芍药，芍药亦味苦（《本经》）微寒之品，且能通利小便。故以佐石膏，可以消解阳明之热而无余也。（《医学衷中参西录·治痢方》）

又有下痢或赤、或白、或赤白参半，后重腹疼，表里俱觉发热，服凉药而热不退，痢亦不愈，其脉确有实热者。此等痢证原兼有外感之热，其热又实在阳明之腑，非少阴篇之桃花汤所能愈，亦非厥阴篇之白头翁汤所能愈也。惟治以拙拟通变白虎加人参汤则随手奏效。痢证身热不休，服清火药而热亦不休者，方书多诿为不治。然治果对证，其热焉有不休之理？此诚因外感之热邪随痢深陷，永无出路，以致痢为热邪所助，日甚一日，而永无愈期。治以此汤，以人参助石膏，能使深陷之热邪徐徐上升外散，消解无余，加以芍药、甘草以理后重腹疼，生山药以滋阴固下，连服数剂，热退而痢亦遂愈。方中之药原以芍药代知母，生山药代粳米，与白虎加人参汤之原方犹相仿佛，故曰通变白虎加人参汤也。愚生平用此方治愈此等痢证甚多，第三期本方后载有数案可参观也。

按：此外感之热与痢相并，最为险证。尝见东人志贺洁著有《赤痢新论》，大为丁仲佑君所推许。然其中载有未治愈之案二则。一体温至三十八度七分，脉搏至百一十至，神识蒙昏，言语不清，舌肿大干燥，舌苔剥离，显然夹杂外感之实热可知，乃东人不知以清其外感实热为要务，而惟日注射以治痢之血清，竟至不救；其二发剧热，夜发躁狂之举动，后则时发谵语，体温达四十度二分，此又显然有外感之大热也。案中未载治法，想其治法，亦与前同，是以亦至不救。设此二证若治以拙拟之通变白虎加人参汤，若虑病重药轻，可将两剂并作一剂，煎汤四五茶杯，分多次徐徐温饮下，病愈不必尽剂，其热焉有不退之理。大热既退，痢自随愈，而东人见不及此者，因东人尽弃旧日之中学，而专尚西学也。盖中西医学原可相助为理，而不宜偏废，吾国果欲医学之振兴，固非沟通中西不可也。

上所论之痢证乃外感之热已入阳明之腑者也。然痢证初得，恒有因外感束缚而激动其内伤者，临证者宜细心体察。果其有外感束缚也，宜先用药解其外感，而后治痢；或加解表之药于治痢药中；或用治痢药煎汤送服西药阿司匹林瓦许亦可解表。设若忽不加察，则外感之邪随痢内陷，即成通变白虎加人参汤所主之险证，何如早治为愈也。

痢证虽为寒热凝滞而成，而论者多谓白痢偏寒，赤痢偏热。然此为痢证之常，而又不可概论也。今试举治愈之两案以明之。(《医学衷中参西录·论痢证治法》)

通脉四逆汤

[组成] 甘草炙，二两　附子大者生用，去皮，破八片，一枚　干姜强人可四两，三两

[加减] 面赤色者，加葱九茎。腹中痛者，去葱加芍药二两。呕者，加生姜二两。咽痛者，去芍药加桔梗一两。利止脉不出者，去桔梗加人参二两。病皆与方相应者，乃服之。

[用法] 上三味，以水三升，煮取一升二合，去滓，分温再服，其脉即渐而出者愈（非若暴出者之自无而忽有、既有而仍无，如灯火之回焰也）。

[方论] 按：太阳篇四逆汤中干姜两半，以治汗多亡阳之证。至通脉四逆汤药味同前，惟将干姜加倍。盖因寒盛脉闭，欲借辛热之力开凝寒以通脉也。面赤者加葱九茎（权用粗葱白切上九寸即可），盖面赤乃阴寒在下，逼阳上浮，

即所谓戴阳证也。加葱以通其上下之气，且多用同于老阳之数，则阳可下归其宅矣。而愚遇此等证，又恒加芍药数钱。盖芍药与附子并用，最善收敛浮越之元阳下降也。

《金鉴》注曰：论中扶阳抑阴之剂，中寒阳微，不能外达，主以四逆；中外俱寒，阳气虚甚，主以附子；阴盛于下，格阳于上，主以白通；阴盛于内，格阳于外，主以通脉。是可知四逆运行阳气者也，附子温补阳气者也，白通宣通上下之阳者也，通脉通达内外之阳者也。今脉微欲绝，里寒外热，是肾中阴盛格阳于外故主之也。倍干姜加甘草佐附子易名通脉四逆汤者，以其能大壮元阳，主持中外，共招外热，返之于内。盖此时生气已离，亡在俄顷，若仍以柔缓之甘草为君，何能疾招外阳，故易以干姜，然必加甘草、干姜等份者，恐涣漫之余，姜附之猛不能安养元气，所谓有制之师也。若面赤加葱以通格上之阳，腹痛加芍药以和在里之阴，呕逆加生姜以宣胃，咽痛加桔梗以利经，利不止脉不出气少者，加参以生元气而复脉也。

按：通脉四逆汤，方中甘草亦有作三两者，故鉴注云云。(《医学衷中参西录·少阴病通脉四逆汤证》)

乌梅丸

[组成] 乌梅三百个　细辛六两　干姜十两　黄连一斤　当归四两　附子炮，去皮，六两　蜀椒炒出汗，四两　人参六两　黄柏六两　桂枝六两

[用法] 上十味，异捣筛，合治之，以苦酒渍乌梅一宿，去核，蒸之五升米下，饭熟捣成泥，和药令相得，纳臼中，与蜜杵二千下，丸如梧桐子大，先食饮服十丸，日三服。稍加至二十丸，禁生冷、滑物、臭食等。

[方论] 陈元犀曰：通篇之眼目，在"此为脏寒"四字。言见证虽有风木为病，相火上攻，而其脏则为寒。何也？厥阴为三阴，阴之尽也，《周易》震卦，一阳居二阴之下，为厥阴本象。病则阳逆于上，阴陷于下，饥不欲食，下之利不止，是下寒之确征也。消渴，气上撞心，心中疼热，吐蛔，是上热之确征也。方用乌梅，渍以苦酒，顺曲直作酸之本性，逆者顺之，还其所固有，去其所本无，治之所以臻于上理也。桂、椒、辛、附辛温之品，导逆上之火，以还震卦下一画之奇，黄连、黄柏苦寒之品，泻心胸之热，以还震卦上四画之偶，又佐以人参之甘寒，当归之甘温，干姜之辛温，三物合用，能

令中焦受气取汁，而乌梅蒸于米下，服丸送以米饮，无非养中焦之法，所谓厥阴不治，求之阳明者此也。此为厥阴证之总方，注家第谓蛔得酸则静，得辛则伏，得苦则下，扰浅乎测乌梅丸也。

按：厥阴一篇，病理深邃，最难疏解，注家以经文中有阴阳之气不相顺接之语，遂以经解经，于四肢之厥逆，即以阴阳之气不相顺接解之，而未有深究其不相顺接之故，何独在厥阴一经者。盖肝主疏泄，原为风木之脏，于时应春，实为发生之始。肝膈之下垂者，又与气海相连，故能宣通先天之元气，以敷布于周身，而周身之气化，遂无处不流通也。至肝为外感所侵，其疏泄之力顿失，致脏腑中之气化不能传达于外，是以内虽蕴有实热，而四肢反逆冷，此所谓阴阳之气不相顺接也。至于病多呕吐者，亦因其疏泄之力外无所泻，遂至蓄极而上冲胃口，此多呕吐之所以然也。又胃为肝冲激不已，土为木伤，中气易漓，是以间有除中之病。除中者，脾胃之气已伤尽，而危在目前也。至于下利亦未必皆因脏寒，其因伏气化热窜入肝经，遏抑肝气太过，能激动其疏泄之力上冲，亦可激动其疏泄之力下注以成下利，然所利者必觉热而不觉凉也。试举一治验之案以明之。(《医学衷中参西录·厥阴病乌梅丸证》)

吴茱萸汤

[**组成**] 吴茱萸洗，一升　人参三两　生姜切，六两　大枣擘，十二枚

[**用法**] 上四味，以水七升，煮取二升，去滓，温服七合，日三服。

[**方论**]《伤寒论》原文：少阴病，吐利，手足厥冷，烦躁欲死者，吴茱萸汤主之。

柯韵伯曰：少阴病，吐利烦躁四逆者死。四逆者四肢厥冷兼臂胫而言也，此云手足是指掌而言，四肢之阳犹在也。

陈古愚曰：师于不治之证，不忍坐视，专求阳明是得绝处逢生之妙，所以与通脉四逆汤、白通加猪胆汁汤三方鼎峙也。论云：食谷欲呕者属阳明也，吴茱萸汤主之。又云：干呕吐涎沫头痛者，吴茱萸汤主之。此阳明之正方也。或谓吴茱萸降浊阴之气为厥阴专药，然温中散寒，又为三阴并用之药，而佐以人参、姜、枣，又为胃阳衰败之神方也。

周伯度曰：吴茱萸树高丈余，皮青绿色，结实梢头。其气臊，故得木气

多而用在于肝。叶紫、花紫、实紫，紫乃水火相乱之色。实熟于季秋，气味苦辛而温性且烈，是于水火相乱之中，操转旋拨乱之权，故能入肝伸阳戡阴而辟寒邪。味辛则升、苦则降，辛能散、苦能坚，亦升亦降，亦散亦坚，故上不至极上、下不至极下，第为辟肝中之寒邪而已。食谷欲呕者，肝受寒邪上攻其胃，不食谷则肝气犹舒，食谷则肝不能容而欲呕，与胃虚之有反胃迥殊，故非吴茱萸汤不治。夫肝邪上攻，则胃病为木乘土，下迫则肾病为子传母，迫子传母则吐利交作，而不止一吐矣，少阴自病下利已耳，未必兼吐，吐而利矣，未必兼逆冷烦躁吐利，而且手足逆冷烦躁欲死，非肝邪盛极而何！此时疗之，舍吴茱萸汤亦别无他法也。

按：上两节之议论，一主胃，一主肝。究之吴茱萸汤之实用，乃肝胃同治之剂也。至于此证烦躁欲死，非必因肝邪盛极，实因寒邪阻塞而心肾不交也。盖人心肾之气，果分毫不交，其人即危不旋踵，至于烦躁欲死，其心肾几分毫不交矣。夫心肾之所以相交者，实赖脾胃之气上下通行，是以内炼家以参为婴儿，心为姹女，婴儿姹女相会，必赖黄婆为媒，黄婆者脾胃也。是以少阴他方中皆用干姜，而吴茱萸汤中则重用生姜至六两，取其温通之性，能升能降（生姜善发汗，是其能升，善止呕吐，是其能降），以开脾胃凝滞之寒邪，使脾胃之气上下通行，则心肾自能随脾胃气化之升降而息息相通矣。

（《医学衷中参西录·少阴病吴茱萸汤证》）

息风汤

[组成] 人参五钱　赭石煅研，五钱　大熟地一两　山萸肉去净核，六钱　生杭芍四钱　乌附子一钱　龙骨不用煅，捣，五钱　牡蛎不用煅，捣，五钱

[方论] 类中风之证，其剧者忽然昏倒，不省人事，所谓尸厥之证也。秦越人论虢太子尸厥谓，上有绝阳之络，下有破阴之纽。妙哉其言也。盖人之一身，阴阳原相维系。阳性上浮而阴气自下吸之，阴性下降而阳气自上提之，阴阳互根，浑沦环抱，寿命可百年无恙也。有时保养失宜，下焦阴分亏损，不能维系上焦阳分，则阳气脱而上奔，又兼肾水不能濡润肝木，则肝风煽动，痰涎上壅，而猝然昏倒，僵直如尸矣。故用赭石佐人参，以挽回其绝阳之络，更有龙骨、牡蛎以收敛之，则阳能下济。用萸肉佐熟地以填补其破阴之纽，更有附子以温煦之，则阴可上达。用芍药者，取其与

附子同用，能收敛浮越之元气归藏于阴也。且此证肝风因虚而动，愈迫阳气上浮。然此乃内生之风，非外来之风也。故宜用濡润收敛之品以息之。芍药与龙骨、牡蛎、萸肉又为宁息内风之妙品也。若其肝风虽动，而阴阳不至离绝，其人或怔忡不宁，或目眩头晕，或四肢间有麻木之时，可单将方中龙骨、牡蛎、萸肉各七八钱，更加柏子仁一两以滋润肝木，其风自息。盖肝为将军之官，内寄龙雷之火，最难驯服，惟养之镇之，恩威并用，而后骄将不难统驭也。

按：类中风之证不必皆因虚。王孟英曰：若其平素禀阳盛，过啖肥甘，积热酿毒，壅塞隧络，多患类中风。宜化痰清热，流利机关。自始至终，忌投补滞。徐氏《洄溪医案》中所治中风案最精当。(《医学衷中参西录·治内外中风方·息风汤》)

小柴胡汤

[**组成**] 柴胡八两　黄芩三两　人参三两　甘草三两　半夏洗，半升　生姜切，三两　大枣擘，十二枚

[**加减**] 若胸中烦而不呕，去半夏、人参，加瓜蒌实一枚。若渴者，去半夏，加人参，合前成四两半，栝楼根四两。若腹中痛，去黄芩，加芍药三两。若胁下痞硬，去大枣，加牡蛎四两。若心下悸，小便不利者，去黄芩，加茯苓四两。若不渴，外有微热者，去人参，加桂枝三两，温覆取微汗愈。若咳者，去人参、大枣、生姜，加五味子半升、干姜二两。

[**用法**] 上七味，以水一斗二升，煮取六升，去滓再煎，取三升，温服一升，日三服。(《医学衷中参西录·治伤寒方·小柴胡汤解》)

[**方论**] 后世用小柴胡汤分量：柴胡八钱、黄芩三钱、人参三钱、甘草三钱、清半夏四钱、生姜（切）三钱，大枣（擘）四枚。

陈修园曰：少阳介于两阳之间，须兼顾三经，故药不宜轻。去滓再煎者，因其方为和解之剂，再煎则药性和合，能使经气相融，不复往来出入也。古圣不但用药之妙，其煎法俱有精义。

按：去滓再煎，此中犹有他义。盖柴胡有升提之力，兼有发表之力，去滓重煎，所以去其发表之力也。然恐煎久并升提之力亦减，故重用至八两，而其三分之一，折为今之八钱也。唐容川曰：柴胡之力，能透胸前之膈。而

仲景用柴胡以治少阳，其义尤精。少阳者，水中之阳，发于三焦，以行腠理，寄居胆中，以化水谷。必三焦之膜网通畅，肝胆之木火清和，而水中之阳乃能由内达外。柴胡茎中虚松有白瓤，通气，象人身三焦之膜网。膜网有纹理与肌肤筋骨相凑，故名腠理。少阳木火郁于腠理而不达者，则作寒热。惟柴胡能达之，以其松虚象腠理能达阳气，且味清苦，能清三焦之火与胆中之火。其兼治太阳阳明者，则是通三焦之路，以达其气，乃借治非正治也。又曰：柴胡须用一茎直上，色青叶四面生，如竹叶而细，开小黄花者，乃为真柴胡，是仲景所用者。至于软柴胡、红柴胡、银柴胡，皆不堪用。

小柴胡汤本为少阳之方，而太阳、阳明、厥阴篇皆用之。诚以少阳介于太阳、阳明之间，又与厥阴脏腑相连，故三经中，亦皆有小柴胡证也。

太阳篇曰：太阳病，十日已去，脉浮细而嗜卧者，外已解也，设胸满胁痛者，与小柴胡汤。陈修园注曰：十日已去，为十一日，正直少阴重主气之期。此言太少阴阳之气表里相通，而太阳又得少阴之枢以为出入也。

又曰：伤寒五六日，中风，往来寒热，胸胁苦满，默默不欲饮食，心烦喜呕，或胸中烦而不呕，或渴，或腹中痛，或胁下痞硬，或心下悸、小便不利，或不渴身有微热，或咳者，与小柴胡汤主之。陈修园注曰：太阳之气不能从胸出入，逆于胸胁之间，内干动于脏气，当借少阳之枢转而外出。伤寒五六日，经尽一周，气值厥阴，可借其中间之少阳而枢转也。

唐容川注曰：《内经》云少阳为枢，盖实有枢之境地可指。足少阳胆经，胆附于肝，人皆知之。至手少阳三焦经，宋元以来皆不知为何物，致西人讥中国三焦之说为妄谈。且谓人身有连网，所饮之水，由胃散出，缘连网而下通膀胱，此为人身行水之道，中书并未言及。而不知《内经》早言之，特不名为连网，而名为三焦耳。《内经·灵兰秘典》曰："三焦者，决渎之官，水道出焉。"此水道，即西人所谓行水之道，是三焦即连网也。然西人知有连网，而不知连网生于何处，且止知其能行水，至其微妙处西人仍不知。按：焦字，古本作膲从采，有层折可辨也，从韦，以其膜象韦皮也，从焦，有皱纹如火灼皮也，西人以连网形容之，古圣只一膲字，已如绘其形。其根起于肾中，肾系贯脊通髓，名为命门，由命门生出膜油，上生胁下两大板油，为足少阳经之都会。又生出脐下膜油，中有细窍，通于膀胱。膀胱之后，大肠之前，膜中一大夹室，女子名血室，男子名精室，道家名丹田，乃气血交会，化生精气孕育之所。又有冲任二脉，导血而下以入此，导气而上出于胸膜。凡热入血室，冲气上逆，皆责于此，是为下焦最重之所。从脐上至胸前鸠尾，环肋骨至腰脊，是为中焦，其膜根于肾系，而发出如网，与小肠胃脘相连，有细窍通肠胃，所谓泌别糟粕，蒸津液也。此膜上有脾居之，脾气发生膏油，凡有膜网处，其上皆生膜油，凡化水谷，皆是膏油发力以熏吸之，所谓脾主化食利水者如此。再上生心下膈膜，由膈膜透过，上生心肺相连之系，其系之近心处，为心包络，与三焦为脏腑之配。由内膜透出筋骨之外，是生肥肉。肥肉内、瘦肉外，一层网膜有纹理，为营卫外出之路，名曰腠理，乃三焦之表也。邪在腠理，出与阳争则寒，入与阴争则热，故往来寒热。胸胁是膈膜连接之处，邪在膈膜，故胸胁苦满。足少阳胆火，游行三焦，内通包络，火郁不达，故默默。凡人饮水，俱从胃散于膈膜，下走连网，以入膀胱。凡人食物，化为汁液，从肠中出走网油，以达各脏。邪在膜油之中，水不下行，则不欲饮。食不消化，则不欲食。心烦者，三焦之相火，内合心包也。喜呕者，三焦为行水之腑，水不下行，故反呕也。或但合心火，为胸中烦，而水不上逆则不呕。或三焦之火，能消水则渴。或肝膈中之气迫凑于腹内网油之中，则腹中痛。或邪结于胁下两大板油之中，则胁下痞满。或三焦中火弱水盛，水气逆于心下膈膜之间，而心下悸。或三焦之腑不热，则不消渴。而邪在三焦之腑，居腠理之间，则身有微热。或从膈膜中上肺，致肺中痰火上冲咽喉则咳。总之，是少阳三焦膜中之水火郁而为病也。统以小柴胡汤散火降水主之，各随其证之所见而加减之，无不确切。

又曰：血弱气衰腠理开，邪气因入，与正气相搏，结于胁下，正邪分争，往来寒热，休作有时，默默不欲饮食，脏腑相连，其痛必下，邪高痛下，故使呕也，小柴胡汤主之。陈修园曰：此言太阳之气结于胁下，而伤太阴、阳明之气，亦当借少阳之枢而转出也。

又曰：伤寒四五日，身热恶风，胁下满，手足温而渴者，小柴胡汤主之。唐容川注曰：此证全与上节（指第九十七节）相同。只是未经误下，脉亦不浮弱。是脾之膏油未伤，而邪在膜网。仍当清疏理其膜网，故用小柴胡汤。

又曰：伤寒阳脉涩，阴脉弦，法当腹中急痛者，先与小建中汤，不瘥者，与小柴胡汤主之。唐容川注曰：阳脉属气分，卫气从膜网而出，以达皮肤。膜网不通利，则卫气难于外出，故脉应之而涩。阴脉属血分，血藏膏油中，血滞油寒，气不得与血流通，则血行气阻而作痛，所谓痛则不通也。故先与小建中汤，以温其膏油，建中者，指中焦而言。中焦之膏油既温，则血不凝滞，而膜中之气，自通而不痛矣。若油既温和，痛仍不瘥者，是膏油血分通利，而膜网之微细管窍不通利，故阳气不得出也，复与小柴胡汤，疏通其膜网。则阳气通畅而愈。又曰：妇人中风七八日，续得寒热，发作有时，经水适断者，此为热入血室，其血必结，故使如疟状，发作有时，小柴胡汤主之。唐容川注曰：邪在表里之间，只能往来寒热，而不发作有时。惟疟证邪客风府，或疟母结于胁下膜油之中，卫气一日一周，行至邪结之处，欲出不得，相争为寒热，所以发作有时也。夫卫气者，发于膀胱水中，达出血分，血为营、气为卫，此证热入血室，在下焦膜网之中，其血必结。阻其卫气至血结之处，相争则发寒热。卫气已过则寒热止，是以发作有时，与疟无异。原文"故使"二字，明言卫气从膜中出，血结在膜中，故使卫气不得达也。用柴胡透达膜膈而愈。知热入血室在膜中，即知疟亦在膜中矣。又曰：伤寒五六日，头汗出，微恶寒，手足冷，心下满，口不欲食，大便硬，脉细者，此为阳微结，必有表复有里也。脉沉亦在里也。汗出为阳微，假令纯阴结，不复有外证，悉入在里，此为半在里半在外也。脉虽沉紧，不得为少阴病。所以然者，阴不得有汗，今头汗出，故知非少阴也。可与小柴胡汤，设不了了者，得屎而解。陈修园注曰：此言阳微结似阴，虽见里证，而究与少阴之纯阴结有辨。

又曰：伤寒五六日，呕而发热者，柴胡证具，而以他药下之，柴胡证仍在者，复与柴胡汤。此虽已下之不为逆，必蒸蒸而振，却发热汗出而解。若心下满而硬痛者，此为结胸也，大陷胸汤主之。但满而不痛者，此为痞，柴胡不中与之，宜半夏泻心汤。唐容川注曰：柴胡证，是表之腠理间病。腠理是赤肉外之膜油。若从外膜而入内膜，聚于膈则为陷胸。盖胸膈乃内膜之大者，为上下之界。故邪入于内，多与正气结于此间。正气不升，饮食亦停于膈，是为有形之水饮。邪气内陷，并心包之火阻于胸膈，则为有形之痰血。血生于心火，火行则血行，火阻则血阻，血与水交结，则化为痰，是为结胸实证，当夺其实，用大陷胸汤。但满而不痛，则无血与水，无凝聚成痰之实证，只水火无形之气，塞于胸膈，和其水火之气，而痞自解，不必攻下有形之物也。柴胡汤，是透膈膜而外达腠理；陷胸汤，是攻膈膜而下走大肠；泻心等汤，则和膜膈以运行之。皆主膈膜间病，而有内外虚实之分，故仲景连及言之。阳明篇曰：阳明病发潮热，大便溏，小便自可，胸膈满不去者，小柴胡汤主之。唐容川注曰：此潮热，是如疟之发作有时，以胸胁结满，冲阳之气上至结处，即相交而发热，其但热不寒者，以其为少阳阳明也。

又曰：阳明病胁下硬满，不大便而呕，舌上白苔者，可与小柴胡汤。上焦得通，津液得下，胃气因和，身濈然而汗出解也。唐容川注曰：凡病在三焦膜膈中，则舌色必白，现出三焦之本色。故丹田有热，亦云舌白苔，丹田是下焦之膜中也。此上病是胸前，正当胃中之水，散走之路，阳明之热合于此间，则水不得入于膜中，而反呕出，是为上焦不通，必用柴胡以透达胸膜，则上焦得水道下行，是以津液得下。胃中水不留逆，则因而和平。内膜之水道既通，则外膜之气道自畅，故身濈然而汗出解也。

又曰：阳明中风，脉弦浮大而短气，腹部满，胁下及心痛。久按之气不通，鼻干不得汗，嗜卧，一身及面目悉黄，小便难，有潮热，时时哕，耳前后肿，刺之少瘥，外不解，过十日脉续浮者，与小柴胡汤。唐容川注曰：此节是发明首章太阳阳明、少阳阳明之义。故提出脉弦为少阳经之眼目；提出脉浮为太阳经之眼目。此下先言少阳阳明，谓少阳三焦膜中水不得利，则气不化而气短。三焦之膜油布于腹中，故腹部满。胁下是板油所居，心下是膈膜所在，故结而作痛。久按之气不通，则膜中之气结甚矣。此皆少阳三焦膜中病也。而阳明经脉之热，又夹鼻作干。膜与油连，膏油是阳明所司，膏油被蒸，周身困顿，故嗜卧，遂发出膏油被蒸之黄色。膜中水不利，则小便难。有潮热者，发作如疟，应正气至邪结处而热，与上条潮热同例。膜中实，胃中虚，膜中气逆入胃则哕。随少阳经上耳，则前后肿。刺之经脉已愈，而其外各证不解。又见脉浮有欲出于表之情，故与小柴胡汤，使达于外也。

少阳篇曰：本太阳病不解，转入少阳者，胁下硬满，干呕，不食，往来寒热，尚未吐下，脉沉紧者，与小柴胡汤。唐容川注曰：此节言三焦有膜，膜上有膏。邪从太阳肌肉入于膏油，而内着胁下，居板油之内，则胁下痛满。膏油主消食，故不能食。邪从皮毛而入于膜，是为腠理，居阴阳之界，故往来寒热。膜缝内气逆于上，则为干呕。脉沉者，邪已内陷之象，脉紧者，正与邪争，尚欲外出之象。故以柴胡汤清利疏达，而膜中油中之邪，仍达出而解，此即少阳为枢之义也。

厥阴篇曰：呕而发热者，小柴胡汤主之。陈修园注曰：此厥阴病，从少阳之枢转而治之也，发热应是寒热往来。

手少阳是三焦经，足少阳是胆经，从前因不知三焦为何物，并胆经亦不能确为指出，致小柴胡汤所主之病，皆不发明其理，即知为借少阳之枢转，而所以能枢转之理终渺茫。自容川悟出三焦一经，则手少阳之经明，足少阳之经亦因之能明。而《内经》太阳主开，阳明主阖，少阳为枢之理始显。本此以释小柴胡汤所主之病，触处贯通，无事烦言而解。故编中特详录之，其有剩义未尽发者，复参以管见，列数则于下，学者果尽明其理，于治伤寒一道，思过半矣。

小柴胡汤，虽兼主手、足少阳，而实注重足少阳。何以知之？因少阳提纲中明言不可发汗也。盖手少阳为水道所出，而小便与汗，皆与水道相通，是汗解为手少阳之出路。足少阳之大都会为胁下板油，此油外膜上紧连膈膜。凡小柴胡证，必胁满喜呕，是邪藏板油之中，欲借少阳上升之气缘膜透膈而出也。小柴胡汤，是因其病机而越之。

少阳提纲既戒发汗矣，而一百零二节与一百四十九节、二百三十节，皆言汗解者，因误下后，胁下所聚之邪，兼散漫于三焦包络。仍投以小柴胡汤，以和解宣通之。而邪之散漫者，遂由手少阳，外达之经络，作汗而解。而其留于胁下者，亦与之同气相求，借径于手少阳而汗解。故于汗出上特加一"却"字，言非发其汗，而却由汗解。此是宣通其少阳，听其自汗，而非强发其汗也。

其汗时，必发热蒸蒸而振者，有战而后汗之意也。盖少阳之病由汗解，原非正路，而其留于胁下之邪作汗解尤难。乃至服小柴胡汤后，本欲上透膈膜，因下后气虚，不能由上透出，而其散漫于手少阳者，且又以同类相招，遂于蓄极之时，而开旁通之路。此际几有正气不能胜邪之势，故汗之先必发热而振动，此小柴胡方中，所以有人参之助也。是以愚用此方时，于气分壮实者，恒不用人参。而于误服降药后，及气虚者，则必用人参也。

少阳经所居之部位，介太阳、阳明之间，此指手少阳而言，三焦所属之腠理也。而其传经之次第，乃在阳明之后，此指足少阳而言，胆经所属之板油也。板油与包脾之膜油相近，故从此可传太阴。小柴胡证多兼咳，其咳者咳吐黏涎也。乃太阴湿气，经少阳之热炼铄而成。是以愚验此证，常以吐黏涎为的。而方中之参、草、大枣，亦所以补助脾经，断其传太阴之路也。(《医学衷中参西录·治伤寒方·小柴胡汤解》)

柴胡非发汗之药，而多用之亦能出汗。小柴胡汤多用之至八两，按今时分量计之，且三分之（古方一煎三服，故可三分），一剂可得八钱。小柴胡汤中如此多用柴胡者，欲借柴胡之力升提少阳之邪以透膈上出也。然多用之又恐其旁行发汗，则上升之力不专，小柴胡汤之去渣重煎，所以减其发汗之力也。

　　或疑小柴胡汤既非发汗之药，何以《伤寒论》百四十九节服柴胡汤后有汗出而解之语？不知此节文义，原为误下之后服小柴胡汤者说法。夫小柴胡汤系和解之剂，原非发汗之剂，特以误下之后，胁下所聚外感之邪，兼散漫于手少阳三焦，因少阳为游部，手、足少阳原相贯彻也。此时仍投以小柴胡和解之，则邪之散漫于三焦者，遂可由手少阳外达之经络作汗而解，而其留于胁下者，亦与之同气相求，借径于手少阳而汗解，故于发热汗出上，特加一"却"字，言非发其汗而却由汗解也。然足少阳之由汗解原非正路，乃其服小柴胡汤后，胁下之邪欲上升透膈，因下后气虚不能助之透过，而其邪之散漫于手少阳者，且又以同类相招，遂于蓄极之时而开旁通之路，此际几有正气不能胜邪气之势，故必先蒸蒸而振，大有邪正相争之象，而后发热汗出而解，此即所谓战而后汗也。观下后服柴胡汤者，其出汗若是之难，则足少阳之病由汗解，原非正路益可知也。是以愚生平临证，于壮实之人用小柴胡汤时，恒减去人参，而于经医误下之后者，若用小柴胡汤必用人参以助其战胜之力。

　　用柴胡以治少阳外感之邪，不必其寒热往来也。但知其人纯系外感，而有恶心欲吐之现象，是即病在少阳，欲借少阳枢转之机透膈上达也。治以小柴胡可随手奏效，此病机欲上者因而越之也。又有其人不见寒热往来，亦并不喜呕，惟频频多吐黏涎，斯亦可断为少阳病，而与以小柴胡汤。盖少阳之去路为太阴湿土，因包脾之脂膜原与板油相近，而板油亦脂膜，又有同类相招之义，此少阳欲传太阴，而太阴湿土之气经少阳之火铄炼，遂凝为黏涎频频吐出，投以小柴胡汤，可断其入太阴之路，俾由少阳而解矣。又柴胡为疟疾之主药，而小心过甚者，谓其人若或阴虚燥热，可以青蒿代之。不知疟邪伏于胁下两板油中，乃足少阳经之大都会，柴胡能入其中，升提疟邪透膈上出，而青蒿无斯力也。若遇阴虚者，或热入于血分者，不妨多用滋阴凉血之药佐之；若遇燥热者，或热盛于气分者，不妨多用润燥清火之药佐之。是以愚治疟疾有重用生地、熟地治愈者，有重用生石膏、知母治愈者，其气分虚者，又有重用参、芪治愈者，然方中无不用柴胡也。(《医学衷中参西录·柴胡解》)

　　其百四十九节云：伤寒五六日，呕而发热者，柴胡证，而以他药下之，柴胡证仍在者，复与小柴胡汤，必蒸蒸而振，却发热汗出而解。夫小柴胡汤之功用，原借少阳之枢转，将胁下板油中伏藏之邪，俾其上升透膈发出。故小柴胡汤系和解之剂，原非汗解之剂。而此节经文谓由汗解者，诚以误下后，胁下所聚外感之邪兼散漫于三焦，因三焦为手少阳之腑，此时仍投以小柴胡汤以和之，则邪之散漫于三焦者，遂可由手少阳外达于经络以及皮肤作汗而解；而其留于胁下者，亦与之同气相求，借径于手少阳而汗解，故于汗出上特加一"却"字，言非发其汗而却由汗解也。其汗时必发热蒸蒸而振者，有战而后汗之意。盖足少阳之病由汗解原非正路，乃至服小柴胡汤后，其胁下之邪欲上升透膈，因下后气虚不能助之透过，而其邪之散漫于手少阳者且又以同类相招，遂于蓄极之时而开旁通之路，此际几有正气不能胜邪气之势，故有蒸热振动之景象。此小柴胡汤中必有借于人参之补益正气，以助其战胜之力。细审此节文义，手、足少阳原当并为一经，以遂其游部之作用无疑也。

（《医学衷中参西录·少阳为游部论》）

张令韶曰：太阳之气，不能由胸出入，逆于胸胁之间，内干动于脏气，当借少阳之枢转而外出也。柴胡二月生苗，感一阳初生之气，香气直达云霄，又禀太阳之气，故能从少阳之枢以达太阳之气。半夏生当夏半，感一阴之气而生，启阴气之上升者也。黄芩气味苦寒，外实而内空腐，能解形身之外热。甘草、人参、大枣，助中焦之脾土，由中而达外。生姜所以发散宣通者也。此从内达外之方也，原本列于太阳，以无论伤寒、中风，至五六日之间，经气一周，又当来复于太阳，往来寒热为少阳之枢象，此能达太阳之气从枢以外出，非解少阳也。各家俱移入少阳篇，到底是后人识见浅处。又曰：太阳之气，不能从胸出入，逆于胸胁之间，虽不于动在内有形之脏真，而亦干动在外无形之脏气。然见一脏之证，不复更见他脏，故有七或证也。胸中烦者，邪气内侵君主，故去半夏之燥。不呕者，胃中和而不虚，故去人参之补，加瓜蒌实之苦寒，导火热以下降也。渴者，阳明燥金气盛，故去半夏之辛，倍人参以生津，加栝楼根引阴液以上升也。腹中痛者，邪干中土，故去黄芩之苦寒，加芍药以通脾络也。胁下痞硬者，厥阴肝气不舒，故加牡蛎之纯牡能破肝之牝脏，其味咸能软坚，兼除胁下之痞，去大枣之甘缓，欲其行之捷也。心下悸、小便不利者，肾气上乘而积水在下，故去黄芩恐苦寒以伤君火，加茯苓保心气以制水邪也。不渴而外有微热者，其病仍在太阳，故不必用生液之人参，宜加解外之桂枝，复取微汗也。咳者伤肺，肺气上逆，故加干姜之热以温肺，五味之敛以降逆，凡咳皆去人参，长沙之秘旨，既有干姜之温，不用生姜之散，既用五味之敛，不用大枣之缓也。

或问：传经之次第，自太阳传阳明，因太阳主皮肤，阳明主肌肉，皮肤之内即肌肉也，至阳明传少阳，亦显有道路可指者乎？答曰：善哉问也，欲求医学进步，原当如此研究也。亦知阳明主肌肉，亦知少阳主膜乎？肌肉之中有膜，肌肉之底面亦为膜，即人身躯壳里边腔上之肉皮也。阳明之邪入腑者，不复传矣，其不入腑而传者，由肌肉之浅处以深传不已，必能达于底面之膜，此膜原足少阳主之也。邪传至此，因其膜多与肉紧贴无隙存留，遂皆聚于两胁板油之中，此乃足少阳之大都会，油质原来松缓，膜与肉相离又绰有余地，是以可容邪伏藏也，此阳明传少阳，显然可指之道路也。至《内经》谓，少阳为枢者（《内经》谓太阳主开，阳明主阖，少阳为枢），乃自下上升之枢，即由内转外之枢也。盖板油之膜原，上与膈膜相连，外邪至此，不能透膜而出，遂缘板油之膜上升至膈，直欲透膈膜而上出，是以少阳之病多数喜呕也，此乃病机之上越也。故方中重用柴胡，正所以助少阳之枢转以引邪外出也。犹恐其枢转之力或弱，故又助以人参，以厚其上升之力，则少阳之邪直能随少阳之气透膈上出矣。用半夏者，因其生当夏半，能通阴阳和表里，且以病本喜呕，而又升以柴胡助以人参，少阳虽能上升，恐胃气亦因之上逆，则欲呕之证仍难愈，用半夏协同甘草、姜、枣降胃兼以和胃也。用黄芩者，以其形原中空，故善清躯壳之热，且亦以解人参之偏热也。（《医学衷中参西录·论小柴胡汤证》）

宣阳汤

[组成] 野台参四钱　威灵仙钱半　寸麦冬带心，六钱　地肤子一钱

[主治] 治阳分虚损，气弱不能宣通，致小便不利。（《医学衷中参西录·治癃闭方·宣阳汤》）

旋覆代赭石汤

[组成] 旋覆花三两　人参二两　生姜切，五两　代赭石一两　大枣擘，十二枚　甘草炙，三两　半夏洗，半升

[用法] 上七味，以水一斗，煮取六升，去滓，再煮取三升，温服一升，日三服。

[**方论**] 人之胃气，其最重之责任在传送饮食，故以息息下行为顺。乃此证因汗吐下伤其胃气，则胃气不能下行，或更转而上逆。下焦之冲脉（为奇经八脉之一），原上隶阳明，因胃气上逆，遂至引动冲气上冲，更助胃气上逆。且平时肝气原能助胃消食，至此亦随之上逆，团结于心下痞而且硬，阻塞呼吸之气不能上达，以致噫气不除，噫气者，强呼其气外出之声也。此中原有痰涎与气相凝滞，故用旋覆花之逐痰水除胁满者，降胃兼以平肝；又辅以赭石、半夏降胃即以镇冲；更伍以人参、甘草、大枣、生姜以补助胃气之虚，与平肝降胃镇冲之品相助为理，奏功自易也。

按：赭石之原质为铁氧化合，含有金气而兼饶重坠之力，故最善平肝、降胃、镇冲，在此方中当得健将，而只用一两，折为今之三钱，三分之则一剂中只有一钱，如此轻用必不能见效。是以愚用此方时，轻用则六钱，重用则一两。盖如此多用，不但取其能助旋覆、半夏以平肝、降胃、镇冲也，且能助人参以辅助正气。盖人参虽善补气，而实则性兼升浮，惟借赭石之重坠以化其升浮，则人参补益之力下行可至涌泉，非然者但知用人参以补气，而其升浮之性转能补助逆气，而分毫不能补助正气，是用之不如不用也。是以愚从屡次经验以来，知此方中之赭石，即少用亦当为人参之三倍也。夫当世出一书，一经翻印其分量即恒有差缪，况其几经口授、传写，至宋代始有印版，安知药味之分量分毫无差误乎！夫郭公、夏五、三豕渡河之类，古经史且不免差误，况医术乎？用古不至泥古，此救人为宗旨，有罪我者亦甘受责而不敢辞也。再者赭石为铁氧化合宜生轧细用之，不宜煅用，若煅之，则铁氧分离（赭石原是铁矿，以火煅之铁即外出），即不堪用，且其质虽硬，实同铁锈（铁锈亦系铁氧化合），即作丸散亦可生用，于脾胃固毫无伤损也。（《医学衷中参西录·太阳病旋覆代赭石汤证》）

养脑利肢汤

[**组成**] 野台参四钱　生赭石轧细，六钱　怀牛膝六钱　天花粉六钱　玄参五钱　生杭芍四钱　生明乳香三钱　生明没药三钱　威灵仙一钱　䗪虫四枚大的　制马钱子末二分

[**主治**] 治同前证（治因脑部充血以致肢体痿废，迨脑充血治愈，脉象和平，而肢体仍痿废者。编者注），或服前方（指起痿汤，编者注）若干剂后肢体已能运

动而仍觉无力者。

[用法] 共药十一味。将前十味煎汤，送服马钱子末。至煎渣再服时，亦送服马钱子末二分。

[方论] 上所录二方（养脑利肢汤与起痿汤，编者注），为愚新拟之方，而用之颇有效验，恒能随手建功，试举一案以明之。(《医学衷中参西录·论肢体痿废之原因及治法》)

益瞳丸

[组成] 萸肉去净核，二两　野台参六钱　柏子仁炒，一两　玄参一两　菟丝子炒，一两　羊肝切片焙干，一具

[主治] 治目瞳散大昏耗，或觉视物乏力。

[用法] 上药共为细末，炼蜜为丸，桐子大。每服三钱，开水送下，日两次。(《医学衷中参西录·治眼科方·益瞳丸》)

振颓汤

[组成] 生黄芪六钱　知母四钱　野台参三钱　於术三钱　当归三钱　生明乳香三钱　生明没药三钱　威灵仙钱半　干姜二钱　牛膝四钱

[主治] 治痿废。

[加减] 热者，加生石膏数钱，或至两许。寒者，去知母，加乌附子数钱。筋骨受风者，加明天麻数钱。脉弦硬而大者，加龙骨、牡蛎各数钱，或更加山萸肉亦佳。骨痿废者，加鹿角胶、虎骨胶各二钱（另炖同服）。然二胶伪者甚多，若恐其伪，可用续断、菟丝子各三钱代之。手足皆痿者，加桂枝尖二钱。

[方论] 痿证之大旨，当分为三端，有肌肉痹木，抑搔不知疼痒者。其人或风寒袭入经络；或痰涎郁塞经络；或风寒痰涎，互相凝结经络之间，以致血脉闭塞，而其原因，实由于胸中大气虚损。盖大气旺，则全体充盛，气化流通，风寒痰涎，皆不能为恙。大气虚，则腠理不固，而风寒易受，脉管湮淤，而痰涎易郁矣；有周身之筋拘挛，而不能伸者。盖人身之筋以宗筋为主，而能荣养宗筋者，阳明也。其人脾胃素弱，不能化谷生液，以荣养宗筋，更兼内有蕴热以铄耗之，或更为风寒所袭，致宗筋之伸缩自由

者，竟有缩无伸，浸成拘挛矣；有筋非拘挛，肌肉非痹木，惟觉骨软不能履地者，乃骨髓枯涸，肾虚不能作强也。故方中用黄芪以补大气。白术以健脾胃。当归、乳香、没药以流通血脉。灵仙以祛风消痰，恐其性偏走泄，而以人参之气血兼补者佐之，干姜以开气血之痹，知母以解干姜、人参之热，则药性和平，可久服而无弊。其阳明有实热者，加石膏以清阳明之热，仿《金匮》风引汤之义也。营卫经络有凝寒者，加附子以解营卫经络之寒，仿《金匮》近效术附汤之义也。至其脉弦硬而大，乃内风煽动、真气不固之象，故加龙骨、牡蛎以息内风敛真气。骨痿者加鹿角胶、虎骨胶取其以骨补骨也。筋骨受风者，加明天麻取其能搜筋骨之风，又能补益筋骨也。若其痿专在于腿，可但用牛膝以引之下行。若其人手足并痿者，又宜加桂枝兼引之上行。盖树之有枝，犹人之有指臂，故桂枝虽善降逆气，而又能引药力达于指臂间也。

　　或问：此方治痿之因热者，可加生石膏至两许，其证有实热可知，而方中仍用干姜何也？答曰：《金匮》风引汤治热瘫痫之的方，原石膏、寒水石与干姜并用。盖二石性虽寒而味则淡，其寒也能胜干姜之热，其淡也不能胜干姜之辣。故痿证之因热者，仍可借其异常之辣味，以开气血之痹也。(《医学衷中参西录·治肢体瘫废方·振颓汤》)

振颓丸

　　[**组成**] 人参二两　　於术炒，二两　　当归一两　　马钱子法制，一两　　乳香一两
没药一两　　全蜈蚣大者五条，不用炙，五条　　穿山甲蛤粉炒，一两

　　[**主治**] 前证（指痿废，编者注）之剧者，可兼服此丸，或单服此丸亦可。并治偏枯、痹木诸证。

　　[**用法**] 共轧细过罗，炼蜜为丸，如桐子大。每服二钱，无灰温酒送下，日再服。

　　[**方论**] 马钱子，即番木鳖，其毒甚烈，而其毛与皮尤毒。然制之有法，则有毒者可至无毒。而其开通经络、透达关节之力，实远胜于他药也。今将制马钱子法，详载于下。庶后有用此方者，如法制之，而不至误人也。

　　法：将马钱子先去净毛，水煮两三沸即捞出。用刀将外皮皆刮净，浸热汤中，旦暮各换汤一次，浸足三昼夜，取出。再用香油煎至纯黑色，掰开视

其中心微有黄意，火候即到。将马钱子捞出，用温水洗数次，将油洗净。再用沙土同入锅内炒之，土有油气，换土再炒，以油气尽净为度。

马钱子为健胃妙药。马钱子性虽有毒，若制至无毒，服之可使全身动，以治肢体麻痹（此兴奋神经之作用）；若少少服之，但令胃腑动有力，则胃中之食必速消。此非但凭理想，实有所见而云然也。（《医学衷中参西录·治肢体瘫痪方·振颓丸》）

镇逆承气汤

［组成］芒硝六钱　赭石研细，二两　生石膏捣细，二两　潞党参五钱

［主治］治寒温阳明腑实，大便燥结，当用承气下之，而呕吐不能受药者。

［用法］上药四味，用水四盅，先煎后三味，汤将成，再加芒硝，煎一两沸，取清汁二盅，先温服一盅。过三点钟，若腹中不觉转动，欲大便者，再温服余一盅。（《医学衷中参西录·治伤寒温病同用方·白虎加人参以山药代粳米汤》）

镇逆汤

［组成］生赭石轧细，六钱　青黛二钱　清半夏三钱　生杭芍四钱　龙胆草三钱　吴茱萸一钱　生姜二钱　野台参二钱

［主治］治呕吐，因胃气上逆，胆火上冲者。（《医学衷中参西录·治呕吐方·镇逆汤》）

镇摄汤

［组成］野台参五钱　生赭石轧细，五钱　生芡实五钱　生山药五钱　萸肉去净核，五钱　清半夏二钱　茯苓二钱

［主治］治胸膈满闷，其脉大而弦，按之似有力，非真有力，此脾胃真气外泄，冲脉逆气上干之证，慎勿作实证治之。若用开通之药，凶危立见。

［加减］服药数剂后，满闷见轻，去芡实加白术二钱。

［用法］服此汤数剂后脉见柔和，即病有转机，多服自愈。

［方论］脉之真有力者，皆有洪滑之象。洪者如波涛叠涌，势作起伏；滑

者指下滑润，累累如贯珠。此脉象弦直，既无起伏之势，又无贯珠之形，虽大而有力，实非真有力之象。

和缓者脾胃之正脉，弦长者肝胆之正脉。然脾胃属土，其脉象原宜包括金、木、水、火诸脏腑，故六部之脉皆有和缓，乃为正象。今其脉弦而有力，乃肝木横恣，侵侮脾土之象，故知其脾胃虚也。

冲脉上隶阳明，故冲气与胃气原相贯通。今因胃气虚而不降，冲气即易于上干。此时脾胃气化不固，既有外越之势，冲气复上干而排挤之，而其势愈外越，故其脉又兼大也。(《医学衷中参西录·治阴虚劳热方·镇摄汤》)

炙甘草汤

[**组成**] 甘草炙，四两　生姜切，三两　桂枝去皮，三两　人参二两　生地黄一斤阿胶二两　麦门冬半升　麻子仁半升　大枣擘，三十枚

[**用法**] 上九味，以清酒七升，水八升，先煮八味，取三升，去滓，纳胶，烊化消尽，温服一升，日三服。

[**方论**] 一名复脉汤。

按：炙甘草汤之用意甚深，而注疏家则谓方中多用富有汁浆之药，为其心血亏少，是以心中动悸以致脉象结代，故重用富有汁浆之药，以滋补心血，为此方中之宗旨，不知如此以论此方，则浅之乎视此方矣。试观方中诸药，惟生地黄（即干地黄）重用一斤，地黄原补肾药也，惟当时无熟地黄，多用又恐其失于寒凉，故煮之以酒七升、水八升，且酒水共十五升，而煮之减去十二升，是酒性原热，而又复久煮，欲变生地黄之凉性为温性者，欲其温补肾脏也。盖脉之跳动在心，而脉之所以跳动有力者，实赖肾气上升与心气相济，是以伤寒少阴病，因肾为病伤，遏抑肾中气化不能上与心交，无论其病为凉为热，而脉皆微弱无力，是明征也。由斯观之，是炙甘草汤之用意，原以补助肾中之气化，俾其壮旺上升，与心中之气化相济救为要着也。至其滋补心血，则犹方中兼治之副作用也，犹此方中所缓图者也。

又方中人参原能助心脉跳动，实为方中要药，而只用二两，折为今之六钱，再三分之一，剂中只有人参二钱，此恐分量有误，拟加倍为四钱则奏效当速也。然人参必用党参，而不用辽参，盖辽参有热性也。

又脉象结代而兼有阳明实热者，但治以炙甘草汤恐难奏功，宜借用白虎

加人参汤，以炙甘草汤中生地黄代方中知母，生怀山药代方中粳米。

又炙甘草汤虽结代之脉并治，然因结轻代重，故其制方之时注重于代，纯用补药。至结脉恒有不宜纯用补药，宜少加开通之药始与病相宜者。(《医学衷中参西录·太阳病炙甘草汤证》)

治脱肛方
(方名为编者加，编者注)

[**组成**] 鲜曼陀罗四五斤，煎取浓汁两三大碗。再以其汁煎萸肉二三两，取浓汁一大碗。再用党参二两，轧细末调汁中，晒干。

[**用法**] 每用四五钱，水煎融化洗之，数次可痊愈。

[**方论**] 脱肛之证，用曼陀罗煎浓汤洗之甚效。(《医学衷中参西录·诊余随笔·答庞履廷问大便脱肛治法》)

治元阳浮越方
(方名为编者加，编者注)

[**组成**] 净萸肉　生山药各一两　人参　玄参　代赭石　生龙骨　生牡蛎各五钱

[**加减**] 心中发热者，酌加生地黄、天冬各数钱。

[**方论**] 有气海元气虚损，不能固摄下焦气化，致元阳因之浮越者。其脉尺弱寸强，浮大无根。其为病，或头目眩晕，或面红耳热，或心热怔忡，或气粗息贲。

补而敛之，镇而安之，元阳自归其宅也。方中用赭石者，因人参虽饶有温补之性，而力多上行，与赭石并用，则力专下注，且赭石重坠之性，又善佐龙骨、牡蛎以潜阳也。

有气海元阳大虚，其下焦又积有沉寒锢冷，逼迫元阳如火之将灭，而其焰转上窜者。其脉弦迟细弱，或两寸浮分似有力。其为证心中烦躁不安，上焦时作灼热，而其下焦转觉凉甚，或常作泄泻。宜用乌附子、人参、生山药各五钱，净萸肉、胡桃肉各四钱，赭石、生杭芍、怀牛膝各三钱，云苓片、甘草各钱半。泄泻者宜去赭石。此方书所谓引火归原之法也。方中用芍药者，非以解上焦之热，以其与参、附并用，大能收敛元阳，下归其宅。然引火归原之法，非可概用于火不归原之证，必遇此等证与脉，然后可用引火归原之法，又必须将药晾至微温，然后服之，方与上焦之燥热无碍。(《医学衷中参西录·论火不归原治法》)

竹叶石膏汤

[组成] 竹叶二把　石膏一斤　半夏洗，半升　麦门冬一升　人参三两　甘草炙，二两　粳米半升

[用法] 上七味，以水一斗，煮取六升，去滓，纳粳米，煮米熟汤成去米，温服一升，日三服。

[方论]《伤寒论》原文：伤寒解后，虚羸少气，气逆欲吐者，竹叶石膏汤主之。

此节是病时不能急用凉药以清外感之热致耗阴分。且其大热虽退，仍有余热未清，是以虚羸少气，气逆欲吐，此乃阴虚不能恋阳之象，又兼有外感之余热为之助虐也。故方中用竹叶、石膏以清外感之热，又加人参、麦冬协同石膏以滋阴分之亏。盖石膏与人参并用，原有化合之妙，能于余热未清之际立复真阴也。用半夏者，降逆气以止吐也。用甘草、粳米者，调和胃气以缓石药下侵也。自常情观之，伤寒解后之余热，何必重用石膏，以生地、玄参、天冬、麦冬诸药亦可胜任，然而甘寒留邪，可默酿痨瘵之基础，此又不可不知也。(《医学衷中参西录·不分经之病烧裩散证理中丸证竹叶石膏汤证》)

滋阴固下汤

[组成] 生山药两半　怀熟地两半　野台参八钱　滑石五钱　生杭芍五钱　甘草二钱　酸石榴连皮捣烂，一个

[主治] 治前证（指滋阴宣解汤证。治温病，太阳未解，渐入阳明。其人胃阴素亏，阳明腑证未实，已燥渴多饮，饮水过多，不能运化，遂成滑泻，而燥渴益甚。编者注）服药后，外感之火已消，而渴与泻仍未痊愈，或因服开破之药伤其气分，致滑泻不止；其人或兼喘逆，或兼咳嗽，或自汗，或心中怔忡者，皆宜急服此汤。

[加减] 若无酸石榴，可用牡蛎（煅研）一两代之。汗多者，加山萸肉（去净核）六钱。

　　[**用法**] 上药七味，用水五盅，先煎酸石榴十余沸，去滓再入诸药，煎汤两盅，分二次温饮下。

　　[**方论**] 按：寒温诸证，最忌误用破气之药。若心下或胸胁疼痛，加乳香、没药、楝子、丹参诸药，腹疼者加芍药，皆可止疼。若因表不解，束其郁热作疼者，解表清热，其疼自止。若误服槟榔、青皮、郁金、枳壳诸破气之品，损其胸中大气，则风寒乘虚内陷，变成结胸者多矣。即使传经已深，而肠胃未至大实，可降下者，则开破与寒凉并用，亦易使大便滑泻，致变证百出。愚屡见此等医者误人，心甚恻怛。故与服破气药而结胸者，制荡胸汤以救其误。服破气药而滑泻者，制此汤以救其误。究之，误之轻者可救，误之重者实难挽回于垂危之际也。志在活人者，可不知其所戒哉。(《医学衷中参西录·治温病方·滋阴固下汤》)

第三章 医 案

第一节 内科医案

感 冒

○ 曾治一少年，素伤于烟色。夏月感冒时气，心中发热，因多食西瓜，遂下利清谷，上焦烦躁异常。急迎愚诊视及至已昏不知人。其脉上盛下虚，摇摇无根，数至六至。为疏方用附子钱半，干姜二钱，炙甘草三钱，人参四钱，葱白五寸，生芍药五钱，又加龙骨、牡蛎（皆不用煅）、玄参各四钱。煎汤一大盅，顿饮之。须臾苏醒，下利与烦躁皆愈。时有医者二人在座，皆先愚至而未敢出方，见愚治愈，问先生何处得此良方。答曰：此仲景方，愚不过加药三味耳，诸君岂未之见耶。遂为发明通脉四逆汤之精义，并谓其善治戴阳证。二医者皆欣然，以为闻所未闻云。（《医学衷中参西录·治伤寒温病同用方·仙露汤》）

○ 一叟年六旬余。素吸鸦片，羸弱多病，于孟冬感冒风寒，其脉微弱而浮。愚用生黄芪数钱，同表散之药治之，得汗而愈。间日，因有紧务事，冒寒出门，汗后重感，比前较剧。病卧旅邸，不能旋里。因延彼处医者诊治，时身热饮水，病在阳明之腑。医者因其脉微弱，转进温补，病益进。更延他医，以为上有浮热，下有实寒，用附子、吴茱萸，加黄连治之。服后，齿龈尽肿，且其疼痛，时觉烦躁，频频饮水，不能解渴。不得已复来迎愚。至诊其脉细而数，按之略实。遂投以此汤[白虎加人参以山药代粳米汤：生石膏（捣细）三两、知母一两、人参六钱、生山药六钱、粉甘草三钱。上五味，用水五盅，煎取清汁三盅，先温服一盅，病愈者，停后服。若未痊愈者，过两点钟，再服一盅。主治寒温实热已入阳明之腑，燥渴嗜饮凉水，脉象细数者。编者注]，加玄参六钱，以散其浮游之热。一剂牙疼即愈，烦躁与渴亦见轻。翌日用原方去玄参，将药煎成，调入生鸡子黄三枚，作三次温饮下，大便得通而愈。(《医学衷中参西录·治伤寒温病同用方·白虎加人参以山药代粳米汤》)

○ 一叟年七十有一，因感冒风寒，头疼异常，彻夜不寝。其脉洪大有力，表里俱发热，喜食凉物，大便三日未行，舌有白苔甚厚。知系伤寒之热，已入阳明之腑。因头疼甚剧，且舌苔犹白，疑犹可汗解。治以拙拟寒解汤〔生石膏（捣细）一两、知母八钱、连翘一钱五分、蝉蜕（去足土）一钱五分。主治周身壮热，心中热而且渴，舌上苔白欲黄，其脉洪滑。或头犹觉疼，周身犹有拘束之意者。编者注〕，加薄荷叶一钱。头疼如故，亦未出汗，脉益洪实。恍悟曰：此非外感表证之头疼，乃阳明经腑之热，相并上逆，而冲头部也。为制此汤，分三次温饮下，头疼愈强半，夜间能安睡，大便亦通。复诊之，脉象余火犹炽，遂用仲景竹叶石膏汤，生石膏仍用三两，煎汁一大碗，分三次温饮下，尽剂而愈。

按：竹叶石膏汤，原寒温大热退后，涤余热复真阴之方。故其方不列于六经，而附载于六经之后。其所以能退余热者，不恃能用石膏，而恃石膏与参并用。盖寒温余热，在大热铄涸之余，其中必兼有虚热。石膏得人参，能使寒温后之真阴顿复，而余热自消，此仲景制方之妙也。又麦冬甘寒黏滞，虽能为滋阴之佐使，实能留邪不散，致成痨嗽。而惟与石膏、半夏并用，则无忌，诚以石膏能散邪，半夏能化滞也。或疑炙甘草汤（亦名复脉汤）中亦有麦冬，却无石膏、半夏。然有桂枝、生姜之辛温宣通者，以驾驭之，故亦不至留邪。彼惟知以甘寒退寒温之余热者，安能援以为口实哉！

又按：上焦烦热太甚者，原非轻剂所能疗。而投以重剂，又恐药过病所，而病转不愈。惟用重剂，徐徐饮下，乃为合法。(《医学衷中参西录·治伤寒温病同用方·仙露汤》)

暑 证

○ 斯年（指民国十六年，编者注）仲夏，舍亲傅立钟得暑热病，请为诊视。面红气粗，两寸脉弦硬而浮，两尺细数，身体颤动。为开白虎加人参汤，生石膏用二两。因其阴分亏损，为加大生地五钱、玄参五钱；又因脉浮，加青连翘三钱，一剂遍身凉汗而愈。

按：后世本草谓石膏煅不伤胃，此诚谬说。乃一倡百和，流毒无穷，直使患寒温者皆入危险之境，此医学中一大障碍也。我师为悲悯所迫，大声疾呼，唤醒医界，谓石膏生用直同金丹，煅用即同鸩毒（谓煅石膏可代卤水点豆腐，是以不可用），广登报章，举世医界奉为圭臬。而流俗医者，不明化学，犹坚执旧说，蛊惑病家，误人性命，是诚孽由自作矣。(《医学衷中参西录·孙香荪来函·用生石膏治温病验案》)

伤　寒

○ 曾治一媪，年七十余，季冬得伤寒证七八日间，延愚诊视。其脉洪长有力，表里俱热，烦渴异常，大便自病后未行。投以白虎加人参汤二剂，大便遂通，一日降下三次，病稍见愈，而脉仍洪长。细审病情，当有结粪未下，遂单用大黄三钱，煮数沸服之，下结粪四五枚，病遂见愈，仍非脉净身凉，又用拙拟白虎加人参以山药代粳米汤，服未尽剂而愈。然此乃百中之一二也。临证者，不可因此生平仅遇之证，遂执为成法，轻视白虎，而重视承气也。

又按：石膏用于外感之阳证，虽不当其时，亦无大患。惟用于阴盛格阳，真寒假热证，则危不旋踵。然此等证，即误用他凉药，其害亦同。此非石膏之过，而医者审证不确之过也。今录古人治此等证验案数则于下，以备参观。庶不至误用寒凉之药，以治阴证也。(《医学衷中参西录·治伤寒温病同用方·仙露汤》)

○ 李东垣尝治一阴盛格阳伤寒，面赤烦渴，脉七八至，但按之则散。用姜附汤加人参投之，得汗而愈。

按：阴盛格阳烦渴，与阳证烦渴确有分辨。阳证烦渴，喜用大碗饮凉水，饮后必轻快须臾。阴盛格阳烦渴，亦若嗜饮凉水，而饮至口中，又似不欲下咽，不过一两口而止（本案为他人所治，编者注）。(《医学衷中参西录·治伤寒温病同用方·仙露汤》)

○ 李士材曰：休宁吴文哉伤寒，烦躁面赤，昏乱闷绝，时索冷水。其弟曰休，求余诊视。手扬足掷，五六人制之，方得就诊。其脉洪大无伦，按之如丝。余曰：浮大沉小，阴证似阳也，与附子理中汤，当有生理。曰休骇曰：医者十辈至，不曰柴胡、承气，则曰竹叶石膏。今反用热药，恶乎敢？余曰：

温剂犹生，凉剂立危矣。遂用理中汤，加人参四钱、附子三钱，煎成，将药碗置冷水中，候冷与饮。服后一时，狂躁定矣。再剂而神爽，服参五斤而安。文哉遗以书曰：弟为俗医所误，既登鬼录矣，而兄翁拯全之，大奇亦大幸也。方弟躁热之时，医以三黄汤入牛黄，服之转加闷绝，举室哀号，惟候目瞑而已。不意兄翁毅然以为可活，参附以投，阴霜见晛。荆妻稚子，含泪欢呼。父母生之，而兄翁再生之，大恩罔极，莫可言喻。敢志巅末，乞附案帙，俾天下万世，知药不可轻投，命不可轻弃，何莫非大仁人回春之泽哉。

按：此案中有曰，时索冷水，而不曰时饮凉水，盖索者未必能饮也（本案为他人所治，编者注）。（《医学衷中参西录·治伤寒温病同用方·仙露汤》）

○ 李淑颜，盐山城西八里庄人，年六旬，蒙塾教员，于季冬患伤寒兼脑膜生炎。

[病因] 素有头昏证，每逢上焦有热，精神即不清爽，腊底偶冒风寒病传阳明，邪热内炽，则脑膜生炎，累及神明失其知觉。

[证候] 从前医者治不如法，初得时未能解表，遂致伤寒传里，阳明腑实，舌苔黄而带黑，其干如错，不能外伸，谵语不休，分毫不省人事，两目直视不瞬。诊其脉两手筋惕不安，脉象似有力而不实，一息五至，大便四日未行，小便则溺时不知。

[诊断] 此乃病实脉虚之证，其气血亏损难抗外邪，是以有种种危险之象。其舌苔黑而干者，阳明热实津液不上潮也；其两目直视不瞬者，肝火上冲而目发胀也；其两手筋惕不安者，肝热血耗而内风将动也；其谵语不省人事者，固有外感之邪热过盛，昏其神明，实亦由外感之邪热上蒸，致脑膜生炎，累及脑髓神经也。拟用白虎加人参汤，更辅以滋补真阴之品，庶可治愈。

[处方] 生石膏（捣细）五两、生怀地黄二两、野台参八钱、天花粉八钱、北沙参八钱、知母六钱、生杭芍六钱、生怀山药六钱、甘草四钱、荷叶边一钱；共煎汤三盅，分三次温服下，每服一盅调入生鸡子黄两枚。方中不用粳米者，以生山药可代粳米和胃也；用生鸡子黄者，以其善息肝风之内动也；用荷叶者，以善引诸凉药之力直达脑中以清脑膜之炎也。

再诊 将药如法煎服，翌晨下大便一次，舌苔干较愈，而仍无津液，精神较前明了而仍有谵语之时，其目已不直视而能瞬，诊其脉筋惕已愈强半，至数较前稍缓，其浮分不若从前有力，而重按却比从前有根柢，此皆佳兆也。

拟即前方略为加减，清其余热即以复其真阴，庶可痊愈。

[处方] 生石膏（捣细）四两、生怀地黄二钱、野台参八钱、大甘枸杞一两、生怀山药一两、天花粉八钱、北沙参八钱、知母六钱、生杭芍六钱、甘草四钱。共煎汤三盅。为其大便已通，俾分多次徐徐温饮下，一次只饮一大口。

[效果] 阅十点钟将药服完，精神清爽，诸病皆愈。

[说明] 按：治脑膜炎证，羚羊角最佳，而以治筋惕不安亦羚羊角最效，以其上可清头脑，下可息肝风之萌动也。然此药价太昂，僻处药房又鲜真者，是以方中未用，且此证虽兼有脑膜炎病，实因脏腑之邪热上蒸，清其邪热则脑膜炎自愈，原不必注重于清脑也。

[或问] 筋惕之病，西人谓脑髓神经失其常度而妄行，是以脑膜炎证，恒有痉搐拘挛，角弓反张诸病，此皆筋惕之类，诚以脑膜生炎而累及神经也。今则谓肝经血虚有热使然，将勿西人之说不足信欤？答曰：此二说原可相通，脑髓神经与肝有至切之关系，肝有所伤，脑髓神经恒失其常，度西医所谓脑髓神经病，多系方书中谓肝经病也。况方中用荷叶边作引，原能引诸凉药上行以清其脑部乎。（《医学衷中参西录·伤寒门·伤寒兼脑膜炎》）

○ 吕沧洲云：一人，伤寒十余日，身热而静，两手脉尽伏。医者以为坏证弗与药。余诊之，三部脉举按皆无。舌苔滑，两颧赤如火，语言不乱。因告之曰：此子必大发赤斑，周身如锦纹。夫血脉之波澜也，今血为邪热所搏，掉而为斑，外现于皮肤，呼吸之气无形可倚，犹沟渠之水虽有风不能成波澜也，斑消则脉出矣。及揭其衾，而赤斑烂然。与白虎加人参汤化其斑，脉乃复常（本案为他人所治，编者注）。

按：发斑至于无脉，其证可谓险矣。即遇有识者，细诊病情，以为可治，亦必谓毒火郁热盘踞经络之间，以阻塞脉道之路耳。而沧洲独断为发斑则伤血，血伤则脉不见。是诚沧洲之创论，然其言固信而有征也。（《医学衷中参西录·治瘟疫瘟疹方·青盂汤》）

○ 同邑友人李曰纶，悬壶津门，曾治一阳明腑实证，其脉虽有力而数逾六至，曰纶先投以白虎汤不效，继因其脉数加玄参、沙参以滋其阴分仍不效，询方于愚。答曰：此白虎加人参汤证也。曰纶谓：此证非在汗吐下后，且又不渴不烦，何为用白虎加人参汤？愚曰：用古人之方，当即古人立方之意而推广变通之，凡白虎汤所主之证，其渴与烦者，多因阴分虚损，而脉象数者独非阴分虚损乎？曰纶闻愚言而心中会悟，改投以白虎加人参汤一剂而愈（本案为他人所治，编者注）。（《医学衷中参西录·续申白虎加人参汤之功用》）

〇 同庄张月楼，少愚八岁，一方之良医也。其初习医时，曾病少阳伤寒，寒热往来，头疼发热，心中烦而喜呕，脉象弦细，重按有力。愚为疏方调治，用柴胡四钱，黄芩、人参、甘草、半夏各三钱，大枣四枚，生姜三大片，生石膏一两，俾煎汤一大盅服之。月楼疑而问曰：此方乃小柴胡汤外加生石膏也，按原方中分量，柴胡半斤以一两折为今之三钱计之，当为二两四钱，复三分之，当为今之八钱，今方中他药皆用其原分量，独柴胡减半，且又煎成一盅服之，不复去滓重煎，其故何也？弟初习医，未明医理，愿兄明以教我也？答曰：用古人之方，原宜因证、因时，为之变通，非可胶柱鼓瑟也。此因古今气化略有不同，即人之禀赋遂略有差池，是以愚用小柴胡汤时，其分量与药味，恒有所加减。夫柴胡之性，不但升提，实原兼有发表之力，古法去滓重煎者，所以减其发表之力也。今于方中加生石膏一两以化其发表之力，即不去滓重煎，自无发表之虞，且因未经重煎，其升提之力亦分毫无损，是以止用一半，其力即能透膈上出也。放心服之，自无差谬。月楼果信用愚言，煎服一剂，诸病皆愈。（《医学衷中参西录·论小柴胡汤证》）

〇 一人，年二十余。伤寒六七日，头疼恶寒，心中发热，咳吐黏涎。至暮尤寒热交作，兼眩晕，心中之热亦甚。其脉浮弦，重按有力，大便五日未行。投以此汤（薄荷叶四钱、蝉蜕三钱、生石膏六钱、甘草一钱五分。主治温病初得，头疼，周身骨节酸疼，肌肤壮热，背微恶寒无汗，脉浮滑者。编者注），加生石膏六钱、芒硝四钱，下大便二次。上半身微见汗，诸病皆见轻，惟心中犹觉发热，脉象不若从浮弦，而重按仍有力。拟投以白虎加人参汤，恐当下后，易作滑泻，遂以生山药代粳米，连服两剂痊愈。（《医学衷中参西录·治温病方·清解汤》）

〇 一人，年四十许。二便不通，呕吐其剧，不受饮食，倩人询方，疑系外感之热所致，问其心中发热否，言来时未尝言及。遂为约略疏方，以赭石二两以止其呕吐，生杭芍一两以通小便，芒硝三钱以通大便。隔日，其人复来，言服后呕吐即止，二便亦通，此时心中发热且渴如故。既曰如故，是其从前原有热渴之病，阳明之腑证已实，特其初次遣人未尝详言也。投以大剂白虎加人参汤，一剂而愈。

按：此证亦镇逆承气汤证，因其证两次始述明，遂致将方中药品前后两次分用之，其病亦即前后两次而愈矣。(《医学衷中参西录·治伤寒温病同用方·白虎加人参以山药代粳米汤》)

○ 一叟年近六旬。素羸弱劳嗽，得伤寒证，三日，昏愦不知人。诊其脉甚虚数，而肌肤烙手，确有实热。知其脉虚证实，邪火横恣，元气又不能支持，故传经犹未深入，而即昏愦若斯也。踌躇再四，乃放胆投以此汤 [白虎加人参以山药代粳米汤：生石膏（捣细）三两、知母一两、人参六钱、生山药六钱、粉甘草三钱。上五味，用水五盅，煎取清汁三盅，先温服一盅，病愈者，停后服。若未痊愈者，过两点钟，再服一盅。主治寒温实热已入阳明之腑，燥渴嗜饮凉水，脉象细数者。编者注]。将药煎成，乘热徐徐灌之，一次只灌下两茶匙。阅三点钟，灌药两盅，豁然顿醒。再尽其余，而病愈矣。(《医学衷中参西录·治伤寒温病同用方·白虎加人参以山药代粳米汤》)

○ 一叟年六旬。素亦羸弱多病，得伤寒证，绵延十余日。舌苔黄厚而干，心中热渴，时觉烦躁。其不烦躁之时，即昏昏似睡，呼之，眼微开，精神之衰惫可知。脉象细数，按之无力。投以凉润之剂，因其脉虚，又加野台参佐之。大便忽滑泻，日下数次。因思此证，略用清火之药，即滑泻者，必其下焦之气化不固。先用药固其下焦，再清其上焦、中焦未晚也。遂用熟地黄二两，酸石榴一个，连皮捣烂，同煎汤一大碗。分三次温饮下，大便遂固。间日投以此方 [白虎加人参以山药代粳米汤：生石膏（捣细）三两、知母一两、人参六钱、生山药六钱、粉甘草三钱。上五味，用水五盅，煎取清汁三盅，先温服一盅，病愈者，停后服。若未痊愈者，过两点钟，再服一盅。主治寒温实热已入阳明之腑，燥渴嗜饮凉水，脉象细数者。编者注]，将山药改用一两，以生地黄代知母，煎汤成，徐徐温饮下，一次只饮药一大口。阅八点钟，始尽剂，病愈强半。翌日又按原方，如法煎服，病又愈强半。第三日又按其方服之，尽剂而愈。

按：熟地黄原非治寒温之药，而病至极危时，不妨用之，以救一时之急。故仲景治脉结代，有炙甘草汤，亦用干地黄，结代亦险脉也。如无酸石榴时，可用龙骨（煅捣）、牡蛎（煅捣）各五钱代之。(《医学衷中参西录·治伤寒温病同用方·白虎加人参以山药代粳米汤》)

○ 又寒温证表里皆虚，汗出淋漓，阳明胃腑仍有实热者，用此汤（指白虎加人参以山药代粳米汤，编者注）时，宜加龙骨、牡蛎。

一童子年十六，于季冬得伤寒证。因医者用发表药太过，周身时时出汗，仍表里大热，心中怔忡，精神恍惚。脉象洪数，按之无力。遂用此汤〔白虎加人参以山药代粳米汤：生石膏（捣细）三两、知母一两、人参六钱、生山药六钱、粉甘草三钱。上五味，用水五盅，煎取清汁三盅，先温服一盅，病愈者，停后服。若未痊愈者，过两点钟，再服一盅。主治寒温实热已入阳明之腑，燥渴嗜饮凉水，脉象细数者。编者注〕时，宜加龙骨、牡蛎（皆不煅）各一两，煎汁一大碗，分数次温饮下，尽剂而愈。(《医学衷中参西录·治伤寒温病同用方·白虎加人参以山药代粳米汤》)

○ 又喻嘉言曰：石开晓病伤风，咳嗽，未尝发热，自觉气迫欲死，呼吸不能相续。求余诊之，见其头面赤红，躁扰不歇，脉亦豁大而空。谓曰：此证颇奇，全是伤寒戴阳证。何以伤风小恙亦有之。急宜用人参、附子等药温补下元，收回阳气。不然子丑时，一身大汗，脱然而死矣。渠不以为然。及日落阳不用事，忙乱不能少支。忙服前药，服后稍宁片刻。又为床侧添同寝一人，逼出其汗。再用一剂，汗止身安，咳嗽俱不作。询其所由，云连服麻黄药四剂，遂如此躁急。然后知伤风亦有戴阳证，与伤寒无别。总因其人平素下虚，是以真阳易于上越耳（本案为他人所治，编者注）。

按：此证由于连服麻黄四剂之后，而服药后，犹设法逼出其汗，岂服麻黄时未出汗乎。独不虑其元阳，因服药甫收敛，又因出汗而浮越乎。愚曾治有类此之证，其病因亦类此。愚重用山萸肉（去净核）二两，加人参、龙骨（不煅）各数钱而愈。其案详拙拟来复汤后，可参视。(《医学衷中参西录·治伤寒温病同用方·仙露汤》)

○ 又载治一年过七旬之媪，得伤寒七八日间，其脉洪长有力，表里俱热，烦渴异常，大便自病后未行。因其年高且烦渴太甚，不敢遽用降药，投以白虎加人参汤。二剂，大便随通，一日降下三次。病稍见愈，而脉仍洪长。细审病因，当有结粪未下，遂单用大黄三钱，煮数沸服之。下结粪四五枚，病从此遂愈（本案为他人所治，编者注）。(《医学衷中参西录·复相臣哲嗣毅武书》)

○ 又张子和曾治一伤寒坏证，势近垂危，手足俱冷，气息将断。用人参一两、附子一钱，于石铫内煎至一碗，新汲水浸之冰冷，一服而尽。少顷病人汗出，鼻梁尖上涓涓如水。盖鼻梁应脾，若鼻端有汗者可救。以土在人身之中周遍故也（本案为他人所治，编者注）。（《医学衷中参西录·治伤寒温病同用方·白虎加人参以山药代粳米汤》）

○ 一叟年六旬余。于孟冬得伤寒证，五六日间，延愚诊视。其脉洪滑，按之亦似有力。表里俱觉发热，间作呻吟，又兼喘逆，然不甚剧。投以白虎汤，一剂大热稍减。再诊其脉，或七八动一止，或十余动一止，两手皆然，而重按无力。遂于原方中加人参八钱，兼师炙甘草汤中用干地黄之意，以生地代知母。煎汁两盅，分二次温饮下，脉即调匀，且较前有力，而热仍如故。从前方中生石膏二两遂加倍为四两，煎汁一大碗，俾徐徐温饮下，尽剂而愈（《医学衷中参西录·人参解》也录入此案，编者注）。

按：治此证时，愚习用白虎汤，而犹未习用白虎汤加参也。自此以后，凡年过六旬之人，即脉甚洪实，用白虎汤时，亦必少加人参二三钱。（《医学衷中参西录·治伤寒温病同用方·白虎加人参以山药代粳米汤》）

○ 喻嘉言曰：徐国桢，伤寒六七日，身热目赤，索水到前，复蕴不饮。异常烦躁，将门牖洞启，身卧地上，辗转不快，更求入井。一医急以承气与服。余诊其脉，洪大无伦，按之无力。谓医者曰：此用人参、附子、干姜之证，奈何认为下证？医曰：身热目赤，有余之邪，躁急如此，再以人参、附子、干姜服之，逾垣上屋矣。余曰：阳欲扭脱，外显假热，内有真寒，以姜、附投之，尚恐不能胜回阳之任，况敢用纯阴之药，重劫其阳乎！观其得水不欲咽，情已大露，岂水尚不欲咽，而可用大黄、芒硝乎？天地燠蒸必有大雨，此证顷刻一身大汗，不可救矣。惟用姜、附，可谓补中有发，并可以散邪退热，一举两得，至德至当之法，何可致疑？吾在此久坐，如有差误，吾任其咎。于是以附子、干姜各五钱，人参三钱，甘草二钱，煎汤冷服，服后寒战，戛齿有声。以重绵和头复之，缩手不肯与诊，阳微之状始著。再与前药一剂，微汗热退而安（本案为他人所治，编者注）。

上所录医案，皆阴极似阳也。然其证百中不一见。愚临证数十年，亦未尝见，其证之少可知。至阳极似阴，外面虽见大寒之状，仍须投以大剂寒凉者，愚曾治过数次。前哲医案中，亦多有之。今复登数则于下，可与上列之案对观，庶可分辨阴阳于毫厘之间也。（《医学衷中参西录·治伤寒温病同用方·仙

○ 治一少年伤寒，已过旬日，阳明热实，大便燥结，原是承气汤证。因脉数，恐降后不解，投以白虎汤，一日连进二剂，冀其大便因凉润自通也。至晚九点钟，火似见退，而精神恍惚，大便仍未通下。再诊其脉，变为弦象。夫弦主火衰，亦主气盛；知此证清解已过而大便仍不通者，因气分虚弱，不能运行白虎汤凉润之力也。遂俾单用野台参五钱，煎汤服之，须臾大便即通，病亦遂愈。(《医学衷中参西录·复相臣哲嗣毅武书》)

戴 阳 证

○ 曾治表兄王端亭，年四十余，身形素虚，伤寒四五日间，延为诊视。其脉关前洪滑，两尺无力。为开拙拟仙露汤（系生石膏三两，玄参一两，连翘三钱，粳米五钱），因其尺弱嘱其将药徐徐饮下，一次只温饮一大口，防其寒凉侵下焦也。病家忽愚所嘱，竟顿饮之，遂致滑泻数次，多带冷沫，上焦益觉烦躁，鼻如烟熏，面如火炙，其关前脉大于从前一倍，数至七至。

知其已成戴阳之证，急用野台参一两，煎汤八分茶盅，兑童便半盅（须用五岁以上童子便），将药碗置凉水盆中，候冷顿饮之。又急用知母、玄参、生地各一两，煎汤一大碗候用。自服参后，屡诊其脉。过半点钟，脉象渐渐收敛，脉搏似又加数，遂急用候服之药炖极热，徐徐饮下，一次只饮药一口，阅两点钟尽剂，周身微汗而愈（《医学衷中参西录·治伤寒温病同用方·仙露汤》《医学衷中参西录·人参解·附人参形状考》也录入本案，编者注）。

按：此证上焦原有燥热，因初次凉药顿服，通过病所，直达下焦，上焦燥热仍留。迫下焦滑泻，元阳上浮，益助上焦之热，现种种热象，脉数七至。此时不但姜、附分毫不敢用，即单用人参，上焦之燥热亦必格拒不受。故以童便之性下趋者佐之，又复将药候至极凉顿服下。有如兵家偃旗息鼓，衷甲衔枚、暗度乱境一般。迨迟之有顷，脉象收敛，至数加数，是下焦得参温补之力而元阳收回，其上焦因参反激之力而燥热益增也。故又急用大凉、大润之药，乘热徐徐饮之，以清上焦之燥热，而不使其寒凉之性复侵下焦。此于万难用药之际，仍欲用药息息吻合，实亦费尽踌躇矣。上所列火不归原之治法共七则，已略举其大凡矣。(《医学衷中参西录·论火不归原治法》)

温　病

○ 本村崔姓童子，年十一岁。其家本业农，因麦秋忙甚，虽幼童亦作劳田间，力薄不堪重劳，遂得温病。手足扰动，不能安卧，谵语不休，所言者皆劳力之事，昼夜目不能瞑，脉虽有力，却非洪实。拟投以白虎加人参汤，又虑小儿少阳之体，外邪方炽，不宜遽用人参，遂用生石膏两半、蝉蜕一钱。煎服后诸病如故，复来询方，且言其苦于服药，昨所服者呕吐将半。愚曰：单用生石膏二两，煎取清汤徐徐温饮之，即可不吐。乃如言服之，病仍不愈。再为诊视，脉微热退，谵语益甚，精神昏昏，不省人事。急用野台参两半、生石膏二两，煎汁一大碗，分数次温饮下，身热脉起，目遂得瞑，手足稍安，仍作谵语。又于原渣加生石膏、麦冬各一两，煎汤两盅，分两次温饮下，降大便一次，其色甚黑，病遂愈。

按：治此证及上证（指县治西曾家庄丁叟，年过六旬，于孟冬得伤寒证。五六日间，延愚诊视，其脉洪滑，按之亦似有力，表里俱觉发热，间作呻吟，气息微喘，投以白虎汤一剂，大热稍减。再诊其脉或七八动一止，或十余动一止，两手皆然，重按无力，遂于原方中加人参八钱，兼师炙甘草汤中重用干地黄之意，以生地代知母，煎汁两茶杯，分二次温饮下，脉即调匀，且较前有力，而热仍如故。又将方中石膏加倍，煎汤一大碗，俾徐徐温饮下，尽剂而愈。编者注）之时，愚习用白虎汤，犹未习用白虎加人参汤也。经此两证后，凡其人年过六旬，及劳心劳力之余，患寒温证，而宜用白虎汤者必加人参。且统观以上三案，未用参之先，皆病势垂危，甫加参于所服药中，即转危为安，用之得当功效何其捷哉。（《医学衷中参西录·人参解》）

○ 表弟刘爽园，二十五岁，于季春得温病。

［**病因**］自正二月间，心中恒觉发热，懒于饮食，喜坐房阴乘凉，薄受外感，遂成温病。

［**证候**］因相距四十余里，初得病时，延近处医者治，阅七八日病势益剧，精神昏愦，闭目蜷卧，似睡非睡，懒于言语，咽喉微疼，口唇干裂，舌干而缩，薄有黄苔欲黑，频频饮水不少濡润，饮食懒进，一日之间，惟强饮米汤瓯许，自言心中热而且干，周身酸软无力，抚其肌肤不甚发热，体温三十七度八分，其脉六部皆微弱而沉，左部又兼细，至数如常，大便四日未

行，小便短少赤涩。

[**诊断**] 此伏气触发于外，感而成温，因肾脏虚损而窜入少阴也。《内经》谓："冬伤于寒，春必病温。"此言冬时所受之寒甚轻，不能实时成为伤寒，恒伏于三焦脂膜之中，阻塞气化之升降，暗生内热，至春阳萌动之时，其所生之热恒激发于春阳而成温。然此等温病未必入少阴也。《内经》又谓："冬不藏精，春必病温。"此言冬不藏精之人，因阴虚多生内热，至春令阳回其内热必益加增，略为外感激发，即可成温病。而此等温病亦未必入少阴也。惟其人冬伤于寒又兼冬不藏精，其所伤之寒伏于三焦，随春阳而化热，恒因其素不藏精乘虚而窜入少阴，此等证若未至春令即化热窜入少阴，则为少阴伤寒，即伤寒少阴证二三日以上，宜用黄连阿胶汤者也。若已至春令始化热窜入少阴，当可名为少阴温病，即温病中内有实热，脉转微细者也。诚以脉生于心，必肾阴上潮与心阳相济，而后其跳动始有力。此所谓一阴一阳互为之根也。盖此证因温邪窜入少阴，俾心肾不能相济，是以内虽蕴有实热，而脉转微细，其咽喉疼者，因少阴之脉上通咽喉，其热邪循经上逆也。其唇裂舌干而缩者，肾中真阴为邪热遏抑不能上潮，而心中之亢阳益妄动上升以铄耗其津液也。至于心中发热且发干，以及大便燥结，小便赤涩，亦无非阴亏阳亢之所致。为其肾阴心阳不能相济为功，是以精神昏愦，闭目蜷卧，烦人言语，此乃热邪深陷气化隔阂之候，在温病中最为险证。正不可因其脉象无火，身不甚热，而视为易治之证也。愚向拟有坎离互根汤可为治此病的方，今将其方略为加减，俾与病候相宜。

[**处方**] 生石膏（轧细）三两、野台参四钱、生怀地黄一两、生怀山药八钱、玄参五钱、辽沙参五钱、甘草三钱、鲜茅根五钱；药共八味，先将前七味煎十余沸，再入鲜茅根煎七八沸其汤即成。取清汤三盅，分三次温服下，每服一次调入生鸡子黄一枚。此方若无鲜茅根，可用干茅根两半，水煮数沸，取其汤代水煎药。

[**方解**] 温病之实热，非生石膏莫解，辅以人参并能解邪实正虚之热，再辅以地黄、山药诸滋阴之品，更能解肾亏阴虚之热。且人参与滋阴之品同用，又能助肾阴上潮以解上焦之燥热。用鸡子黄者，化学家谓鸡子黄中含有副肾髓质之分泌素，为滋补肾脏最要之品也。用茅根者，其凉而能散，用之作引，能使深入下陷之邪热上出外散以消解无余也。

复诊 将药三次服完，周身之热度增高，脉象较前有力，似近洪滑，诸病皆见轻减，精神已振。惟心中仍觉有余热，大便犹未通下，宜再以大剂凉润之药清之，而少佐以补气之品。

[**处方**] 生石膏（轧细）一两、大潞参三钱、生怀地黄一两、玄参八钱、辽沙参八钱、大甘枸杞六钱、甘草二钱、鲜茅根四钱；药共八味，先将前七味煎十余沸，再入茅根煎七八沸其汤即成。取清汤两大盅，分两次温服下，每服一次调入生鸡子黄一枚。

[**效果**] 将药连服两剂，大便通下，病遂痊愈。

[**说明**] 此证之脉象沉细，是肾气不能上潮于心，而心肾不交也。迨服药之后，脉近洪滑，是肾气已能上潮于心而心肾相交也。为其心肾相交，是以诸病皆见轻减，非若寻常温病其脉洪大为增剧也。如谓如此以论脉跳动，终属理想之谈者，可更进征诸西人之实验，夫西人原谓肾司漉水，以外别无他用者也。今因其实验益精，已渐悟心肾相济之理，曾于所出之新药发明之。近今德国所出之药，有苏泼拉宁为强心要药。药后附以说明，谓人肾脏之旁有小核名副肾，其汁周流身中调剂血脉，经医家发明副肾之汁有收束血管，增进血压及强心止血之力。然此汁在于人身者不能取，遂由法普唯耳坑厂，用化学方法造成精制副肾液粉子（苏发拉来宁），尤比天然副肾液之功力为佳，乃强心、强脉、止血、敛津、增长血压之要药也。夫医家之论肾，原取广义，凡督脉、任脉、冲脉及胞室与肾相连之处皆可为副肾，彼所谓副肾约不外此类。详观西人之所云云，不亦确知心肾可以相济乎。所有异者，中医由理想而得，故所言者肾之气化，西人由实验而得，故所言者之形迹。究之，人之先天原由气化以生形迹，至后天更可由形迹以生气化，形迹与气化实乃无所区别也。（《医学衷中参西录·温病门·温病少阴证》）

○ 病者：王竹荪，年四十九岁。

[**病名**] 温病兼泄泻。

[**病因**] 丙寅仲春，避乱来津。其人素吸鸦片，立志蠲除，因致身弱。于仲夏晚间，乘凉稍过，遂得温病，且兼泄泻。

[**病候**] 表里俱壮热。舌苔边黄、中黑，甚干。精神昏愦，时作谵语。小便短涩，大便一日夜四五次，带有黏滞，其臭异常，且含有灼热之气，其脉左右皆洪长。重诊欠实，至数略数，两呼吸间可九至。

[**诊断**] 此纯系温病之热，阳明与少阳合病也。为其病在阳明，故脉象洪

长，为其兼入少阳，故小便短少，致水归大便而滑泻，为其身形素弱，故脉中虽挟有外感之实热，而仍重按不实也。

[疗法] 当泻热兼补其正，又大剂徐徐服之，方与滑泻无碍也。

[处方] 生石膏细末三两、生山药一两、大生地两半、生杭芍八钱、甘草三钱、野台参五钱；煎汤三大盅，徐徐温饮下。一次只饮一大口，时为早六点钟，限至晚八点时服完。此方即白虎加人参汤，以生山药代粳米，以生地代知母，而又加白芍也。以白虎汤清阳明之热，为其脉不实故加人参，为其滑泻故以生山药代粳米，生地代知母，为其少阳之腑有热，致小便不利而滑泻，所以又加白芍以清少阳之热，即以利小便也。

[效果] 所备之药，如法服完。翌晨精神顿爽，大热已退，滑泻亦见愈，脉象已近平和。因泻仍不止，又为疏方，用生山药一两、滑石一两、生杭芍五钱、玄参五钱、甘草三钱［此即拙拟之滋阴清燥汤（滑石二两、甘草三钱、生杭白芍四钱、生山药一两。主治感冒久在太阳，致热蓄膀胱，小便赤涩，或因小便秘而大便滑泻。或温病，太阳未解，渐入阳明。其人胃阴素亏，阳明腑证证未实，已燥渴多饮。饮水过多，不能运化，遂成滑泻，而燥渴益甚。或喘，或自汗，或小便秘。温疹中多有类此证者，尤属危险之候，用此汤亦宜。此乃胃腑与膀胱同热，又兼虚热之证也。或外表已解，其人或不滑泻，或兼喘息，或兼咳嗽，频吐痰涎，却有外感实热，而脉象虚数者。滑石性近石膏，能清胃腑之热，淡渗利窍，能清膀胱之热，同甘草生天一之水，又能消阴虚之热，一药而三善备，故为之为君。而重用山药之大滋真阴，大固元气者，以为之佐使。且山药生用，则汁浆稠黏，同甘草之甘缓者，能逗留滑石于胃中，使之由胃输脾，由脾达肺，水精四布，循三焦而下通膀胱，则烦热除，小便利，而滑泻止矣。方见治《温病方》。编者注）加玄参也］。一剂泻止，脉静身凉，脱然痊愈。（《医学衷中参西录·临证随笔》）

〇 曾治一少年，伤寒已过旬日，阳明火实，大便燥结，投一大剂白虎汤，一日连进二剂，共用生石膏六两，至晚九点钟，火似见退，而精神恍惚，大便亦未通行，再诊其脉，变为弦象，夫弦主火衰，亦主气虚。知此证清解已过，而其大便仍不通者，因其元气亏损，不能营运白虎汤凉润之力也。遂单用人参五钱，煎汤俾服之，须臾大便即通，病亦遂愈。盖治此证的方，原是白虎加人参汤，因临证时审脉不确，但投以白虎汤，遂致病有更改。幸迷途未远，犹得急用人参，继所服白虎汤后以成功。诚以日间所服白虎汤，尽在腹中，得人参以助之，始能运化。是人参与白虎汤，前后分用之，亦无异于一时同用之也。益叹南阳制方之神妙，诚有令人不可思议者也。吴又可谓：如人方肉食而病适来，以致停积在胃，用承气下之，惟是臭水稀粪而已；于承气汤中，单加人参一味，虽三四十日停积之物于是方下。盖承气借人参之力鼓舞胃气，宿物始动也。又可此论，亦即愚用人参于白虎汤后，以通大便之理也。（《医学衷中参西录·治伤寒温病同用方·仙露汤》）

○ 间有用白虎汤润下大便，病仍不解，用大黄降之而后解者，以其肠中有匿藏之结粪也。

曾治一室女得温病，七八日间衄血甚多，衄后身益热，且怔忡，脉甚虚数。投以大剂白虎加人参汤，生石膏重用三两，煎汤一大碗，分三次温饮下，热遂退。隔半日复衄血，病家惧甚，诊其脉甚平和，日无须用药即愈矣，果须臾而愈。

此证若于初次衄后，不急用白虎加人参汤，清热兼补其虚，其身热脉数，心复怔忡之状况，犹堪再衄乎！（《医学衷中参西录·治伤寒方·小青龙汤解》）

○ 津海道尹袁霖普君之夫人，年三十六岁，得温病兼下痢证。

[病因] 仲秋乘火车赴保定归母家省视，往来辛苦，路间又兼受风，遂得温病兼患下痢。

[证候] 周身壮热，心中热而且渴，下痢赤多白少，后重腹疼，一昼夜十余次，舌苔白厚，中心微黄，其脉左部弦硬，右部洪实，一息五至。

[诊断] 此风温之热已入阳明之腑，是以右脉洪实，其炽盛之肝火下迫肠中作痢，是以左脉弦硬。夫阳明脉实而渴者，宜用白虎加人参汤，因其肝热甚盛，证兼下痢，又宜以生山药代粳米以固下焦气化，更辅以凉肝调气之品，则温与痢庶可并愈。

[处方] 生石膏（捣细）三两、野党参四钱、生怀山药一两、生杭芍一两、知母六钱、白头翁五钱、生麦芽四钱、甘草四钱；将药煎汤三盅，分三次温饮下。

复诊 将药分三次服完，温热已退强半，痢疾已愈十之七八，腹已不疼，脉象亦较前和平，遂即原方略为加减，俾再服之。

[处方] 生石膏（捣细）二两、野台参三钱、生怀山药八钱、生杭芍六钱、知母五钱、白头翁五钱、秦皮三钱、甘草三钱；共煎汤两盅，分两次温服下。

[效果] 将药煎服两剂，诸病皆愈，惟脉象似仍有余热，胃中似不开通，懒于饮食。俾用鲜梨、鲜藕、莱菔三者等份，切片煮汁，送服益元散三钱许，日服两次，至三次则喜进饮食，脉亦和平如常矣。

[说明] 凡温而兼痢之证，最为难治。盖温随下痢深陷而永无出路，即痢为温热所灼而益加疼坠，惟石膏与人参并用，能升举下陷之温邪，使之徐徐上升外散。而方中生山药一味，在白虎汤中能代粳米以和胃，在治痢药中又能固摄下焦气化，协同芍药、白头翁诸药以润肝滋肾，从容以奏肤功也。至于麦芽炒用之为消食之品，生用之不但消食实能舒发肝气，宣散肝火，而痢病之后重可除也。至后方加秦皮者，取其性本苦寒，力善收涩，借之以清热补虚，原为痢病将愈最宜之品。是以《伤寒论》白头翁汤中亦借之以清厥阴热痢也。（《医学衷中参西录·温病门·温病兼下痢》）

○ 李芳岑督军之太夫人，年八旬有三，于孟夏得温病，兼项后作疼。

[病因] 饭后头面有汗，忽隔窗纱透入凉风，其汗遂闭，因得斯证。

[证候] 项疼不能转侧，并不能俯仰，周身发灼热，心中亦热，思凉物，脉象左部弦而长，右部则弦硬有力，大便干燥，小便短少。

[诊断] 此因汗出腠理不闭，风袭风池、风府，是以项疼，因而成风温也。高年之脉，大抵弦细，因其气虚所以无甚起伏，因其血液短少，是以细而不濡，至于弦硬而长有力，是显有温热之现象也。此当清其实热而辅以补正兼解表之品。

[处方] 生石膏（轧细）一两、野台参三钱、生怀地黄一两、生怀山药五钱、玄参三钱、沙参三钱、连翘二钱、西药阿司匹林一瓦。先将阿司匹林用白糖水送下，继将中药煎汤一大盅，至甫出汗时，即将汤药乘热服下。

[效果] 如法将药服下后，周身得汗，表里之热皆退，项之疼大减，而仍未脱然。俾每日用阿司匹林一瓦强约三分，分三次用白糖水送下，隔四点钟服一次。若初次服后微见汗者，后两次宜少服，如此两日，项疼痊愈。盖阿司匹林不但能发汗去热，且能为热性关节疼痛之最妙药也。（《医学衷中参西录·温病门·温病兼项后作疼》）

○ 曾治一叟，年近六旬，因外感之热过甚，致大便旬日未通，其脉数逾六至，心中烦热，延医数人，皆不敢用降下之剂。然除降下外，又别无治法，愚诊其脉象虽数，重按甚实，遂先投以大剂白虎加人参汤，每剂分三次温服下，连服两剂，壮热全消，脉已不数，大便犹未通下，继用净芒硝细末三钱，蜂蜜一两，开水冲服，大便通下，病遂愈。(《医学衷中参西录·阳明病三承气汤证》)

〇 民国十六年孟春，同事赵明仲君，江苏人，得温病，请为诊视。满面及口内皆肿，舌苔灰腻而厚，两寸脉大于尺部一倍。为开白虎加人参汤，生石膏用二两，以其舌苔灰腻，以生杭芍代知母，又加云苓、滑石各五钱。其令亲实业厅秘书张惠臣君适在座，见生石膏二两，为之咋舌。赵君因知生治病多效，服之不疑。连服二剂，病始痊愈。以后张君有病，亦请为诊治焉。(《医学衷中参西录·孙香荪来函·用生石膏治退病验案》)

〇 其证若在汗、吐、下后，脉虽洪实，用白虎汤时亦宜加人参。

曾治一县署科长，温病之热传入阳明，脉象洪实有力，谵语昏瞀。投以大剂白虎汤，热退强半，脉力亦减，而其至数转数，一息六至，谵语更甚。细询其病之经过，言数日前因有梅毒服降药两次。遂急改用白虎加人参汤，亦倍用人参（此两案中用白虎加人参汤，皆将人参倍加者，因从前误用白虎汤也，若开首即用白虎加人参汤，则人参无事加倍矣），煎汤三杯，分三次温饮下，亦尽剂而愈。(《医学衷中参西录·论伤寒温病神昏谵语之原因及治法》)

〇 孙雨亭，武清县人，年三十三岁，小学教员，喜阅医书，尤喜阅拙著《衷中参西录》。于孟秋时得温病，在家治不愈，遂来津求为诊治。

[病因] 未病之前，心中常觉发热，继因饭后有汗，未暇休息，陡有急事冒风出门，致得温病。

[证候] 表里俱觉壮热，嗜饮凉水、食凉物，舌苔白厚，中心已黄，大便干燥，小便短赤，脉象洪长有力，左右皆然，一分钟七十八至。

[诊断] 此因未病之先已有伏气化热，或有暑气之热内伏，略为外感所激，即表里陡发壮热，一两日间阳明腑热已实，其脉之洪长有力是明征也。拟投以大剂白虎汤，再少佐以宣散之品。

[处方] 生石膏（捣细）四两、知母一两、鲜茅根六钱、青连翘三钱、甘草三钱、粳米三钱；共煎汤三盅，分三次温服下。

复诊 将药分三次服完，表里之热分毫未减，脉象之洪长有力亦仍旧，大便亦未通下。此非药不对证，乃药轻病重药不胜病也。夫石膏之性《神农本草经》原谓其微寒，若遇阳明大热之证，当放胆用之。拟即原方去连翘加天花粉，再将石膏加重。

[处方] 生石膏六两、知母一两、天花粉一两、鲜茅根六钱、甘草四钱、粳米四钱；共煎汤三大盅，分三次温服下。

复诊 将药分三次服完，下燥粪数枚，其表里之热仍然不退，脉象亦仍有力。愚谓雨亭曰：余生平治寒温实热证，若屡次治以大剂白虎汤而其热不退者，恒将方中石膏研极细，将余药煎汤送服即可奏效。今此证正宜用此方，雨亭亦以为然。

[处方] 生石膏（研极细）二两、生怀山药二两、甘草六钱；将山药、甘草煎汤一大碗，分多次温服。每次送服石膏末二钱许，热退勿须尽剂，即其热未尽退，若其大便再通下一次者，亦宜将药停服。

[效果] 分六次将汤药饮完，将石膏送服强半，热犹未退，大便亦未通下，又煎渣取汤两盅，分数次送服石膏末，甫完，陡觉表里热势大增。时当夜深，不便延医。雨亭自持其脉弦硬异常，因常阅《衷中参西录》，知脉虽有力而无洪滑之象者，用白虎汤时皆宜加人参，遂急买高丽参五钱，煮汤顿饮下，其脉渐渐和缓，热亦渐退，至黎明其病霍然痊愈矣。

[说明] 按：伤寒定例，凡用白虎汤若在汗吐下后及渴者，皆宜加人参。细询此证之经过始知曾发大汗一次，此次所服之药虽非白虎汤原方，实以山药代粳米，又以石膏如此服法，其力之大，可以不用知母是其方亦白虎汤也。若早加党参数钱，与山药、甘草同煎汤以送服石膏，当即安然病愈。乃因一时疏忽，并未见及，犹幸病者自知医理以挽回于末路。此虽白虎汤与人参前后分用之，仍不啻同时并用之也。

又按：此证加人参于白虎汤中其益有三：发汗之后人之正气多虚，人参大能补助正气，俾正气壮旺自能运化药力以胜邪，其为益一也；又发汗易伤津液，津液伤则人之阴分恒因之亏损。人参与石膏并用，能于邪热炽盛之时滋津液以复真阴，液滋阴复则邪热易退，其为益二也；又用药之法，恒热因凉用、凉因热用，《内经》所谓伏其所因也。此证用山药、甘草煎汤送服石膏之后，病则纯热，药则纯凉，势若冰炭不相容，是以其热益激发而暴动。加人参之性温者以为之作引，此即凉因热用之义，为凉药中有热药引之以消热，而后热不格拒转与化合，热与凉药化合则热即消矣，此其为益三也。统此三益观之，可晓然于此病之所以愈，益叹仲圣制方之妙。即约略用之，亦可挽

回至险之证也。(《医学衷中参西录·温病门·温病》)

○ 天津城里丁家胡同，杨氏女，年十五岁，先患月闭，继又染温疹靥急。

[病因] 自十四岁月信已通，后因肝气不舒，致月信半载不至，继又感发温疹，初见点即靥。

[证候] 初因月信久闭，已发热瘦弱，懒于饮食，恒倦卧终日不起。继受温疹，寒热往来，其寒时觉体热减轻，至热时，较从前之热增加数倍，又加以疹初见点即靥，其毒热内攻。心中烦躁怔忡，剧时精神昏愦，恒作谵语，舌苔白而中心已黄，毫无津液。大便数日未行，其脉觉寒时似近闭塞，觉热时又似洪大而重按不实，一息五至强。

[诊断] 此证因阴分亏损将成痨瘵，又兼外感内侵，病连少阳，是以寒热往来，又加以疹毒之热，不能外透而内攻，是以烦躁怔忡，神昏谵语，此乃内伤外感两剧之证也。宜用大剂滋其真阴清其毒热，更佐以托疹透表之品当能奏效。

[处方] 生石膏（捣细）二两、野台参三钱、玄参一两、生怀山药一两、大甘枸杞六钱、知母四钱、连翘三钱、蝉蜕二钱、茵陈二钱、僵蚕钱半、鲜芦根四钱；共煎汤三盅，分三次温饮下。嘱其服一剂热不退时，可即原方再服，若服至大便通下且微溏时，即宜停药勿服。

复诊　将药煎服两剂，大热始退，不复寒热往来，疹未表出而心已不烦躁怔忡。知其毒由内消，当不变生他故。大便通下一次亦未见溏，再诊其脉已近和平，惟至数仍数，知其外感已愈十之八九，而真阴犹未复也。拟再滋补其真阴，培养其血脉，俾其真阴充足，血脉调和，月信自然通顺而不愆期矣。

[处方] 生怀山药一两、大甘枸杞一两、玄参五钱、地骨皮五钱、龙眼肉五钱、北沙参五钱、生杭芍三钱、生鸡内金（黄色的捣）钱半、甘草二钱；共煎汤一大盅，温服。

三诊　将药连服四剂，饮食增加，精神较前振作，自觉诸病皆无，惟腹中间有疼时，此月信欲通而未能即通也。再诊其脉已和平四至矣。知方中凉药宜减，再少加活血化瘀之品。

[处方] 生怀山药一两、大甘枸杞一两、龙眼肉六钱、当归五钱、玄参

三钱、地骨皮三钱、生杭芍三钱、生鸡内金（黄色的捣）钱半、土鳖虫（捣）五个大者、甘草钱半、生姜三片；共煎汤一大盅，温服。

[效果] 此药连服十剂，腹已不疼，身形已渐胖壮，惟月信仍未至，俾停药静候。旬日后月信遂见，因将原方略为加减，再服数剂以善其后。

[或问] 方书治温疹之方，未见有用参者。开首之方原以治温疹为急务，即有内伤亦当从缓治之，而方中用野台参者其义何居？答曰：《伤寒论》用白虎汤之例，汗吐下后加人参以其虚也；渴者加人参以其气虚不能助津液上潮也。今此证当久病内亏之余，不但其血分虚损，其气分亦必虚损。若但知用白虎汤以清其热，不知加参以助之，而热转不清，且更有病转加剧之时（观四期药物讲义人参后附载医案可知）。此证之用人参，实欲其热之速退也。且此证疹疬之急，亦气分不足之故。用参助石膏以清外感之热，即借其力以托疹毒外出，更可借之以补从前之虚劳。是此方中之用参，诚为内伤外感兼顾之要药也。

[或问] 凡病见寒热往来者，多系病兼少阳，是以治之者恒用柴胡以和解之。今方中未用柴胡，而寒热往来亦愈何也？答曰：柴胡虽能和解少阳，而其升提之力甚大。此证根本已虚，实不任柴胡之升提。方中茵陈乃青蒿之嫩者，经冬不枯，饱沃霜雪，至春得少阳最初之气，即萌动发生，是以其性凉而能散，最能宣通少阳之郁热，可为柴胡之代用品。实为少阳病兼虚者无尚之妙药也。况又有芦根亦少阳药，更可与之相助为理乎，此所以不用柴胡亦能愈其寒热往来也。（《医学衷中参西录·妇女科·月闭兼温疹疬急》）

○ 天津城西梁家嘴，陈姓童子，年十五岁，在学校肄业，于仲秋得温病，兼衄血便血。

[病因] 初因周身发热出有斑点，有似麻疹。医用凉药清之，斑点即回，连服凉药数剂，周身热已退，而心中时觉烦躁。逾旬日因薄受外感，其热陡然反复。

[证候] 表里壮热，衄血两次，小便时或带血。呕吐不受饮食，服药亦多吐出。心中自觉为热所灼，怔忡莫支。其脉摇摇而动，数逾五至，左右皆有力，而重按不实。舌苔白而欲黄，大便三日未行。

[处方] 本拟投以白虎加人参汤，恐其服后作呕。遂用生石膏细末三两、生怀山药二两，共煎汤一大碗，俾徐徐温饮下。为防其呕吐，一次只饮一大

口，限定四小时将药服完。

[方解]凡呕吐之证，饮汤则吐，服粥恒可不吐。生山药二两煎取浓汁与粥无异，且无药味，服后其黏滞之力自能留恋于胃中。且其温补之性，又能固摄下焦以止便血，培养心气以治怔忡也。而以治此温而兼虚之证，与石膏相伍为方，以石膏清其温，以山药补其虚，虽非白虎加人参汤，而亦不啻白虎加人参汤矣。

[效果]翌日复诊热退十之七八，心中亦不怔忡，少进饮食亦不呕吐，衄血便血皆愈。脉象力减，至数仍数。又俾用玄参二两，潞参、连翘各五钱。仍煎汤一大碗，徐徐温饮下，尽剂而愈，大便亦即通下。盖其大热已退而脉仍数者，以其有阴虚之热也。玄参、潞参并用，原善退阴虚作热，而犹恐其伏有疹毒，故又加连翘以托之外出也。

按：此证若能服药不吐，投以大剂白虎加人参汤，大热退后其脉即可不数。乃因其服药呕吐，遂变通其方，重用生山药二两与生石膏同煎服。因山药能健脾滋肾，其补益之力虽不如人参，实有近于人参处也。至大热退后，脉象犹数，遂重用玄参二两以代石膏，取其能滋真阴兼能清外感余热，而又伍以潞参、连翘各五钱。潞参即古之人参，此由白虎加人参之义化裁而出，故虚热易退，而连翘又能助玄参凉润之力外透肌肤，则余热亦易清也。(《医学衷中参西录·温病门·温病兼衄血便血》)

○天津公安局科长康国屏之幼女晓卿，年九岁，于孟秋得温病兼大气下陷。

[病因]因得罪其母惧遣谪，藏楼下屋中，屋窗四敞，卧床上睡着，被风吹袭遂成温病。

[证候]初得病时服药失宜，热邪内陷，神昏不语，后经中西医多位诊治二十余日，病益加剧，医者见病危已至极点，皆辞不治。继延愚为诊视，其两目上窜，几不见黑睛，精神昏愦，毫无知觉，身体颤动不安，时作嗳声，其肌肤甚热，启齿见其舌缩而干，苔薄微黄，偶灌以水或米汤犹知下咽，其气息不匀，间有喘时，其脉数逾六至，左部细而浮，不任重按，右部亦弦细，重诊似有力，大便旬日未行。

[诊断]此外感之热久不退，灼耗真阴，以致肝脏虚损，木燥生风而欲上脱也。当用药清其实热，滋其真阴，而更辅以酸收敛肝之品，庶可救此极危

之证。

[**处方**] 生石膏（轧细）二两、野台参三钱、生怀地黄一两、净萸肉一两、生怀山药六钱、甘草二钱；共煎汤两大盅，分三次温饮下，每次调入生鸡子黄一枚。

[**方解**] 此方即白虎加人参汤，以生地黄代知母，生山药代粳米，而又加萸肉也。此方若不加萸肉为愚常用之方，以治寒温证当用白虎加人参汤，而体弱阴亏者，今加萸肉借以收敛肝气之将脱也。至此方不用白虎汤加减，而必用白虎加人参为之加减者，因病至此际，非加人参于白虎汤中，不能退其深陷之热，复其昏愦之神明也。此理参观四期药物"人参解"后所附医案自明。

复诊 将药三次服完，目睛即不上窜，身体安稳不复颤动，噫声已止，气息已匀，精神较前明了而仍不能言，大便犹未通下，肌肤犹热，脉数已减，不若从前之浮弦，而右部重诊仍似有力，遂即原方略为加减，俾再服之。

[**处方**] 生石膏（轧细）两半、野台参三钱、生怀地黄一两、净萸肉六钱、天冬六钱、甘草二钱；共煎汤两盅，分两次温饮下，每次调入生鸡子黄一枚。

三诊 日服药一剂，连服两日，热已全退，精神之明了似将复原，而仍不能言，大便仍未通下，间有努力欲便之象，遂用灌肠法以通其便。再诊其脉，六部皆微弱无力，知其所以不能言者，胸中大气虚陷，不能上达于舌本也。宜于大剂滋补药中，再加升补气分之品。

[**处方**] 生怀山药一两、大甘枸杞一两、沙参一两、天冬六钱、寸麦冬六钱、生箭芪三钱、野台参三钱、升麻一钱、桔梗一钱；共煎汤一盅半，分两次温服下。

[**效果**] 将药煎服两剂，遂能言语，因即原方去升麻减沙参之半，再加萸肉、生麦芽各三钱，再服数剂以善后。

[**说明**] 医者救危险将脱之证喜用人参，而喻嘉言谓气若上脱，但知重用人参转令人气高不返，必重用赭石辅之始能奏效，此诚千古不磨之论也。此方中之用人参原非用其救脱，因此证真阴大亏，惟石膏与人参并用，独能于邪火炽盛之时立复真阴，此白虎加人参汤之实用也。至于萸肉，其补益气分之力远不如参，而其挽救气分之上脱则远胜于参。诚以肝主疏泄，人之元气甚虚者，恒因肝之疏泄过甚而上脱，重用萸肉以敛肝使之不复疏泄，则元气之欲上脱者即可不脱，此愚屡次用之奏效而确知其然者也。(《医学衷中参西录·温病门·温病兼大气下陷》)

○ 天津鼓楼东，徐姓媪，年五十九岁，于中秋上旬得温病，带有伏气化热。

[**病因**] 从前原居他处，因迁居劳碌，天气燥热，有汗受风，遂得斯病。

[**证候**] 晨起，觉周身微发热兼酸懒不舒，过午陡觉表里大热，且其热浸增。及晚四点钟往视时，见其卧床闭目，精神昏昏。呻吟不止。诊其脉左部沉弦，右部洪实，数近六至。问其未病之前，曾有拂意之事乎？其家人曰：诚然，其禀性褊急，恒多忧思，且又易动肝火。欲见其舌苔，大声呼数次，始知启口，视其舌上似无苔而有肿胀之意，问其大便，言素恒干燥。

[**诊断**] 其左脉沉弦者，知其肝气郁滞不能条达，是以呻吟不止，此欲借呻吟以舒其气也。其右脉洪实者，知此证必有伏气化热，窜入阳明，不然则外感之温病，半日之间何至若斯之剧也。此当用白虎汤以清阳明之热，而以调气疏肝之药佐之。

[**处方**] 生石膏（捣细）二两、知母八钱、生莱菔子（捣碎）三钱、青连翘三钱、甘草二钱、粳米四钱；共煎汤两盅，分两次温服。

[**方解**] 莱菔子为善化郁气之药。其性善升亦善降，炒用之则降多于升，生用之则升多于降。凡肝气之郁者宜升，是以方中用生者。至于连翘，原具有透表之力，而用于此方之中，不但取其能透表也，其性又善疏肝，凡肝气之郁而不舒者，连翘皆能舒之也。是则连翘一味，既可佐白虎以清温热，更可辅莱菔以开肝气之郁滞。

复诊 将药两次服完，周身得汗，热退十之七八，精神骤然清爽。左脉仍有弦象而不沉，右脉已无洪象而仍似有力，至数之数亦减。问其心中仍有觉热之时，且腹中知饥而懒于进食，此则再宜用凉润滋阴之品清其余热。

[**处方**] 玄参一两、沙参五钱、生杭芍四钱、生麦芽三钱、鲜茅根四钱、滑石三钱、甘草二钱；共煎汤一大盅，温服。方中用滑石者，欲其余热自小便泻出也。

[**效果**] 将药连服两剂，大便通下，其热全消，能进饮食，脉象亦和平矣。而至数仍有数象，俾再用玄参两半、潞参三钱，煎服数剂以善其后。

[**说明**] 医者论温病之成，多言由于伏气化热，而推本于《内经》"冬伤于寒，春必病温"二语，谓所受之伏气皆为冬令所感之寒。夫春日之温病，谓系冬日所感之寒化热，斯原近理，至夏日、秋日，皆有温病，若亦谓系冬日所感之寒化热则非是。盖凡伏气伏于三焦脂膜之中，能阻塞人身气化之流

通，其人恒不易得汗。若能遍体出透汗，其伏气即可随汗发出。由斯而论，人之春日或可不出汗，至夏日则人有不出汗者乎？至夏日屡次出汗，纵有伏气有不暗消者乎？盖人四时皆可受外感，其受外感之轻者不能即发，皆可伏于三焦脂膜之中而为伏气，至于伏气之化热，冷时则迟，暖时则速，若交夏令以后，其化热不过旬日间耳。乃医者多不悟此理，仍执定旧说，遂致来西医之讥，谓病菌之伏于人身，其发皆有定期，未有至一月者，而况至数月乎？此固西医之轻言多事，然亦中医自遗人以口实也。(《医学衷中参西录·温病门·秋温兼伏气化热》)

○ 天津锅店街东口义合胜皮店学徒奎禄，得温病，先服他医清解之药数剂无效。弟诊其脉象，沉浮皆有力。表里壮热无汗。投以书中寒解汤原方（生石膏一两、知母八钱、连翘一钱五分、蝉蜕一钱五分。主治周身壮热，心中热而且渴，舌上苔白欲黄，其脉洪滑。或头犹觉疼，周身犹有拘束之意者。编者注），迫身得汗而愈。由斯知方中重用生石膏、知母以清热，少加连翘、蝉蜕以引热透表外出，制方之妙远胜于银翘散、桑菊饮诸方矣，且由此知石膏生用诚为妙药。从治愈此证之后，凡遇寒温实热诸证，莫不遵书中方论，重用生石膏治之。其热实脉虚者，亦莫不遵书中方论，用白虎加人参汤，或用白虎加人参以生山药代粳米汤，皆能随手奏效，以之救人多矣。推本溯源，实皆我兄德惠所及也（本案为他人所治，编者注）。(《医学衷中参西录·李曰纶来函》)

○ 天津河北玄纬路，姚姓媪，年六旬有二，于孟秋得温病兼下痢。

[病因] 孟秋天气犹热，且自觉心中有火，多食瓜果，又喜当风乘凉，遂致病温兼下痢。

[证候] 周身灼热，心中热且渴，连连呻吟不止，一日夜下痢十二三次，赤白参半，后重腹疼，饮食懒进，恶心欲呕，其脉左部弦而兼硬，右部似有力而重按不实，数近六至。延医治疗近旬日，病益加剧。

[诊断] 其左脉弦而兼硬者，肝血虚而胆火盛也。其右脉似有力而重按不实者，因其下痢久而气化已伤，外感之热又侵入阳明之腑也。其数六至者，缘外感之热灼耗已久，而其真阴大有亏损也。证脉合参，此乃邪实正虚之候。拟用拙定通变白虎加人参汤，及通变白头翁汤二方相并治之。

[处方] 生石膏（捣细）二两、野台参四钱、生怀山药一两、生杭芍一两、白头翁四钱、金银花四钱、秦皮二钱、生地榆二钱、甘草二钱、广三七（轧

细）二钱、鸦胆子成实者五十粒去皮；共药十一味，先用白糖水送服三七、鸦胆子各一半，再将余药煎汤两盅，分两次温服下。至煎渣再服时，亦先服所余之三七、鸦胆子。

复诊 将药煎服日进一剂，服两日表里之热皆退，痢变为泻，仍稍带痢，泻时仍觉腹疼后重而较前轻减，其脉象已近平和，此宜以大剂温补止其泄泻，再少辅以治痢之品。

[**处方**] 生怀山药一两、炒怀山药一两、龙眼肉一两、大云苓片三钱、生杭芍三钱、金银花三钱、甘草二钱；共煎汤一大盅，温服。

[**效果**] 将药煎服两剂，痢已净尽而泻未痊愈，遂即原方去金银花、芍药，加白术三钱，服两剂其泻亦愈。(《医学衷中参西录·温病门·温病兼下痢》)

〇 天津建设厅科长刘敷陈君，愚在奉时之旧友也。于壬申正月上旬，觉心中时时发热，而周身又甚畏冷。时愚回籍，因延他医诊治。服药二十余剂，病转增剧，二便皆闭。再服他药，亦皆吐出。少进饮食，亦恒吐出。此际愚适来津，诊其脉，弦长有余，然在沉分。知其有伏气化热，其热不能外达于表，是以心中热而外畏冷，此亦热深厥深之象也。俾先用鲜茅根半斤，切碎，水煮三四沸，视茅根皆沉水底，其汤即成。取清汤三杯，分三次服，每服一次，将土狗三个捣为末，生赭石三钱亦为细末，以茅根汤送下。若服过两次未吐，至三次赭石可以不用。乃将药服后，呕吐即止，小便继亦通下。再诊其脉，变为洪长有力，其心中仍觉发热，外表则不畏冷矣。其大便到此已半月未通下。遂俾用大潞参五钱煎汤，送服生石膏细末一两。翌晨大便下燥粪数枚，黑而且硬。再诊其脉，力稍缓，知心中犹觉发热。又俾用潞党参四钱煎汤，送服生石膏细末八钱。翌晨又下燥粪二十余枚，仍未见溏粪。其心中不甚觉热，脉象仍似有力。又俾用潞党参三钱煎汤，送服生石膏细末六钱。又下燥粪十余枚，后则继为溏粪，病亦从此痊愈矣。

盖凡伏气化热窜入胃腑，非重用石膏不解，《伤寒论》白虎汤原为治此证之的方也。然用白虎汤之例，汗、吐、下后皆加人参，以其虚也。而此证病已数旬，且频呕吐，其元气之虚可知，故以人参煎汤送石膏，此亦仿白虎加人参汤之义也。至石膏必为末送服者，以其凉而重坠之性善通大便，且较水煮但饮其清汤者，其退热之力又增数倍也。是以凡伏气化热，其积久所生之病，有成肺病者，有成喉病者，有生眼疾者，有患齿疼者，有病下痢者，有病腹疼者（即盲肠炎），其种种病因若皆由于伏气化热，恒有用一切凉药其病皆不能愈，而投以白虎汤或投以白虎加人参汤，再因证加减，辅以各病当用之药，未有不随手奏效者，此治伏气化热之大略也。至于拙著全书中，所载伏气化热之病甚多，其治法亦各稍有不同，皆可参观。(《医学衷中参西录·论伏气化热未显然成温病者之治法》)

○ 天津南开义善里，迟氏妇，年二十二岁，于季秋得温病。

［**病因**］其素日血分不调，恒作灼热，心中亦恒发热，因热贪凉，薄受外感，即成温病。

［**证候**］初受外感时，医者以温药发其汗，汗出之后，表里陡然大热，呕吐难进饮食，饮水亦恒吐出，气息不调，恒作呻吟，小便不利，大便泄泻日三四次，其舌苔薄而黄，脉象似有力而不实，左部尤不任重按，一分钟百零二至，摇摇有动象。

［**诊断**］其胃中为热药发表所伤，是以呕吐，其素日阴亏，肝肾有热，又兼外感之热内迫，致小便不利水归大肠，是以泄泻，其舌苔薄而黄者，外感原不甚剧（舌苔薄，亦主胃气虚），而治以滋阴清热，上止呕吐，下调二便之剂。

［**处方**］生怀山药一两、滑石八钱、生杭芍八钱、生怀地黄六钱、清半夏（温水洗三次）五钱、碎竹茹三钱、生麦芽三钱、净青黛二钱、连翘二钱、甘草三钱、鲜茅根四钱；药共十一味，先将前十味水煎十余沸，再入茅根同煎七八沸，其汤即成，取清汤两盅，分三次温饮下。服医药后防其呕吐可口含生姜一片，或于煎药时加生姜三片亦可。至药局中若无鲜茅根，可用干茅根两半煎汤，以之代水煎药。

［**方解**］方中之义，山药与滑石并用，一滋阴以退热而能固大便，一清火以退热而善利小便；芍药与甘草并用，为甘草芍药汤，仲师用之以复真阴，而芍药亦善利小便，甘草亦善补大便，汇集四味成方，即拙拟之滋阴清燥汤也。以治上有燥热下焦滑泻之证，莫不随手奏效。半夏善止呕吐，然必须洗净矾味（药房清半夏亦有矾），屡洗之则药力减，是以用至五钱。竹茹亦善止呕吐，其碎者为竹之皮，津沽药局名为竹茹粉，其止呕之力较整者为优。至于青黛、生姜亦止呕吐之副品也。用生麦芽、鲜茅根者，以二药皆善利小便，而又善达肝木之郁以调气分也。用生地黄者，以其为滋补真阴之主药，即可

为治脉数动摇者之要药也。

复诊 将药煎服一剂，呕吐与泄泻皆愈，小便已利，脉象不复摇摇，仍似有力，至数未减，其表里之热稍退，气息仍似不顺，舌苔仍黄，欲投以重剂以清其热，犹恐大便不实，拟再治以清解之剂。

[**处方**] 生怀地黄一两、玄参八钱、生杭芍六钱、天花粉六钱、生麦芽三钱、鲜茅根三钱、滑石三钱、甘草三钱；共煎汤一大盅，分两次温服下。

三诊 将药煎服后，病又见轻，家人以为病愈无须服药矣，至翌日晚十一点钟后，见其面红，精神昏愦，时作呻吟，始知其病犹未愈。及愚诊视时，夜已过半，其脉左右皆弦硬而长，数近七至，两目直视，其呻吟之声，似阻隔不顺，舌苔变黑，问其心中何如？自言热甚，且觉气息不接续，此其气分虚而且郁，又兼血虚阴亏，而阳明之热又炽盛也。其脉近七至者，固为阴虚有热之象，而正气虚损不能抗拒外邪者，其脉亦恒现数象，至其脉不为洪滑而为弦硬者，亦气血两亏邪热炽盛之现象也。拟用白虎加人参汤，再加滋阴理气之品，盖此时大便已实，故敢放胆治之。

[**处方**] 生石膏（轧细）五两、野台参六钱、知母六钱、天花粉六钱、玄参六钱、生杭芍五钱、生莱菔子（捣碎）四钱，生麦芽三钱、鲜茅根三钱、粳米三钱、甘草三钱；共煎汤一大碗，分四次温饮下，病愈不必尽剂。

[**效果**] 将药分四次服完，热退强半，精神已清，气息已顺，脉象较前缓和，而大便犹未通下，因即原方将石膏改用四两，莱菔子改用二钱，如前煎服，服至三次后，大便通下，其热全退，遂停后服。

[**说明**] 愚用白虎加人参汤，或以玄参代知母（产后寒温证用之），或以芍药代知母（寒温兼下痢者用之），或以生地黄代知母（寒温兼阴虚者用之），或以生山药代粳米（寒温热实下焦气化不固者用之，产后寒温证用之），又恒于原方之外，加生地黄、玄参、沙参诸药以生津液，加鲜茅根、芦根、生麦芽诸药以宣通气化，初未有加莱菔子者，惟此证之气分虚而且郁，白虎汤中加人参可补其气分之虚，再加莱菔子更可理其气分之郁也。至于莱菔子必须生用者，取其有升发之力也。又须知此证不治以白虎汤而必治以白虎加人参汤者，不但为其气分虚也，凡人外感之热炽盛，真阴又复亏损，此乃极危险之证，此时若但用生地黄、玄参诸滋阴之品不能奏效，即将此等药加于白虎汤中亦不能奏效，惟生石膏与人参并用，独能于邪热炽盛之时立复真阴，此所以伤寒汗吐下后与渴者治以白虎汤时，仲圣不加他药而独加人参也。（《医学

○ 天津一区教堂后，张姓媪，年过五旬，先得温病，腹疼即又下痢。

[病因] 因其夫与子相继病故，屡次伤心，蕴有内热，又当端阳节后，天气干热非常，遂得斯证。

[证候] 腹中搅疼，号呼辗转不能安卧，周身温热，心中亦甚觉热，为其卧不安枕，手足扰动，脉难细诊，其大致总近热象，其舌色紫而干，舌根微有黄苔，大便两日未行。

[诊断] 此乃因日日伤心，身体虚损，始则因痛悼而脏腑生热，继则因热久耗阴而更生虚热，继又因时令之燥热内侵与内蕴之热相并，激动肝火下迫腹中，是以作疼，火热炽盛，是以表里俱觉发热。此宜清其温热，平其肝火，理其腹疼，更宜防其腹疼成痢也。

[处方] 先用生杭芍一两、甘草三钱，煎汤一大盅，分两次温服。每次送服卫生防疫宝丹（甘草十两、细辛一两半、白芷一两、薄荷冰四钱、冰片二钱、朱砂三两，共研细，先将前五味和匀，水丸如桐子大晾干，再用朱砂为衣，勿令余剩。装以布袋，杂以疏珠，来往撞荡，务令光滑坚实。如此日久，可不走气味。治霍乱证，宜服八十丸，开水送服。服后均宜温覆取微汗。主治霍乱吐泻转筋，下痢腹痛，及一切痧证。平素口含化服，能防一切疠疫传染。编者注）四十粒，约点半钟服完两次，腹已不疼。又俾用连翘一两、甘草三钱，煎汤一大盅，分作三次温服。每次送服拙拟离中丹三钱（方即益元散以生石膏代滑石），嘱约两点钟温服一次。

复诊 翌日晚三点钟，复为诊视，闭目昏昏，呼之不应。其家人言，前日将药服完，里外之热皆觉轻减，午前精神颇清爽，午后又渐发潮热，病势一时重于一时。前半点钟呼之犹知答应，兹则大声呼之亦不应矣。又自黎明时下脓血，至午后已十余次，今则将近两点钟未见下矣。诊其脉左右皆似大而有力，重按不实，数近六至，知其身体本虚，又因屡次下痢，更兼外感实热之灼耗，是以精神昏愦，分毫不能支持也。拟放胆投以大剂白虎加人参汤，复即原方略为加减，俾与病机适宜。

[处方] 生石膏（捣细）三两、野台参五钱、生杭芍一两、生怀地黄一两、甘草三钱、生怀山药八钱；共煎汤三盅，分三次徐徐温服下。此方系以生地黄代原方中知母，生山药代原方中粳米，而又加芍药。以芍药与方中甘草并

用，即《伤寒论》中芍药甘草汤，为仲圣复真阴之妙方。而用于此方之中，又善治后重腹疼，为治下痢之要药也。

复诊 将药三次服完后，时过夜半，其人豁然省悟，其家人言自诊脉疏方后，又下脓血数次，至将药服完，即不复下脓血矣。再诊其脉，大见和平，问其心中，仍微觉热，且觉心中怔忡不安。拟再治以凉润育阴之剂，以清余热，而更加保合气化之品，以治其心中怔忡。

[**处方**] 玄参一两、生杭芍六钱、净萸肉六钱、生龙骨（捣碎）六钱、生牡蛎（捣碎）六钱、沙参四钱、酸枣仁（炒捣）四钱、甘草二钱；共煎汤两盅，分两次温服。每服一次，调入生鸡子黄一枚。

[**效果**] 将药连服三剂，余热全消，心中亦不复怔忡矣。遂停服汤药，俾用生怀山药细末一两弱，煮作茶汤，少兑以鲜梨自然汁，当点心服之，以善其后。

[**说明**] 温而兼痢之证，愚治之多矣，未有若此证之剧者。盖此证腹疼至辗转号呼不能诊脉，不但因肝火下迫欲作痢也，实兼有外感毒疠之气以相助为虐。故用芍药以泻肝之热，甘草之缓肝之急，更用卫生防疫宝丹以驱逐外侵之邪气。迨腹疼已愈，又恐其温热增剧，故又俾用连翘、甘草煎汤，送服离中丹以清其温热，是以其证翌日头午颇见轻。若即其见轻时而早为之诊脉服药，原可免后此之昏沉，乃因翌日相延稍晚，竟使病势危至极点，后幸用药得宜，犹能挽回，然亦险矣。谚有"走马看伤寒"，言其病势变更之速也。至治温病亦何独不然哉。又此证过午所以如此加剧者，亦以其素本阴虚，又自黎明下痢脓血多次，则虚而益虚，再加以阴亏之虚热，与外感之实热相并，是以其精神即不能支持。所赖方中药味无多，而举凡虚热、实热及下痢所生之热，兼顾无遗，且又煎一大剂分三次温饮下，使药力前后相继，此古人一煎三服之法。愚遵此法以挽回险证救人多矣。非然者则剂轻原不能挽回重病，若剂重作一次服病患又将不堪。惟将药多煎少服，病愈不必尽剂，此以小心行其放胆，洵为挽回险病之要着也。（《医学衷中参西录·温病门·温热腹疼兼下痢》）

○ 天津一区橘街，张氏妇，年近三旬，怀妊，受温病兼下痢。

[**病因**] 受妊已六个月，心中恒觉发热，继因其夫本为显宦，时事变革，骤尔赋闲，遂致激动肝火，其热益甚，又薄为外感所束，遂致温而兼痢。

[证候]表里俱壮热无汗，心中热极，思饮冰水，其家人不敢予。舌苔干而黄，频饮水不濡润，腹中常觉疼坠，下痢赤多白少，间杂以鲜血，一昼夜十余次。其脉左部弦长，右部洪滑，皆重诊有力，一息五至。

[诊断]其脉左部弦长有力者，肝胆之火炽盛也。惟其肝胆之火炽盛下迫，是以不但下痢赤白，且又兼下鲜血，腹疼下坠。为其右部洪滑有力，知温热已入阳明之腑，是以舌苔干黄，心为热迫，思饮冰水。所犹喜者脉象虽热，不至甚数，且又流利无滞，胎气可保无恙也。宜治以白虎加人参汤以解温病之热，而更重用芍药以代方中知母，则肝热能清而痢亦可愈矣。

[处方]生石膏（捣细）三两、大潞参五钱、生杭芍一两、粳米五钱、甘草三钱；共煎汤三盅，分三次温饮下。

复诊　将药分三次服完，表里之热已退强半，痢愈十之七八，腹中疼坠亦大轻减，舌苔由黄变白，已有津液，脉象仍然有力而较前则和缓矣。遂即原方为之加减，俾再服之。

[处方]生石膏（捣细）二两、大潞参三钱、生怀山药八钱、生杭芍六钱、白头翁四钱、秦皮三钱、甘草二钱；共煎汤三盅，分三次温饮下。

[方解]此方即白虎加人参汤与白头翁汤相并为一方也。为方中有芍药、山药是以白虎加人参汤中可省去知母、粳米；为白虎加人参汤中之石膏可抵黄连、黄柏，是以白头翁汤中止用白头翁、秦皮，合用之则一半治温，一半治痢，安排周匝，步伍整齐，当可奏效。

[效果]将药如法服两剂，病遂痊愈。

[或问]《伤寒论》用白虎汤之方定例，汗吐下后加人参，渴者加人参。此案之证非当汗吐下后，亦未言渴，何以案中两次用白虎皆加人参乎？答曰：此案证兼下痢，下痢亦下之类也。其舌苔干黄毫无津液，舌干无液亦渴之类也。且其温病之热，不但入胃，更随下痢陷至下焦永无出路。惟人参与石膏并用，实能升举其下陷之温热而清解消散之，不至久留下焦以耗真阴。况此证温病与下痢相助为虐，实有累于胎气，几至于莫能支，加人参于白虎汤中，亦所以保其胎气使无意外之虞也。（《医学衷中参西录·妇女科·怀妊得温病兼下痢》）

○ 推广白虎加人参汤之用法，不必其人身体虚弱，或有所伤损也。

忆愚年三旬时，曾病伏气化热，五心烦热，头目昏沉，舌苔白厚欲黄，且多芒刺，大便干燥，每日用生石膏数两煮水饮之，连饮数日，热象不退，因思或药轻不能胜病，乃于头午用生石膏五两煮水饮下，过午又用生石膏五两煮水饮下，一日之间共服生石膏十两，而心中分毫不觉凉，大便亦未通下。踌躇再四，精思其理，恍悟此必伏气之所入甚深，原当补助正气，俾吾身之正气壮旺，自能逐邪外出也。于斯欲仿白虎加人参汤之义，因无确实把握，犹不敢遽用大剂，就已所预存之药，用生石膏二两、野台参二钱、甘草钱半，适有所轧生怀山药粗渣又加少许，煎汤两盅，分三次温饮下，饮完晚间即觉清爽，一夜安睡，至黎明时少腹微疼，连泻三次，自觉伏气之热全消，再自视舌苔，已退去一半，而芒刺全无矣。夫以常理揆之，加人参于白虎汤中，必谓能减石膏之凉力，而此次之实验乃知人参反能助石膏之凉力，其理果安在乎？盖石膏煎汤，其凉散之力皆息息由毛孔透达于外，若与人参并用，则其凉散之力，与人参补益之力互相化合，能旋转于腑脏之间，以搜剔深入之外邪使之净尽无遗，此所以白虎加人参汤，清热之力远胜于白虎汤也。(《医学衷中参西录·续申白虎加人参汤之功用》)

○ 外孙王竹孙，年五十，身体素羸弱，于仲夏得温病。心中热而烦躁，忽起忽卧，无一息之停。其脉大而且硬，微兼洪象。其舌苔薄而微黑，其黑处若斑点。知其内伤与外感并重也。其大便四日未行，腹中胀满，按之且有硬处。其家人言，腹中满硬系宿病，已逾半载，为有此病，所以身形益羸弱。因思宿病宜从缓治，当以清其温热为急务。

为疏方用：白虎加人参汤，方中石膏用生者两半，人参用野台参五钱，又以生山药八钱代方中粳米，煎汤两盅，分三次温饮下。一剂外感之热已退强半，烦躁略减，仍然起卧不安，而可睡片时。脉之洪象已无，而大硬如故。其大便尤未通下，腹中胀益甚。遂用生赭石细末、生怀山药各一两，野台参六钱，知母、玄参各五钱，生鸡内金钱半。煎汤服后，大便通下。迟两点钟，腹中作响，觉瘀积已开，连下三次，皆系陈积，其证陡变，脉之大与硬，较前几加两倍，周身脉管皆大动，几有破裂之势，其心中之烦躁，精神之骚扰，起卧之频频不安，实有不可言语形容者。其家人环视惧甚，愚毅然许为治愈。

遂急开净萸肉、生龙骨各两半，熟地黄、生山药各一两，野台参、白术各六钱，炙甘草三钱。煎汤一大碗，分两次温饮下，其状况稍安，脉亦见敛。当日按方又进一剂，可以安卧。须臾，其脉渐若瘀积未下时，其腹亦见软，惟心中时或发热。继将原方去白术，加生地黄八钱。日服一剂。三剂后，脉象已近平和，而大便数日未行，且自觉陈积未净，遂将萸肉、龙骨各减五钱，加生赭石六钱、当归三钱。又下瘀积若干。其脉又见大，遂去赭石、当归，连服十余剂痊愈。(《医学衷中参西录·论革脉之形状及治法》)

○ 小青龙汤，治外感挟水气，凡证由于外感痰饮者，用之皆有捷效，以痰饮即水之所结也。

一媪，年六十余。得温病三四日，胸膈烦满，甚觉短气，其脉滑而有力。投以小青龙汤，加生石膏一两，胸次豁然，仍觉表里发热。继投以大剂白虎加人参汤，方中生石膏用三两，煎汤一大碗，分三次温饮下，尽剂而愈。(《医学衷中参西录·治伤寒方·小青龙汤解》)

○ 一媪，年过七旬，于孟夏得温证，五六日间，身热燥渴，精神昏愦，舌似无苔，而舌皮数处作黑色，干而且缩。脉细数，按之无力。当此高年，审证论脉，似在不治。而愚生平临证，明明见不可治之证，亦必苦心研究而设法治之，此诚热肠所迫，不能自已，然亦往往多有能救者。踌躇再四，为疏两方。一方即白虎加人参以山药代粳米汤 [白虎加人参以山药代粳米汤：生石膏（捣细）三两、知母一两、人参六钱、生山药六钱、粉甘草三钱。上五味，用水五盅，煎取清汁三盅，先温服一盅，病愈者，停后服。若未痊愈者，过两点钟，再服一盅。主治寒温实热已入阳明之腑，燥渴嗜饮凉水，脉象细数者。编者注] 一方用熟地黄二两，生山药、枸杞各一两，真阿胶（不炒）五钱，煎汤后，调入生鸡子黄四枚。二方各煎汁一大碗，徐徐轮流温服，阅十点钟，尽剂而愈。自言从前服药，皆不知觉，此时则犹如梦醒。视其舌上犹干黑，然不缩矣。其脉至数仍数，似有余热。又用玄参二两、潞参一两，煎汤一大碗，徐徐温服，一日一剂，两日大便得通。再视其舌，津液满布，黑皮有脱去者矣（张氏在医案前阐发说，白虎汤加人参，又以山药代粳米，既能补助气分托邪外出，更能生津止渴、滋阴退热，洵为完善之方。间有真阴太虚，又必重用滋阴之药以辅翼之，始能成功者。编者注）。(《医学衷中参西录·治伤寒温病同用方·白虎加人参以山药代粳米汤》)

○ 隔数日，其夫年与相等，亦受温病。四五日间，烦热燥渴。遣人于八十里外致冰一担，日夜食之，烦渴如故。复迎愚诊治，其脉洪滑而长，重按有力，舌苔白厚，中心微黄。知其年虽高而火甚实也。遂投以白虎加人参以山药代粳米汤，将方中石膏改用四两，连进两剂，而热渴俱愈。其家人疑而问曰：此证从前日食冰若干，热渴分毫不退，今方中用生石膏数两，连进两剂而热渴俱愈，是石膏之性凉于冰远矣。愚曰：非也。石膏原不甚凉，然尽量食冰不愈而重用生石膏即愈者，因石膏生用能使寒温之热有出路也（《医学衷中参西录·石膏解》也录入本案，编者注）。

西人不善治寒温，故遇寒温实热证最喜用冰，然多有不愈者。至石膏生用，性能发汗，其热可由汗解。即使服后无汗，亦可宣通内蕴之热，由腠理毛孔息息达出，人自不觉耳。

按：此证与前证，年岁同，受病之时亦同。而一则辅以熟地、枸杞之类，以滋真阴；一则重加生石膏，以清大热。此乃随病、脉之虚实，活泼加减，所以投之辄效也（本案患者年过七旬，其妻前几日患温病，张氏用白虎加人参以山药代粳米汤配熟地黄、生山药、枸杞子、阿胶、生鸡子黄治愈；是否由其妻传染有待探讨。编者注）。（《医学衷中参西录·治伤寒温病同用方·白虎加人参以山药代粳米汤》）

○ 一媪，年近七旬，素患漫肿。为调治月余，肿虽就愈，而身体未复。忽于季春得温病，上焦烦热，病家自剖鲜地骨皮，煮汁饮之稍愈，又饮数次，遂滑泻不止，而烦热益甚。其脉浮滑而数，重诊无力。病家因病者年高，又素有疾病，加以上焦烦热，下焦滑泻，惴惴惟恐不愈，而愚毅然以为可治。投以滋阴宣解汤〔滑石一两、甘草三钱、连翘三钱、蝉蜕三钱（去足土）、生杭芍四钱、生山药一两。若滑泻者，甘草须加倍。主治温病，太阳未解，渐入阳明。编者注〕，一剂泻止，烦热亦觉轻。继用拙拟白虎加人参以山药代粳米汤，煎汁一大碗，一次只温饮一大口，防其再滑泻也，尽剂而愈（《医学衷中参西录·山药解》也录入本案，编者注）。（《医学衷中参西录·治温病方·滋阴宣解汤》）

○ 一媪，年六十余。当孟夏晨饭之际，忽闻乡邻有斗者，出视之，见强者凌弱太甚，心甚不平；又兼饭后有汗受风，遂得温证。表里俱热，胃口阻塞，腹中疼痛，饮水须臾仍吐出。七八日间，大便不通。其脉细数，按之略实。自言心中燥渴，饮水又不能受，从前服药止吐，其药亦皆吐出。若果能令饮水不吐，病犹可望愈。愚曰：易耳。为开此汤（荡胸汤：蒌仁二两、生赭石二两、苏子六钱、芒硝四钱冲服。用水四盅，煎取清汁两盅，先温服一盅。结开，大便通行，停后服。若其胸中结犹未开，过两点钟，再温服一盅。若胸中之结已开，而大便犹未通下，且不觉转矢气者，仍可温服半盅。主治寒温结胸，其证胸膈痰饮，与外感之邪互相凝结，上塞咽喉，下滞胃口，呼吸不利，满闷短气，饮水不能下行，或转吐出。兼治疫证结胸。编者注），加生石膏二两、野台参五钱，煎汤一大碗，分三次温饮下。晚间服药，翌晨大便得通而愈。当大便未通时，曾俾用山萸肉（去净核）二两煎汤，以备下后心中怔忡及虚脱，及大便通后，微觉怔忡，服之即安（《医学衷中参西录·赭石解》也录入本案，编者注）。(《医学衷中参西录·治伤寒温病同用方·荡胸汤》)

○一邻妇，年二十余。得温病已过十日，上焦燥热、呕吐，大便燥结，自病后未行。延医数次服药皆吐出，适愚自他处归，诊其脉，关前甚洪实。一息五至余，其脉上盛于下一倍，所以作呕吐。其至数者，吐久伤津液也。为拟此汤［镇逆承气汤：芒硝六钱、赭石（研细）二两、生石膏（捣细）二两、潞党参五钱。上药四味，用水四盅，先煎后三味，汤将成，再加芒硝，煎一两沸，取清汁二盅，先温服一盅。过三点钟，若腹中不觉转动，欲大便者，再温服余一盅。主治寒温阳明腑实，大便燥结，当用承气下之，而呕吐不能受药者。编者注］，一剂热退呕止，大便得通而愈。

或问：此证胃腑热实大肠燥结，方中何以复用党参？答曰：此证多有呕吐甚剧，并水浆不能存者，又有初病即呕吐，十数日不止者，其胃气与胃中津液，必因呕吐而大有伤损，故用党参补助胃中元气；且与凉润之石膏并用，大能滋胃中津液，俾胃中气足液生，自能运转药力下至魄门以通大便也。愚用此方救人多矣，果遇此等证，放胆投之，无不效者。(《医学衷中参西录·治伤寒温病同用方·白虎加人参以山药代粳米汤》)

○一人，年三十余。于初夏得温病，医者用凉药清解之，兼用枳实、青皮破气诸品，连服七八剂，谵语不省人事，循衣摸床，周身颤动。再延他医，以为内风已动，辞不治。后愚诊视，其脉五至，浮分微弱，而重按似有力，舌苔微黄，周身肌肤不热，知其温热之邪，随破气之药下陷已深，不能外出也。遂用生石膏二两，知母、野台参各一两，煎汤两茶杯，分二次温服。自午至暮连进二剂，共服药四次，翌日精神清爽，能进饮食，半日进食五次，犹饥而索食。看护者不敢复与，则周身颤动，复发谵语，疑其病又反复，求再诊视。其脉象大致和平，而浮分仍然微弱。恍悟其胸中大气因服破气之药下陷，虽用参数次，至此犹未尽复，故哑哑求助于水谷之气，且胃中之气，因大气下陷无所统摄，或至速于下行，而饮食亦因之速下也。遂用野台参两许，佐以麦门冬（带心）三钱、柴胡二钱，煎汤饮下，自此遂愈。

或问：子所治大气下陷证，有两日不食者，有饮食减少者，此证亦大气下陷，何以转能多食？答曰：事有常变，病亦有常变。王清任《医林改错》载有所治胸中瘀血二案，一则胸不能着物；一则非以物重压其胸不安，皆治以血腑逐瘀汤而愈。夫同一胸中瘀血，其病状竟若斯悬殊，故同一大气之下陷也，其脾胃若因大气下陷，而运化之力减者，必然少食；若大气下陷，脾胃之气亦欲陷者，或转至多食。（《医学衷中参西录·治大气下陷方·升陷汤》）

○ 邑城东赵家庄，刘氏女，年十五岁，于季春患温病久不愈。

［**病因**］因天气渐热，犹勤纺织，劳力之余出外乘凉，有汗被风遂成温病。

［**证候**］初得周身发热，原宜辛凉解肌，医者竟用热药发之，汗未出而热益甚，心中亦热而且渴。此时若用大剂白虎加人参汤清之，病亦可愈，而又小心不敢用。惟些些投以凉润小剂，迁延二十余日，外感之热似渐退。然午前稍轻而午后则仍然灼热，且多日不能饮食，形体异常清瘦。左脉弦细无根，右部关脉稍实，一息六至。舌苔薄而微黄，毫无津液。大便四五日一行，颇干燥。

［**诊断**］此因病久耗阴，阴虚生热，又兼外感之热留滞于阳明之腑未尽消也。当以清外感之热为主，而以滋补真阴之药辅之。

［**处方**］生石膏（捣细）一两、野党参三钱、生怀地黄一两、生怀山药一两、生杭芍四钱、滑石三钱、甘草三钱；共煎汤一大盅，分两次温服下。

复诊 将药煎服两剂后，外感之热已退，右关脉已平和，惟过午犹微发热，此其阴分犹虚也。当再滋补其阴分。

［**处方**］玄参一两、生怀山药一两、甘枸杞大者五钱、生杭芍五钱、滑石二钱、熟地黄一两、生鸡内金（黄色的捣）一钱、甘草二钱；共煎一大盅，分两次温服。

［**效果**］日服药一剂，连服三日，灼热痊愈。

［**说明**］按：此方于大队滋阴药中犹少加滑石者，恐外感之热邪未尽，引之自小便出也。愚凡治外感之热兼有虚热者，恒生山药与滑石并用，泻热补虚一举两得。至上有外感燥热而下焦复滑泻者，用之以清热止泻（宜各用一两），尤屡次奏效。二药相伍，原有化合之妙用，若再加芍药、甘草，即拙拟之滋阴清燥汤，可参观也。（《医学衷中参西录·温病门·温病兼虚热》）

○ 邑赵家庄赵绍文，患温病。医者投以桂枝汤，觉热渴气促。又与柴胡汤，热尤甚且增喘嗽，颇吐痰涎，不得卧者六七日。医者谓病甚重，不能为矣。举家闻之，惶恐无措。伊弟绍义延为诊治。既至见病人喘促肩息，头汗自出，表里皆热，舌苔深灰缩不能言。急诊其脉，浮数有力，重按甚空。因思此证阳明热极，阴分将竭，实为误服桂枝、柴胡之坏证。急投以白虎加人参以山药代粳米汤，更以玄参代知母。连服两剂，渴愈喘止，脉不浮数，仍然有力，舌倖能言，而痰嗽不甚见轻。继投以从龙汤（煅龙骨一两、煅牡蛎一两、生杭芍五钱、清半夏四钱、炒苏子四钱、炒牛蒡子三钱。主治外感痰喘，服小青龙汤，病未痊愈，或愈而复发者，继服此汤。编者注），去苏子，加人参四钱、天冬八钱。服七剂痊愈（本案为他人所治，编者注）。（《医学衷中参西录·董寿山来函》）

○ 有寒温之病服开破降下之药太过，伤其胸中大气，迨其大热已退，而仍然神昏或谵语者。

曾治一壮年得温病，延医服药二十余日，外感之热尽退，精神转益昏沉。及愚视之，周身皆凉，奄奄一息，呼之不应，舌干如磋，毫无舌苔，其脉象微弱而迟，不足四至，五六呼吸之顷必长出气一次。此必因服升降之药太过，伤其胸中大气也。盖胸中大气因受伤下陷，不能达于脑中则神昏；不能上潮于舌本则舌干；其周身皆凉者，大气因受伤不能宣布于营卫也；其五六呼吸之顷必长出气一次者，因大气伤后不能畅舒，故太息以舒其气也。遂用野台参一两、柴胡一钱，煎汤灌之，连服两剂痊愈。（《医学衷中参西录·论伤寒温病神昏谵语之原因及治法》）

○ 一室女，资禀素羸弱，得温病五六日，痰喘甚剧。治以《金匮》小青龙汤加石膏，一剂喘顿止。时届晚八点钟，一夜安稳。至寅时喘复作，不若从前之剧，而精神恍惚，心中怔忡。再诊其脉，如水上浮麻不分至数，按之即无，此将脱之候也。取药不暇，幸有预购山药两许，急煎服之，病少愈。此际已疏方取药，方系熟地四两、生山药一两、野台参五钱。而近处药房无野台参，并他参亦罄尽。再至他处，又恐误事。遂单煎熟地、山药饮之，病愈强半。一日之内，按其方连进三剂，病遂痊愈（《医学衷中参西录·地黄解》也录入本案，编者注）。

按：此证原当用拙拟来复汤（山茱萸二两、生龙骨一两、生牡蛎一两、生白芍六钱、野台参四钱、炙甘草二钱；主治寒温外感诸证，大病瘥后不能自复，寒热往来，虚汗淋漓；或但热不寒，汗出而热解，须臾又热又汗，目睛上窜，势危欲脱；或喘逆，或怔忡，或气虚不足以息，诸证若见一端，即宜急服。编者注），其方重用山萸肉以收脱，而当时愚在少年，其方犹未拟出，亦不知重用萸肉，而自晨至暮，共服熟地十二两，竟能救此垂危之证，熟地之功用诚伟哉。又此证初次失处，在服小青龙汤后，未用补药。愚经此证后，凡遇当用小青龙汤而脉稍弱者，服后即以补药继之。或加人参于汤中，恐其性热，可将所加之石膏加重。

按：用熟地治寒温，恒为医家所訾。然遇其人真阴太亏，不能支持外感之热者，于治寒温药中，放胆加熟地以滋真阴，恒能挽回人命于顷刻。

又按：张氏《八阵》、赵氏《医贯》、冯氏《锦囊》皆喜重用熟地，虽外感证，亦喜用之。其立言诚有偏处。然当日必用之屡次见效，而后笔之于书。（《医学衷中参西录·治伤寒温病同用方·白虎加人参以山药代粳米汤》）

○ 又尝治少年，得肺鼠疫病（鼠疫分肺鼠疫、腺鼠疫、败血鼠疫）。其咽喉唇舌，异常干燥。精神昏昏似睡。周身肌肤不热。脉象沉微。问其心中，时常烦闷。此鼠疫之邪，闭塞其少阴，致肾气不能上达也。问其大便，四日未行。遂投以大剂白虎加人参汤，先用茅根数两煎汤，以之代水煎药，取汁三盅，分三次饮下。其脉顿起，变作洪滑之象。精神已复，周身皆热，诸病亦皆见愈。俾仍按原方将药煎出，每饮一次，调入生鸡子黄一枚，其病遂痊愈。盖茅根生于水边，原兼禀寒水之气。且其出地之时，作尖锐之锥形，故能直入少阴，助肾气上达，与心相济，则心即跳动有力，是以其脉，遂洪滑外现也。再加生鸡子黄，以滋少阴之液，俾其随气上升，以解上焦之因燥生热，因热生烦，是以诸病皆愈也。此二案皆足征茅根理气之效也。（《医学衷中参西录·治癃闭方·鸡胵茅根汤》）

○ 又尝治一人得温病，热入阳明之腑，舌苔黄厚，脉象洪长，又间日一作寒热，此温而兼疟也。然其人素有鸦片嗜好，病虽实，而身体素虚。投以拙拟白虎加人参以麦冬代知母、山药代粳米汤，亦少加柴胡，两剂而愈。（《医学衷中参西录·治疟疾方·加味小柴胡汤》）

○ 又奉天联合烟卷公司看锅炉刘某，因常受锅炉之炙热，阴血暗耗，脏腑经络之间皆蕴有热性，至仲春又薄受外感，其热陡发，表里俱觉壮热，医者治以滋阴清热之药，十余剂分毫无效。其脉搏近六至，右部甚实，大便两三日一行，知其阳明腑热甚炽又兼阴分虚损也。投以大剂白虎加人参汤，生石膏用四两，人参用六钱，以生山药代方中粳米，又加玄参、天冬各一两，煎汤一大碗，分三次温饮下，日进一剂。乃服后其热稍退，药力歇后仍如故。后将石膏渐加至半斤，一日连进二剂，如此三日，热退十之八九，其大便日下一次，遂改用清凉滋阴之剂，数日痊愈。共计所用生石膏已八斤强矣。(《医学衷中参西录·论用药以胜病为主不拘分量之多少》)

○ 又邻村龙潭张媪，年过七旬，孟夏病温，五六日间，身热燥渴，精神昏愦，舌似无苔，而舌皮数处作黑色，干而且缩，脉细数无力。当此高年，审证论脉，似在不治。踌躇再四，为疏两方，一方即白虎加人参以山药代粳米汤；一方用熟地黄二两，生山药、枸杞各一两，真阿胶五钱，煎汤后，调入生鸡子黄四枚。二方各煎汤一大碗，徐徐轮流温服，尽剂而愈。(《医学衷中参西录·地黄解》)

○ 又王御史庄赵希贤之子，年十九岁，偶得温病，医者下之太早，大便转不通者十八日，热渴喘满，舌苔干黑，牙龈出血，目盲谵语，腹胀如鼓，脐突出二寸，屡治不效。忽大便自利，完谷不化，随食随即泻出。诊其脉尽伏。身冷厥逆，气息将无。乍临茫然不知所措，细询从前病状及所服之药，始悟为阳极似阴，热深厥亦深也。然须用药将其滑泻止住，不复热邪旁流，而后能治其热厥。

遂急用野台参三钱，大熟地、生山药、滑石各六钱。煎服后，泻止脉出，洪长滑数，右部尤甚。继拟以大剂白虎加人参汤，生石膏重用至八两。竟身热厥回，一夜甚安。至明晨，病又如故。试按其腹中，有坚块，重按眉皱似疼，且其腹胀脐突若此，知其内有燥粪甚多。遂改用大黄一两，芒硝六钱，赭石、蒌仁各八钱，煎汤一大盅，分两次温饮下，下燥粪二十七枚而愈（本案为他人所治，编者注）。(《医学衷中参西录·董寿山来函》)

○ 又邑北六间房王姓童子，年十七，于孟夏得温病。八九日间呼吸迫促，频频咳吐，痰血相杂。其咳吐之时疼连胸肋，上焦微嫌发闷。诊其脉确有实热，而数至七至（凡用白虎汤者，见其脉数至七至或六至余者，皆宜加参)，摇摇无根。盖其资禀素弱，又兼读书劳心，其受外感又甚剧，故脉象若

张锡纯
用人参

是之危险也。为其胸肋疼闷，兼吐血，拟用白虎加人参汤，以生山药代粳米，而人参不敢多用。方中之生石膏仍用三两，人参用二钱，又加竹茹、三七（捣细冲服）各二钱，煎汤一大碗，徐徐温饮下，一剂血即止，诸病亦见愈。又服一剂痊愈。用三七者，不但治吐血，实又兼治胸胁之疼也。（《医学衷中参西录·石膏解》）

○ 安东尉之凤，年二十余。时觉有热，起自下焦，上冲脑部。其脑部为热冲激，头巅有似肿胀，时作眩晕，心中亦时发热，大便干燥，小便黄涩。经医调治，年余无效。求其处医士李亦泉寄函来问治法，其开来病案如此。且其脉象洪实，饮食照常，身体亦不软弱。知其伏有外感热邪，因其身体不弱，俾日用生石膏细末四两，煮水当茶饮之，若觉凉时即停服。后二十余日，其人忽来奉，言遵示服石膏六七斤，上冲之热见轻，而大便微溏，因停药不服。诊其脉仍然有力，问其心中仍然发热，大便自停药后即不溏矣。为开白虎加人参汤，方中生石膏重用三两，以生怀山药代粳米，连服六七剂，上冲之热大减，因出院还家。嘱其至家，按原方服五六剂，病当除根矣（张氏在医案前论述说，又有伏气下陷于奇经诸脉中，久而化热，其热亦不能外发为温，有时随奇经之脉上升者；在女子又有热入血室而子宫溃烂者，爰录两案于下以证之。编者注）。（《医学衷中参西录·石膏解》）

○ 愚在奉，曾治中国银行施兰孙，浙江人，患鼠疫，肢冷，脉沉迟，舌干亮如镜，精神时明时愦，恒作谵语。知其热郁在中，兼肾中真阴不能上达，投以《衷中参西录》白虎加人参以山药代粳米汤，又以玄参代知母（玄参不但补肾，其中白而空，其味甘胜于苦，有为清补肺脏之要药）。一剂手不凉而脉起，再剂而愈。及观冉君所论鼠疫，肢冷脉沉迟则热进，厥回脉浮数则热退，与弟所治者若合符节，冉君诚近世医界之翘楚也。楚国有才，其信然乎。（《医学衷中参西录·复宗弟相臣书》）

○ 曾姓媪，年过六旬，春间患温病。医者见其年老体弱，于桂、麻、羌、独发表药中，杂以归、芍养血等药。服后神识渐昏，舌苔燥黑，身热而厥。其家人惶急，日更十余医，咸云莫救。延生往视时，气息奄奄，仅存一线，其脉细数欲绝，动而中止，心憺憺然大动，舌卷干黑，烦躁不宁，汗出如油。证本不救，踌躇再四，强为拟复脉法，以救其逆。方用生龟甲、生龙骨、生牡蛎、生地黄各一两，生杭芍六钱，生枣仁五钱，大麦冬、粉甘草各八钱，花旗人参四钱，浓煎汁一大盅，俾分两次服。初服一次，烦躁益甚，病家恐极。生晓之曰：此勿恐，药轻不胜病也，再服一次即安矣。迟片时，将余一半服下，沉沉睡去，约三点钟始醒，醒后神识渐清。再诊其脉，犹无起色，俾将药渣煎服。明晨往诊，脉息稍和，仍有结象。据云昨夜思食，已进藕粉羹半盏。生俾其再服时，可改用山药粥。至所服之药仍用前方。一剂病势大减，三剂后已起床矣。继用益胃养阴之药，调理数日痊愈。

生因熟读《衷中参西录》，见书中之方，龟甲、龙骨、牡蛎、芍药诸药皆生用，取其凉润滋阴，本性纯全，生效而用之，如此重病，竟能随手奏效，诚得力于师训者多也（本案为他人所治，编者注）。(《医学衷中参西录·周禹锡来函》)

○ 赵印龙，邑北境许孝子庄人，年近三旬，业农，于孟秋得风温病。

[病因] 孟秋下旬，农人忙甚，因劳力出汗过多，复在树荫乘凉过度，遂得风温病。

[证候] 胃热气逆，服药多呕吐。因此屡次延医服药，旬余无效。及愚诊视，见其周身壮热，心中亦甚觉热，五六日间饮食分毫不进，大便数日未行。问何不少进饮食？自言有时亦思饮食，然一切食物闻之皆臭恶异常，强食之即呕吐，所以不能食也。诊其脉弦长有力，右部微有洪象，一息五至。

[诊断] 即此证脉相参，知其阳明腑热已实，又挟冲气上冲，所以不能进食，服药亦多呕也。欲治此证当以清胃之药为主，而以降冲之药辅之，则冲气不上冲，胃气亦必随之下降，而呕吐能止即可以受药进食矣。

[处方] 生石膏（捣细）三两，生赭石（轧细）一两、知母八钱、潞党参四钱、粳米三钱、甘草二钱；共煎汤一大碗，分三次温服下。

[方解] 此方乃白虎加人参汤又加赭石，为其胃腑热实故用白虎汤，为其呕吐已久故加人参，为其冲胃上逆故又加赭石也。

[效果] 将药三次服完，呕吐即止，次日减去赭石膏又服一剂，大便通下，热退强半。至第三日减去石膏一两，加玄参六钱，服一剂，脉静身凉，而仍分毫不能饮食，憎其臭味如前。愚晓其家人曰：此病已愈，无须用药，所以仍不饮食者，其胃气不开也。胃之食物莫如莱菔，可用鲜莱菔切丝香油炒半熟，而以葱酱作汤勿过熟，少调以绿豆粉俾服之。至汤作熟时，病患仍

不肯服，迫令尝少许，始知香美，须臾服尽两碗，从此饮食复常。病患谓其家人曰：吾从前服药十余剂，病未见愈，今因服莱菔汤而霍然痊愈，若早知莱菔汤能如此治病，则吾之病不早愈乎？其家人不觉失笑。(《医学衷中参西录·温病门·风温》)

○ 丁卯中秋，曾治天津西广开傅姓少年，患温证，胃热气逆，无论饮食药物下咽即吐出。延医治疗，皆因此束手。弟忽忆《衷中参西录》温病门载治毛姓媼医案，曾用此方以止呕吐，即以清胃腑之大热，遂仿而用之。食梨一颗，蘸生石膏细末七钱余，其吐顿止，可以进食。然心中犹觉热，再投以白虎加人参汤，一剂痊愈。以兹小小便方，能挽回人命于顷刻，即名之为夺命金丹，亦不为过也（本案为他人所治，编者注）。(《医学衷中参西录·李曰纶来函》)

○ 周姓叟，年近七旬，素有痨疾，且又有阿片嗜好。于季秋患温病，阳明腑热炽盛，脉象数而不实，喘而兼嗽，吐痰稠黏，投以白虎加人参汤以生山药代粳米，一剂大热已退，而喘嗽仍不愈，且气息微弱似不接续。其家属惶恐以为难愈，且谓如此光景难再进药。愚曰：此次无须用药，寻常服食之物即可治愈。为疏方用生怀山药两半，酸石榴自然汁六钱，甘蔗自然汁一两，生鸡子黄四个，先将山药煎取清汤一大碗，再将余三味调入碗中，分三次温饮下，尽剂而愈。后屡用此方治愈多人，遂将其方登于《衷中参西录》，名之曰宁嗽定喘饮（《医学衷中参西录·治伤寒温病同用方·宁嗽定喘饮》也录入本案，编者注）。(《医学衷中参西录·石榴解》)

○ 族弟印春，年三十八岁，业商，于孟夏来津，于旅次得温病。

[病因] 时天气炎热，途中自挽鹿车，辛苦过力，出汗受风，至津遂成温病。

[证候] 表里俱觉甚热，合目恒谵语，所言多劳力之事。舌苔白厚，大便三日未行，脉象左部弦硬，右部洪实而浮，数逾五至。

[诊断] 此证因长途炎热劳碌，脏腑间先有积热，又为外感所袭，则其热陡发。其左脉弦硬者，劳力过度肝肾之阴分有伤也。右部洪实者，阳明之腑热已实也。其洪实兼浮者，证犹连表也。拟治以白虎加人参汤以玄参代知母，生山药代粳米，更辅以透表之药以引热外出。

[处方] 生石膏（捣细）三两、大潞参四钱、玄参一两、生怀山药六钱、

甘草三钱、西药阿司匹林一瓦；将前五味共煎汤两大盅，先温服一盅，迟半点钟将阿司匹林用开水送下，俟汗出后再将所余一盅分两次温服下。

[**效果**] 将药服一盅后，即不作谵语，须臾将阿司匹林服下，遍体得汗，继又将所余之汤药徐徐服下，其病霍然痊愈。

[**说明**] 白虎汤中以石膏为主药，重用至三两，所以治右脉之洪实也；于白虎汤中加人参更以玄参代知母，生山药代粳米，退热之中大具滋阴之力（石膏、人参并用，能于温寒大热之际，立复真阴），所以治左脉之弦硬也。用药如用兵，料敌详审，步伍整齐，此所以战则必胜也。至于脉象兼浮，知其表证未罢，犹可由汗而解，遂佐以阿司匹林之善透表者以引之出汗，此所谓因其病机而利导之也。若无阿司匹林之处，于方中加薄荷叶一钱、连翘二钱，亦能出汗。若疑二药如此少用，似不能出汗者，观三期五卷寒解汤后之诠语自明。（《医学衷中参西录·温病门·温病兼劳力过度》）

咳　嗽

〇 陈林生，江苏浦口人，寓天津一区玉山里，年十八岁。自幼得肺痨喘嗽证。

[**病因**] 因其母素有肺痨病，再上推之，其外祖母亦有斯病。是以自幼时，因有遗传性亦患此病。

[**证候**] 其证，初时犹轻，至热时即可如常人，惟略有感冒即作喘嗽。治之即愈，不治则两三日亦可自愈。至过十岁则渐加重，热时亦作喘嗽，冷时则甚于热时，服药亦可见轻，旋即反复。至十六七岁时，病又加剧，屡次服药亦无效，然犹可支持也。迨愚为诊视，在民纪十九年仲冬，其时病剧已难支持，昼夜伏几，喘而且嗽，咳吐痰涎，连连不竭，无论服何中药，皆分毫无效。惟日延西医注射药针一次，虽不能止咳喘而可保当日无虞。诊其脉左右皆弦细，关前微浮，两尺重按无根。

[**诊断**] 此等证，原因肺脏气化不能通畅，其中诸细管即易为痰涎滞塞，热时肺胞松缓，故病犹轻，至冷时肺胞紧缩，是以其病加剧。治之者当培养其肺中气化，使之阖辟有力，更疏瀹其肺中诸细管，使之宣通无滞，原为治此病之正则也。而此证两尺之脉无根，不但其肺中有病，其肝肾实亦有病，且病因又为遗传性，原非一蹴所能治愈，当分作数步治之。

［**处方**］生怀山药一两、大甘枸杞一两、天花粉三钱、天冬三钱、生杭芍三钱、细辛一钱、射干三钱、杏仁（去皮）二钱、五味子（捣碎）二钱、葶苈子（微炒）二钱、广三七（捣细）二钱。

药共十一味，前十味煎汤一大盅，送服三七末一钱，至煎渣再服时仍送服余一钱。

［**方解**］方中用三七者，恐肺中之气窒塞，肺中之血亦随之凝滞，三七为止血妄行之圣药，更为流通瘀血之圣药，故于初步药中加之。五味必捣碎用者，因其外皮之肉偏于酸，核中之仁味颇辛，酸辛相济，能敛又复能开，若囫囵入汤剂煎之，则力专酸敛，服后或有满闷之弊，若捣碎用之，无事伍以干姜（小青龙汤中五味、干姜并用，徐氏谓此借干姜辛以调五味之酸），服后自无满闷之弊也。

复诊　将药连服四剂，咳喘皆愈三分之二，能卧睡两三点钟。其脉关前不浮，至数少减，而两尺似无根，拟再治以纳气归肾之方。

［**处方**］生怀山药一两、大甘枸杞一两、野党参三钱、生赭石（轧细）六钱、生怀地黄六钱、生鸡内金（黄色的捣）钱半、净萸肉四钱、天花粉四钱、天冬三钱、牛蒡子（捣碎）三钱、射干二钱；共煎汤一大盅温服。

［**方解**］参之性补而微升，惟与赭石并用，其补益之力直达涌泉。况咳喘之剧者，其冲胃之气恒因之上逆，赭石实又为降胃镇冲之要药也。至方中用鸡内金者，因其含有稀盐酸，原善化肺管中之瘀滞以开其闭塞，又兼能运化人参之补力不使作满闷也。

三诊　将药连服五剂，咳喘皆愈，惟其脉仍逾五至，行动时犹觉气息微喘，此乃下焦阴分犹未充足，不能与阳分相维系也。此当峻补其真阴，俾阴分充足自能维系其阳分，气息自不上奔矣。

［**处方**］生怀山药一两、大甘枸杞一两、熟怀地黄一两、净萸肉四钱、玄参四钱、生远志钱半、北沙参四钱、怀牛膝三钱、大云苓片二钱、苏子（炒捣）二钱、牛蒡子（捣碎）二钱、生鸡内金钱半；共煎汤一大盅，温服。

［**方解**］远志诸家本草皆谓其味苦性善补肾，而愚曾嚼服之，则其味甚酸，且似含有矾味。后阅西药本草，谓其含有林檎酸，且谓可作轻吐药（服其末至二钱即可作吐），是其中含有矾味可知。为其味酸，且含有矾味，是以能使肺中多生津液以化凝痰，又可为理肺要药。此原为肺肾同治之剂，故宜用此肺肾双理之药也。

[**效果**] 将药连服八剂，行走动作皆不作喘，其脉至数已复常。从此停服汤药，俾日用生怀山药细末，水调煮作茶汤，少调以生梨自然汁，当点心用之以善其后。(《医学衷中参西录·虚劳喘嗽门·肺痨喘嗽遗传性证》)

○ 高瑞章，沈阳户口登记生，年三十二岁。因伏气化热伤肺，致成肺痨咳嗽证。

[**病因**] 腊底冒寒挨户检查，感受寒凉，未即成病，而从此身不见汗。继则心中渐觉发热，至仲春其热加甚，饮食懒进，发生咳嗽，浸成肺痨病。

[**证候**] 其咳嗽昼轻夜重，时或咳而兼喘，身体羸弱，筋骨酸疼，精神时昏愦，腹中觉饥而饮食恒不欲下咽。从前惟心中发热，今则日时身恒觉热。大便燥，小便短赤，脉左右皆弦长，右部重按有力，一息五至。

[**诊断**] 此病之原因，实由伏气化热久留不去。不但伤肺而兼伤及诸脏腑也。按此证自述，因腊底受寒，若当时即病，则为伤寒矣。乃因所受之寒甚轻，不能即病，惟伏于半表半里三焦脂膜之中，阻塞气化之升降流通，是以从此身不见汗，而心渐发热。追时至仲春，阳气萌动，原当随春阳而化热以成温病(《内经》谓：冬伤于寒，春必病温)，乃其所化之热又非如温病之大热暴发能自里达表，而惟缘三焦脂膜散漫于诸脏腑，是以胃受其热而懒于饮食，心受其热而精神昏愦，肾受其热而阴虚潮热，肝受其热而筋骨酸疼，至肺受其热而咳嗽吐痰，则又其显然者也。治此证者，当以清其伏气之热为主，而以滋养津液药辅之。

[**处方**] 生石膏(捣碎)一两、党参三钱、天花粉八钱、玄参八钱、生杭芍五钱、甘草钱半、连翘三钱、滑石三钱、鲜茅根三钱、射干三钱、生远志二钱；共煎汤一大盅半，分两次温服。若无鲜茅根，可以鲜芦根代之。

[**方解**] 方中之义，用石膏以清伏气之热，而助之以连翘、茅根，其热可由毛孔透出；更辅之以滑石、杭芍，其热可由水道泻出；加花粉、玄参者，因石膏但能清实热，而花粉、玄参兼能清虚热也；用射干、远志者，因石膏能清肺宁嗽，而佐以射干、远志，更能利痰定喘也；用甘草者，所以缓诸凉药之下趋，不欲其寒凉侵下焦也；至加党参者，实仿白虎加人参汤之义，因身体虚弱者，必石膏与人参并用，始能逐久匿之热邪外出也。今之党参，即古之人参也。

复诊 将药连服四剂，热退三分之二，咳嗽吐痰亦愈强半，饮食加多，脉象亦见缓和。知其伏气之热已消，所余者惟阴虚之热也，当再投以育阴之方，俾多服数剂自能痊愈。

[处方] 生怀山药一两、大甘枸杞八钱、玄参五钱、生怀地黄五钱、沙参五钱、生杭芍三钱、生远志二钱、川贝母二钱、生鸡内金（黄色的捣）钱半、甘草钱半；共煎汤一大盅，温服。方中加鸡内金者，不但欲其助胃消食，兼欲借之以化诸药之滞泥也。

[效果] 将药连服五剂，病遂痊愈。而夜间犹偶有咳嗽之时，俾停服汤药，日用生怀山药细末煮作粥，调以白糖当点心服之以善其后。（《医学衷中参西录·虚劳喘嗽门·肺痨咳嗽由于伏气化热所伤证》）

〇 邻村许姓学生，年十八岁，于季春得劳热咳嗽证。

[病因] 秉性刚强，校中岁底季考，未列前茅，于斯发愤用功，劳心过度；又当新婚之余，或年少失保养，迨至春阳发动，渐成劳热咳嗽证。

[证候] 日晡潮热，通夜作灼，至黎明得微汗其灼乃退。白昼咳嗽不甚剧，夜则咳嗽不能安枕。饮食减少，身体羸瘦，略有动作即气息迫促。左右脉皆细弱，重按无根，数逾七至。夫脉一息七至，即难挽回，况复逾七至乎？犹幸食量犹佳，大便干燥（此等证忌滑泻），知犹可治。拟治以峻补真阴之剂，而佐以收敛气化之品。

[处方] 生怀山药一两、大甘枸杞八钱、玄参六钱、生怀地黄六钱、沙参六钱、甘草三钱、生龙骨（捣碎）六钱、净萸肉六钱、生杭芍三钱、五味子（捣碎）三钱、牛蒡子（捣碎）三钱；共煎汤一大盅，温服。

[方解] 五味入汤剂，药局照例不捣。然其皮味酸，核味辛，若囫囵入煎则其味过酸，服之恒有满闷之弊。故徐灵胎谓，宜与干姜之味辛者同服。若捣碎入煎，正可借其核味之辛以济皮味之酸，无事伍以干姜而亦不发满闷。是以欲重用五味以治嗽者，当注意令其捣碎，或说给病家自检点。至于甘草多用至三钱者，诚以此方中不但五味酸，萸肉亦味酸，若用甘草之至甘者与之化合（即甲己化土），可增加其补益之力（如酸能齼齿，得甘则不齼齿是明征），是以多用至三钱。

复诊 将药连服三剂，灼热似见退，不复出汗，咳嗽亦稍减，而脉仍七至强。因恍悟此脉之数，不但因阴虚，实亦兼因气虚，犹若力小而强任重者其体发颤也。拟仍峻补其真阴，再辅以补气之品。

［处方］生怀山药一两、野台参三钱、大甘枸杞六钱、玄参六钱、生怀地黄六钱、甘草三钱、净萸肉五钱、天花粉五钱、五味子（捣碎）三钱、生杭芍三钱、射干二钱、生鸡内金（黄色的捣）钱半；共煎一大盅温服。为方中加台参恐服之作闷，是以又加鸡内金以运化之。且凡虚劳之甚者，其脉络间恒多瘀滞，鸡内金又善化经络之瘀滞也。

三诊 将药连服四剂，灼热咳嗽已愈十之七八，脉已缓至六至，此足征补气有效也。爰即原方略为加减，多服数剂，病自除根。

［处方］生怀山药一两、野台参三钱、大甘枸杞六钱、玄参五钱、生怀地黄五钱、甘草二钱、天冬五钱、净萸肉五钱、生杭芍三钱、川贝母三钱、生远志二钱、生鸡内金（黄色的捣）钱半；共煎一大盅温服。

［效果］将药连服五剂，灼热咳嗽痊愈，脉已复常，遂停服汤剂。俾日用生怀山药细末煮作茶汤，兑以鲜梨自然汁，当点心服之，以善其后。(《医学衷中参西录·虚劳喘嗽门·劳热咳嗽》)

〇 一媪，年七旬，痨嗽甚剧，饮食化痰涎，不化津液，致大便燥结，十余日不行，饮食渐不能进。亦拟投以此汤（硝菔通结汤：净朴硝四两、鲜莱菔五斤。将莱菔切片，同朴硝和水煮之。初次煮，用莱菔片一斤，水五斤，煮至莱菔烂熟捞出。就其余汤，再入莱菔一斤。如此煮五次，约得浓汁一大碗，顿服之。若不能顿服者，先饮一半，停一点钟，再温饮一半，大便即通。主治大便燥结久不通，身体兼羸弱者。编者注），为羸弱已甚，用人参三钱，另炖汁，和药服之。一剂便通，能进饮食。复俾煎生山药稠汁，调柿霜饼服之，痨嗽亦见愈。(《医学衷中参西录·治燥结方》)

喘　证

〇 寒温阳明腑病，原宜治以白虎汤，医者畏不敢用，恒以甘寒之药清之，遇病之轻者，亦可治愈，而恒至稽留余热（其寒药滞泥，故能闭塞外感热邪），变生他证。迨至病久不愈，其脉之有力者，仍可用白虎汤治之，其脉之有力而不甚实者，可用白虎加人参汤治之。

曾治奉天中街内宾升靴铺中学徒，年十四五，得劳热喘嗽证。初原甚轻，医治数月，病势浸增，医者诿谓不治。遂来院（指张锡纯在沈阳创办的立达中医院，编者注）求为诊视，其人羸弱已甚，而脉象有力，数近六至，疑其有外感伏热，询之果数月之前，曾患瘟病，经医治愈。乃知其决系外感留邪，问其心中时觉发热，大便干燥，小便黄涩，遂投以白虎加人参汤，去粳米加生怀山药一两，连服数剂，病若失。见者讶为奇异，不知此乃治其外感，非治其内伤，而能若是之速效也。（《医学衷中参西录·石膏解》）

○ 后贤徐灵胎曾治一人，上盛下虚，胸次痰火壅滞，喘不能卧，将人参切作小块，用清水理痰之药煎汤，送服而愈（本案为他人所治，编者注）。

后其病复发，病家自用原方，并人参亦煎服，病益甚，灵胎仍教以根据从前，可以悟古人制肾气丸之精义矣。（《医学衷中参西录·治阴虚劳热方·十全育真汤》）

○ 一少年因力田劳苦过度，致胸中大气下陷，四肢懒动，饮食减少，自言胸中满闷，其实非满闷，乃短气也，粗人不善述病情，往往如此。医者不能自审病因，投以开胸理气之剂，服之增重。又改用半补半破之剂，服两剂后，病又增重。又延他医，投以桔梗、当归、木香各数钱，病大见愈，盖全赖桔梗，升提气分之力也。医者不知病愈之由，再服时竟将桔梗易为苏梗，升降异性，病骤反复。自此不敢服药。迟延二十余日，病势垂危，喘不能卧，昼夜倚壁而坐，假寐片时，气息即停，心下突然胀起，急呼醒之，连连喘息数口，气息始稍续，倦极偶卧片时，觉腹中重千斤，不能转侧，且不敢仰卧，其脉乍有乍无，寸关尺或一部独见，或两部同见，又皆一再动而止，此病之危已至极点。因确知其为大气下陷，遂放胆投以生箭芪一两，柴胡、升麻、净萸肉各二钱。煎服片时，腹中大响一阵，有似昏愦，苏息片时，恍然醒悟。自此呼吸复常，可以安卧，转侧轻松，其六脉皆见，仍有雀啄之象。自言百病皆除，惟觉胸中烦热，遂将方中升麻、柴胡皆改用钱半，又加知母、玄参各六钱，服后脉遂复常。惟左关三五不调，知其气分之根柢犹未实也，遂用野台参一两，玄参、天冬、带心麦冬各三钱，两剂痊愈（《医学衷中参西录·治大气下陷方·升陷汤》也录入本案，编者注）。（《医学衷中参西录·大气诠》）

○ 罗金波，天津新旅社理事，年三十四岁，得肺痨喘嗽病。

[病因] 数年之前，曾受肺风发咳嗽，治失其宜，病虽暂愈，风邪锢闭肺中未去，致成肺痨喘嗽证。

[证候] 其病在暖燠之时甚轻，偶发喘嗽一半日即愈，至冬令则喘嗽连

连，必至天气暖和时始渐愈。其脉左部弦硬，右部濡滑，两尺皆重按无根。

[诊断] 此风邪锢闭肺中，久而伤肺，致肺中气管滞塞，暖时肌肉松缓，气管亦随之松缓，其呼吸犹可自如；冷时肌肉紧缩，气管亦随之紧缩，遂至吸难呼易而喘作，更因痰涎壅滞而嗽作矣。其脉左部弦硬者，肝肾之阴液不足也。右部濡滑者，肺胃中痰涎充溢也。两尺不任重按者，下焦气化虚损，不能固摄，则上焦之喘嗽益甚也。欲治此证，当先宣通其肺，俾气管之郁者皆开后，再投以滋阴培气、肺肾双补之剂以祓除其病根。

[处方] 麻黄钱半、天冬三钱、天花粉三钱、牛蒡子（捣碎）三钱、杏仁（去皮捣碎）二钱、甘草钱半、苏子（炒捣）二钱、生远志（去心）二钱、生麦芽二钱、生杭芍二钱、细辛一钱；共煎汤一大盅，温服。

复诊 将药煎服两剂，喘嗽皆愈，而劳动时仍微喘。其脉左部仍似弦硬，右部仍濡，不若从前之滑，两尺犹虚，此病已去而正未复也。宜再为谋根本之治法，而投以培养之剂。

[处方] 野台参三钱、生赭石（轧细）八钱、生怀山药一两、熟怀地黄一两、生怀地黄一两、大云苓片二钱、大甘枸杞六钱、天冬六钱、净萸肉五钱、苏子（炒捣）三钱、牛蒡子（捣碎）三钱；共煎一大盅温服。

[方解] 人参为补气主药，实兼具上升之力。喻嘉言谓："气虚欲上脱者专用之转气高不返。"是以凡喘逆之证，皆不可轻用人参，惟重用赭石以引之下行，转能纳气归肾，而下焦之气化，遂因之壮旺而固摄。此方中人参、赭石并用，不但欲导引肺气归肾，实又因其两尺脉虚，即借以培补下焦之气化也。

[效果] 将药连服十余剂，虽劳动亦不作喘。再诊其脉，左右皆调和无病，两尺重按不虚，遂将赭石减去二钱，俾多服以善其后。(《医学衷中参西录·虚劳喘嗽门·肺痨喘咳》)

○ 门人高如璧曾治一外感痰喘，其喘剧脉虚，医皆诿为不治。如璧投以小青龙汤，去麻黄，加杏仁，又加生石膏一两、野台参五钱。一剂而喘定。恐其反复，又继投以从龙汤（煅龙骨一两、煅牡蛎一两、生杭芍五钱、清半夏四钱、炒苏子四钱、炒牛蒡子三钱。主治外感痰喘，服小青龙汤，病未痊愈，或愈而复发者，继服此汤。编者注），亦加人参与生石膏，其病霍然顿愈(本案为他人所治。《医学衷中参西录·治伤寒方·小青龙汤解》也录入本案，编者注)。(《医学衷中参西

○ 若遇脉象虚者，用小青龙汤及从龙汤时，皆宜加参，又宜酌加天冬，以调解参性之热。然如此佐以人参、天冬，仍有不足恃之时。

曾治一人年近六旬，痰喘甚剧，脉则浮弱不堪重按，其心中则颇觉烦躁，投以小青龙汤去麻黄加杏仁，又加生石膏一两、野台参四钱、天冬六钱，俾煎汤一次服下。然仍恐其脉虚不能胜药，预购生杭萸肉（药房中之山萸肉多用酒拌蒸熟令色黑，其酸敛之性大减，殊非所宜）三两，以备不时之需。乃将药煎服后，气息顿平，阅三点钟，忽肢体颤动，遍身出汗，又似作喘，实则无气以息，心怔忡莫支，诊其脉如水上浮麻，莫辨至数，急将所备之萸肉急火煎数沸服下，汗止精神稍定，又添水煮透，取浓汤一大盅服下，脉遂复常，怔忡喘息皆愈。继于从龙汤中加萸肉一两、野台参三钱、天冬六钱，煎服两剂，痰喘不再反复。

按：此证为元气将脱，有危在顷刻之势，重用山萸肉即可随手奏效者，因人之脏腑惟肝主疏泄，人之元气将脱者，恒因肝脏疏泄太过，重用萸肉以收敛之，则其疏泄之机关可使之顿停，即元气可以不脱，此愚从临证实验而得，知山萸肉救脱之力十倍于参芪也。因屡次重用之，以挽回人命于顷刻之间，因名之为回生山茱萸汤。（《医学衷中参西录·太阳病小青龙汤证》）

○ 沈阳苏惠堂，年三十许，痨嗽二年不愈，动则作喘，饮食减少。更医十余人，服药数百剂，分毫无效，羸弱转甚。其姊丈李生，在京师见《衷中参西录》再版，大加赏异，急邮函俾其来院诊治。其脉数六至，虽细弱仍有根柢，知其可治。自言上焦恒觉发热，大便三四日一行，时或干燥。遂投以醴泉饮（生山药一两、大生地五钱、人参四钱、玄参四钱、生赭石四钱、牛蒡子三钱、天冬四钱、甘草二钱。主治虚劳发热，或喘或嗽，脉数而弱。编者注），为其便迟而燥，赭石改用六钱，又加鸡内金（捣细）二钱，恐其病久脏腑经络多瘀滞也。数剂后饭量加增，心中仍有热时，大便已不燥，间日一行。遂去赭石二钱，加知母二钱，俾于晚间服汤药后，用白蔗糖水送服阿司匹林四分瓦之一（瓦之分量详于例言），得微汗。后令于日间服之，不使出汗，数日不觉发热，脉亦复常，惟咳嗽未能痊愈。又用西药几阿苏六分、薄荷冰四分，和以绿豆粉为丸，梧桐子大，每服三丸，日两次，汤药仍照方服之，五六日后咳嗽亦愈，身体从此康健。

按：几阿苏，亦名结列阿曹笃。乃干馏山毛榉树脂和那笃伦卤液而振荡之，取其所得之依的儿，及依的儿那笃僧谟之化合物，以硫酸分解之，再以馏精制之，得中性透明微黄色油状之液，有窜透特异之烟臭，仿佛那布答林（俗名洋潮脑）。其功用近于石碳酸，而其抑制发酵防腐败之力，远胜石碳酸。能消除一切毒菌，凝固蛋白质及血液，故善治肺结核（详后参麦汤下）及肠胃炎，补内外血管破裂，妊妇呕吐，小儿吐泻。用其液浸棉晒干塞牙孔，止牙疼如神。惟性过干燥，且又臭味难服，佐以薄荷冰之辛凉芳香，则性味和平，以治肺炎肺结核，其效尤速，故以治久嗽能愈也。（《医学衷中参西录·治阴虚劳热方·醴泉饮》）

○ 外甥王竹孙，年二十时，卧病数月不愈，精神昏愦，肢体酸懒，微似短气，屡次延医服药莫审病因，用药亦无效验。一日忽然不能喘息，张口呼气外出而气不上达，其气蓄极下迫肛门突出，约二十呼吸之顷，气息方通，一昼夜间如是者八九次。诊其脉关前微弱不起，知其胸中大气下陷，不能司肺脏呼吸之枢机也。遂投以人参一两、柴胡三钱、知母二钱，一剂而呼吸顺，又将柴胡改用二钱，知母改用四钱，再服数剂宿病亦愈。

按：拙著（《医学衷中参西录》）治大气下陷多重用生黄芪，取其补气兼能升气也。而此案与前案皆重用参者，因一当外感之余，津液铄耗，人参兼能滋津液；一当久病之余，元气亏损，人参兼能固元气也。（《医学衷中参西录·人参解》）

○ 一妇人，年二十余，因与其夫反目，怒吞鸦片，已经救愈。忽发喘逆，迫促异常，须臾又呼吸顿停，气息全无，约十余呼吸之顷，手足乱动，似有蓄极之势，而喘复如故。若是循环不已，势近垂危，延医数人，皆不知为何病。后愚诊视其脉，左关弦硬，右寸无力，精思良久，恍然悟曰：此必怒激肝胆之火，上冲胃气。夫胃气本下行者也，因肝胆之火冲之，转而上逆，并迫肺气亦上逆，此喘逆迫促所由来也。逆气上干，填塞胸膈，排挤胸中大气，使之下陷。夫肺悬胸中，以大气为其阖辟之原动力，须臾胸中无大气，即须臾不能呼吸，此呼吸顿停所由来也（此理参观第四卷升陷汤后跋语方明）。迨大气蓄极而通，仍上达胸膈，鼓动肺脏，使得呼吸，逆气遂仍得施其击撞，此又病势之所以循环也。《神农本经》载，桂枝主上气咳逆、结气、喉痹、吐吸（吸不归根即吐出），其能降逆气可知。其性温而条达，能降逆气，又能升大气可知。遂单用桂枝尖三钱，煎汤饮下，须臾气息调和如常。

夫以桂枝一物之微，而升陷降逆，两擅其功，以挽回人命于顷刻，诚天之生斯使独也。然非亲自经验者，又孰信其神妙如是哉。

继用参赭镇气汤（野台参四钱、生赭石六钱、生芡实五钱、生山药五钱、萸肉六钱、生龙骨六钱、生牡蛎六钱、生杭芍四钱、苏子二钱。主治阴阳两虚，喘逆迫促，有将脱之势，亦治肾虚不摄，冲气上干，致胃气不降作满闷。编者注），去山药、苏子，加桂枝尖三钱、知母四钱，连服数剂，病不再发。此喘证之特异者，故附记于此。

喻嘉言《寓意草》中有重用赭石治险证之案数则，与上所载之案参观，其理益明。(《医学衷中参西录·治喘息方·参赭镇气汤》)

○ 一妇人，年近五旬，得温病，七八日表里俱热，舌苔甚薄作黑色，状类舌斑，此乃外感兼内亏之证。医者用降药两次下之，遂发喘逆。令其子两手按其心口，即可不喘。须臾又喘，又令以手紧紧按住，喘又少停。诊其脉尺部无根，寸部摇摇，此将脱之候也。时当仲夏，俾用生鸡子黄四枚，调新汲井泉水服之，喘稍定，可容取药。遂用赭石细末二钱同生鸡子黄二枚，温水调和服之，喘遂愈，脉亦安定。继服参赭镇气汤（野台参四钱、生赭石六钱、生芡实五钱、生山药五钱、萸肉六钱、生龙骨六钱、生牡蛎六钱、生杭芍四钱、苏子二钱。主治阴阳两虚，喘逆迫促，有将脱之势，亦治肾虚不摄，冲气上干，致胃气不降作满闷。编者注），以善其后。(《医学衷中参西录·治喘息方·参赭镇气汤》)

○ 一妇人，年三十余，劳心之后兼以伤心，忽喘逆大作，迫促异常。其翁知医，以补敛元气之药治之，觉胸中窒碍不能容受。更他医以为外感，投以小剂青龙汤，喘益甚。延愚诊视，其脉浮而微数，按之即无，知为阴阳两虚之证。盖阳虚则元气不能自摄，阴虚而肝肾又不能纳气，故作喘也。为制此汤(参赭镇气汤：野台参四钱、生赭石六钱、生芡实五钱、生山药五钱、萸肉六钱、生龙骨六钱、生牡蛎六钱、生杭芍四钱、苏子二钱。主治阴阳两虚，喘逆迫促，有将脱之势，亦治肾虚不摄，冲气上干，致胃气不降作满闷。编者注)，病人服药后，未及覆杯曰：吾有命矣。询之，曰从前呼吸惟在喉间，几欲脱去，今则转落丹田矣。果一剂病愈强半，又服数剂痊愈(《医学衷中参西录·赭石解》也录入本案，编者注)。

按：生赭石压力最胜，能镇胃气、冲气上逆，开胸膈，坠痰涎、止呕吐、

通燥结，用之得当，诚有捷效。虚者可与人参同用。(《医学衷中参西录·治喘息方·参赭镇气汤》)

○ 一人，年二十。卧病两月不愈，精神昏愦，肢体酸懒，亦不觉有所苦。屡次延医诊视，莫审病情，用药亦无效。一日忽然不能喘息，张口呼气外出，而气不上达，其气蓄极之时，肛门突出，约二十呼吸之顷，气息方通。一昼夜之间，如此者八九次。诊其脉，关前微弱不起，知其大气下陷，不能司肺脏呼吸之枢机也。遂投以人参一两、柴胡三钱、知母二钱，一剂而呼吸顺。又将柴胡改用二钱，知母改用四钱，再服数剂，宿病亦愈。

按：此证卧病数月，气分亏损太甚，故以人参代黄芪。且此时系初次治大气下陷证，升陷汤方犹未拟出也。

又按：此证初得时，当系大气下陷，特其下陷未剧，故呼吸之间不觉耳。人参、黄芪皆补气兼能升气者也，然人参补气之力胜于黄芪；黄芪升气之力胜于人参。故大气陷而气分之根柢犹未伤者，当用黄芪；大气陷而气分之根柢兼伤损者，当用人参。是以气分虚极下陷者，升陷汤方后，曾注明酌加人参数钱也。(《医学衷中参西录·治大气下陷方·升陷汤》)

○ 一人，年二十余。动则作喘，时或咳嗽。医治数年，病转增剧，皆以为痨疾不可治。其脉非微细，而指下若不觉其动。知其大气下陷，不能鼓脉外出，以成起伏之势也。投以升陷汤（生箭芪六钱、知母三钱、柴胡一钱五分、桔梗一钱五分、升麻一钱。主治胸中大气下陷，气短不足以息，或努力呼吸，有似乎喘；或气息将停，危在顷刻。编者注），加人参、天冬各三钱，连服数剂而愈。

其父喜曰："族人向有此证者，四年而亡。今此子病已三年，得遇先生而愈，是果何处得此神方，而能挽回人命也？"因其病久，俾于原方中减去升麻，为末炼蜜作丸药，徐服月余，以善其后。(《医学衷中参西录·治大气下陷方·升陷汤》)

○ 一人，年四十八。素有喘病，薄受外感即发，每岁反复二三次。医者投以小青龙加石膏汤辄效。一日反复甚剧，大喘昼夜不止。医者投以从前方两剂，分毫无效。延愚诊视，其脉数至六至，兼有沉濡之象。疑其阴虚不能纳气，故气上逆而作喘也。因其脉兼沉濡，不敢用降气之品。遂用熟地黄、生山药、枸杞、玄参大滋真阴之品，大剂煎汤，送服人参小块（人参用块之理详第一卷十全育真汤下）二钱。连服三剂，喘虽见轻，仍不能止。复诊视时，见令人为其捶背，言背常发紧，捶之则稍轻，呼吸亦稍舒畅。此时，其脉已不数，仍然沉濡。因细询此次反复之由，言曾努力搬运重物，当时即觉气分不舒，迟两三日遂发喘。乃恍悟，此证因阴虚不能纳气，故难于吸。因用力太过，大气下陷，故难于呼。其呼吸皆须努力，故呼吸倍形迫促。但用纳气法治之，止治其病因之半，是以其喘亦止愈其半也。遂改用升陷汤（生箭芪六钱、知母三钱、柴胡一钱五分、桔梗一钱五分、升麻一钱。主治胸中大气下陷，气短不足以息，或努力呼吸，有似乎喘；或气息将停，危在顷刻。编者注），方中升麻、柴胡、桔梗，皆不敢用，以桂枝尖三钱代之。又将知母加倍，再加玄参四钱，连服数剂痊愈（《医学衷中参西录·治阴虚劳热方·醴泉饮》也录入本案，编者注）。

　　按：此证虽大气下陷，而初则实兼不纳气也。升麻、柴胡、桔梗虽能升气，实与不纳气之证有碍，用之恐其证仍反复。惟桂枝性本条达，能引脏腑之真气上行，而又善降逆气。仲景苓桂术甘汤，用之以治短气，取其能升真气也。桂枝加桂汤，用之以治奔豚，取其能降逆气也。且治咳逆上气吐吸（喘也），《本经》原有明文。既善升陷，又善降逆，用于此证之中，固有一无二之良药也。

　　或问：桂枝一物耳，何以既能升陷又能降逆？答曰：其能升陷者，以其为树之枝，原在上，桂之枝又直上而不下垂，且色赤属火，而性又温也；其能降逆者，以其味辛，且华于秋，得金气而善平肝木，凡逆气之缘肝而上者（逆气上升者多由于肝），桂枝皆能镇之。大抵最良之药，其妙用恒令人不测。拙拟参赭镇气汤（在第二卷）后，有单用桂枝治一奇病之案。且详论药性之妙用，可以参观。（《医学衷中参西录·治大气下陷方·升陷汤》）

　　〇一人年二十，资禀素弱。偶觉气分不舒，医者用三棱、延胡等药破之。自觉短气，遂停药不敢服。隔两日，忽发喘逆，筋惕肉动，精神恍惚。脉数至六至，浮分摇摇，按之若无。肌肤甚热，上半身时出热汗，自言心为热迫，甚觉怔忡。其舌上微有白苔，中心似黄。统观此病情状，虽陡发于一日，其受外感已非一日。盖其气分不舒时，即受外感之时，特其初不自觉耳。为其怔忡太甚，不暇取药，急用生鸡子黄四枚，温开水调和，再将其碗置开水盆中，候温服之，喘遂止，怔忡亦见愈。继投以此汤〔白虎加人参以山药代粳米汤：生石膏（捣细）三两、知母一两、人参六钱、生山药六钱、粉甘草三钱。上五味，用水五盅，煎取清汁三盅，先温服一盅，病愈者，停后服。若未痊愈者，过两点钟，再服一盅。主治寒温实热已入阳明之腑，燥渴嗜饮凉水，脉象细数者。编者注]，煎汁一大碗，仍调入生鸡子黄三枚，徐徐温饮下。自晚十点钟至早七点钟，尽剂而病若失。因其从前服药伤气，俾用玄参一两、潞参五钱，连服数剂以善其后（《医学衷中参西录·石膏解》也录入本案，编者注）。（《医学衷中参西录·治伤寒温病同用方·白虎加人参以山药代粳米汤》）

○ 一叟，年过七旬。素有痨病。因冬令伤寒，痨病复发，喘而且咳，两三日间，痰涎壅盛，上焦烦热。诊其脉，洪长浮数。投以此汤（犹龙汤：连翘一两、生石膏六钱、蝉蜕二钱、牛蒡子二钱。内热为外感所束，不能发泄。编者注），加玄参、潞参各四钱，一剂汗出而愈。（《医学衷中参西录·治温病方·犹龙汤》）

○ 一叟，年七旬。素有痨疾，薄受外感，即发喘逆，投以小青龙汤，去麻黄，加杏仁、生石膏辄愈。上元节后，因外感甚重，旧病复发，五六日间，热入阳明之腑。脉象弦长浮数，按之有力，而无洪滑之象（此外感兼内伤之脉）。投以寒解汤（生石膏一两、知母八钱、连翘一钱五分、蝉蜕一钱五分。主治周身壮热，心中热而且渴，舌上苔白欲黄，其脉洪滑。或头犹觉疼，周身犹有拘束之意者。编者注），加潞参三钱，一剂汗出而喘愈。再诊其脉，余热犹炽，继投以白虎加人参以山药代粳米汤一大剂，分三次温饮下，尽剂而愈。（《医学衷中参西录·治温病方·寒解汤》）

○ 一童子，年十七。于孟夏得温证，八九日间，呼吸迫促，频频咳吐，痰血相杂。其咳吐之时，疼连胸胁，上焦微嫌发闷。诊其脉，确有实热，而数至七至，摇摇无根。盖其资禀素弱，又兼读书劳心，其受外感又甚剧，故脉象若是之危险也。为其胸胁疼闷兼吐血，遂减方[白虎加人参以山药代粳米汤：生石膏（捣细）三两、知母一两、人参六钱、生山药六钱、粉甘草三钱。上五味，用水五盅，煎取清汁三盅，先温服一盅，病愈者，停后服。若未痊愈者，过两点钟，再服一盅。主治寒温实热已入阳明之腑，燥渴嗜饮凉水，脉象细数者。编者注]中人参之半，加竹茹、三七（捣细冲服）各二钱。用三七者，不但治吐血，实又兼治胸胁之疼也。一剂血即不吐，诸病亦见愈。又服一剂痊愈。（《医学衷中参西录·治伤寒温病同用方·白虎加人参以山药代粳米汤》）

○ 一叟年六十有一，频频咳吐痰涎，兼发喘逆。人皆以为痨疾，未有治法。诊其脉甚迟，不足三至，知其寒饮为恶也。投以拙拟理饮汤（白术四钱、干姜五钱、桂枝二钱、炙甘草二钱、茯苓片二钱、白芍二钱、橘红一钱半、川厚朴一钱半。服数剂后，饮虽开通，而气分若不足者，酌加生黄芪数钱。主治因心肺阳虚，致脾湿不升，胃郁不降，饮食不能运化精微，变为饮邪。编者注）加人参、附子各四钱，喘与咳皆见轻而脉之迟仍旧。因思脉象如此，非草木之品所能挽回。俾服生硫黄少许，不觉温暖，则徐徐加多，两月之间服生硫黄斤余，喘与咳皆愈，脉亦复常。（《医学衷中参西录·杂录·服硫黄法》）

○ 又距均家五里之鱼鳞溪，有洪瑞璋者，年五十余，家素贫苦，曾吸鸦片，戒未多年，由咳而成喘疾，勉强操劳，每届冬令则加剧，然病发时亦往往不服药而自愈。兹次发喘，初由外感，兼发热头痛。医者投以二活、防、葛，大剂表散，遂汗出二日不止，喘逆上冲，不能平卧，胸痞腹胀，大便旬余未行，语不接气，时或瘛疭，种种见证，已濒极险。诊其脉，微细不起。形状颓败殊甚。详细勘视，诚将有阴阳脱离之虞。适日前阅"赭石解"，记其主治，揣之颇合。但恐其性太重镇而正气将随以下陷也，再四踌躇，因配以真潞党参、生怀山药、野茯神、净萸肉、广橘红、京半夏、龙骨、牡蛎、苏子、蒡子等，皆属按证而拟，竟与《衷中参西录》中之参赭镇气汤大致相同。一剂病愈大半，两剂即扶杖起行，三剂则康复如恒矣。前月遇之，自言冬不知寒，至春亦未反复，似有返老还童之嘉概，感颂均德不辍口。盖其有生以来，从未服过功力大著之药，今连投数重剂，复与病机吻合，宜乎效倍寻常，不亚琼浆玉液也。综此两证，皆濒极危地步，乃因先生之方法，遂得着手回生，忝获嘉誉，先生殊大有造于均，寸衷铭感，固当永矢弗谖矣。嗣此仰慕先生之情愈切，思见先生之书倍殷（本案为他人所治，编者注）。（《医学衷中参西录·章叔和来函》）

○ 又愚用小青龙汤，凡遇脉虚者，必预购补药，以备不时之需。曾治一叟，年六十三，于仲冬得伤寒证，痰喘甚剧，其脉浮而弱，不任循按。问其平素，言有痨病，冬日恒发喘嗽。愚再三踌躇，勉强治以小青龙汤，去麻黄加杏仁、生石膏。为其脉弱，俾预购补药数种备用，服药喘稍愈。再诊其脉微弱益甚，愚遂用龙骨、牡蛎（皆不用煅）、野台参、生杭芍、山萸肉（去净核）为方，皆所素购也。煎汤甫成，此时病人呼吸俱微，自觉气息不续，急将药饮下，气息遂可接续。愚将旋里，嘱再服药数剂，以善其后。隔三日复来迎愚，言病又反复。愚至，见其喘促异常，其脉尺部无根，寸部有热。急用酸石榴一个，连皮捣烂煮汤，调白砂糖多半两，服之喘愈大半。又用所服原方去萸肉，仍加酸石榴一个，与药同煎好，再兑生梨自然汁半茶盅，服之喘遂大愈。盖石榴与萸肉，同系酸敛之品，而一则性温，一则性凉，此时脉象有火，故以酸石榴易萸肉，而又加生梨汁之甘寒，所以服之能效也（《医学衷中参西录·山萸肉解》也录入本案，编者注）。（《医学衷中参西录·治伤寒方·小青龙汤解》）

○ 又长男荫潮治邻庄张马村曲姓叟，年六十余，外感痰喘，十余日不能卧。医者投以小青龙汤两剂，病益加剧（脉有热而不敢多加生石膏者其病必加剧）。荫潮视之，其脉搏一息六至，上焦烦躁，舌上白苔满布，每日大便两三次，然非滑泻。审证论脉，似难挽回，而荫潮仍投以小青龙汤，去麻黄，加杏仁，又加野台参三钱，生龙骨、生牡蛎各五钱，生石膏一两半。一剂病愈强半，又服一剂痊愈（本案为他人所治，编者注）。（《医学衷中参西录·用小青龙汤治外感痰喘之经过及变通之法》）

○ 又治一妇人，年四十三岁，素因家务劳心，又兼伤心，遂患吐血。后吐血虽愈，而喘嗽殊甚，夜不能卧。诸医率用枇杷叶、款冬花、杏仁、紫苏、贝母等药治之。其后右边面颧淡红肿起，嗽喘仍不少愈。后仆为诊治，先投以王清任少腹逐瘀汤加苏子、沉香二剂，继服书中参麦汤（人参三钱、干麦冬四钱、生山药六钱、清半夏二钱、牛蒡子三钱、苏子二钱、生杭芍三钱、甘草钱半。主治阴分亏损已久，浸至肺虚有痰，咳嗽劳喘，或兼肺有结核者。编者注）八剂，喘嗽皆愈（本案为他人所治，编者注）。（《医学衷中参西录·宾仙园来函》）

○ 又治一男子，年四十六岁，心中发热作喘，医治三年无效。仆为诊视，先投以书中首方资生汤（生山药一两、玄参五钱、於术三钱、生鸡内金二钱、牛蒡子三钱。主治痨瘵羸弱已甚，饮食减少，喘促咳嗽，身热脉虚数者，闭经。编者注），遵注加生地黄六钱。一剂见轻，数剂病愈强半。继用参麦汤（人参三钱、干麦冬四钱、生山药六钱、清半夏二钱、牛蒡子三钱、苏子二钱、生杭芍三钱、甘草钱半。主治阴分亏损已久，浸至肺虚有痰，咳嗽劳喘，或兼肺有结核者。编者注）数剂，病愈十之八九。然病已数年，身体羸弱，非仓猝所能复原，望先生赐惠，为拟一善后之方，既可治病，又可卫生，有病无病，皆可常服，则幸甚矣。

仆年齿已加长，脑力记忆已非少年，恨未于十年之前得读先生书耳。今蠢子嘉祥、嘉圣皆学医数年，自睹先生医书后，已命于尊照前行弟子礼矣。深望不弃，俾得侧身私淑之列，异日或有问难，赐以片牍，以当提示。栽培之恩，固当永矢弗谖也。(《医学衷中参西录·宾仙园来函》)

○ 至其人气体弱者，可用补气之药助之出汗。

曾治本村刘叟，年七旬，素有痨疾，薄受外感，即发喘逆。投以小青龙汤去麻黄加杏仁、生石膏辄愈。上元节后，因外感甚重，旧病复发。五六日间，热入阳明之腑，脉象弦长浮数，按之有力，而无洪滑之象（此外感兼内伤之脉）。投以寒解汤［生石膏（捣细）一两、知母八钱、连翘一钱五分、蝉蜕（去足土）一钱五分；治周身壮热，心中热而且渴，舌上苔白欲黄，其脉洪滑。或头犹觉疼，周身犹有拘束之意者。编者注］加潞参三钱，一剂汗出而喘愈。再诊其脉，余热犹炽。继投以白虎加人参以山药代粳米汤，煎一大剂，分三次温饮下，尽剂而愈。(《医学衷中参西录·伤寒风温始终皆宜汗解说》)

肺 痈

○ 一人，年三十余，昼夜咳嗽，吐痰腥臭，胸中隐隐作疼，恐成肺痈，求为诊治。其脉浮而有力，右胜于左，而按之却非洪实。投以清金解毒汤（生明乳香三钱、生明没药三钱、粉甘草三钱、生黄芪三钱、玄参三钱、沙参三钱、牛蒡子三钱、贝母三钱、知母三钱、三七二钱。主治肺脏损烂，或将成肺痈，或咳嗽吐脓血者，又兼治肺结核。编者注），似有烦躁之意，大便又滑泻一次。自言从前服药，略补气分，即觉烦躁，若专清解，又易滑泻，故屡次延医无效也。遂改用粉甘草两半，金银花一两，知母、牛蒡子各四钱，煎汤一大碗，分十余次温饮下，俾其药力常在上焦，十剂而愈。后两月，因劳力过度旧证复发，胸中疼痛甚于从前，连连咳吐，痰中兼有脓血。再服前方不效，为制此汤，两剂疼止。为脉象虚弱，加野台参三钱、天冬四钱，连服十剂痊愈。(《医学衷中参西录·治肺病方·消凉华盖饮》)

肺 病

○ 曾治奉天大西边门南徐姓叟肺病，其脉弦长有力，迥异寻常，每剂药中用生石膏四两，连服数剂，脉始柔和。由斯观之，药以胜病为准，其分量轻重，不可预为限量也。若其脉虽有力而至数数者，可于前方中石膏改为两半，知母改为六钱，再加潞党参四钱。盖脉数者其阴分必虚，石膏、知母诸药虽能退热，而滋阴仍所非长，辅之以参，是仿白虎加人参汤之义，以滋其真阴不足（凉润之药得人参则能滋真阴），而脉之数者可变为和缓也。若已咳嗽吐脓血者，亦宜于服汤药外兼服犀黄丸。（《医学衷中参西录·论肺病治法》）

○ 叶凤桐，天津估衣街文竹斋经理，年三十二岁，得肺病咳吐脓血。

[病因] 其未病之前数月，心中时常发热，由此浸成肺病。

[证候] 初觉发热时，屡服凉药，热不减退，大便干燥，小便短赤，后则渐生咳嗽，继则痰中带血，继则痰血相杂，又继则脓血相杂。诊其脉左部弦长，右部洪长，皆重按颇实。

[诊断] 此乃伏气化热，窜入阳明之腑。医者不知病因，见其心中发热，而多用甘寒滞腻之品，稽留其热，俾无出路。久之，上熏肺部，至肺中结核因生咳嗽，溃烂遂吐脓血，斯必先清其胃腑之热，使不复上升熏肺而后肺病可愈。特是，此热为伏气之热所化，原非轻剂所能消除，当先投以治外感实热之剂。

[处方] 生石膏（捣细）两半、大潞参三钱、生怀山药六钱、天花粉六钱、金银花四钱、鲜芦根四钱、川贝母三钱、连翘二钱、甘草二钱、广三七（轧细）二钱；药共十味，将前九味煎汤一大盅，送服三七末一钱，至煎渣再服时，仍送服余一钱。

[方解] 此方实仿白虎加人参汤之义而为之变通也。方中以天花粉代知母，以生山药代粳米，仍与白虎加人参汤无异，故用之以清胃腑积久之实热。而又加金银花、三七以解毒，芦根、连翘以引之上行，此肺胃双理之剂也。

复诊 将药连服三剂，脓血已不复吐，咳嗽少愈，大便之干燥，小便之短赤亦见愈。惟心中仍觉发热，脉象仍然有力，拟再投以清肺泻热之剂。

[处方] 天花粉八钱、北沙参五钱、玄参五钱、鲜芦根四钱、川贝母三钱、牛蒡子（捣碎）三钱、五味子（捣细）二钱、射干三钱、甘草（轧细）二钱；药共九味，将前八味煎汤一大盅，送服甘草末一钱，至煎渣再服时，仍送服余一钱。方中五味子，必须捣碎入煎，不然则服之恒多发闷；方中甘草，无论红者黄者，皆可用，至轧之不细时，切忌锅炮，若炮则其性即变，

张锡纯 用人参

非此方中用甘草之意矣。用此药者，宜自监视轧之，或但罗取其头次所轧之末亦可。

[效果] 将药连服五剂，诸病皆愈，惟心中犹间有发热之时，脉象较常脉似仍有力。为善后计，俾用生怀山药轧细，每用七八钱或两许，煮作茶汤，送服离中丹钱许或至钱半（多少宜自酌），当点心用之。后此方服阅两月，脉始复常，心中亦不复发热矣。离中丹为愚自制之方，即益元散方以生石膏代滑石也。盖滑石宜于湿热，石膏宜于燥热，北方多热而兼燥者，故将其方变通之，凡上焦有实热者，用之皆有捷效。

[或问] 伏气化热，原可成温，即无新受之外感，而忽然成温病者是也。此证伏气所化之热，何以不成温病而成肺病？答曰：伏气之侵入，伏于三焦脂膜之中，有多有少，多者化热重，少者化热轻，化热重者当时即成温病，化热轻者恒循三焦脂膜而窜入各脏腑。愚临证五十年，细心体验，知有窜入肝胆病目者，窜入肠中病下痢者，有窜入肾中病虚劳者，窜入肺中病咳嗽久而成肺病者，有窜入胃中病吐衄而其热上熏亦可成肺病者，如此证是也。是以此证心中初发热时，医者不知其有伏气化热入胃，而泛以凉药治之，是以不效，而投以白虎加人参汤即随手奏效。至于不但用白虎汤而必用白虎加人参汤者，诚以此证已阅数月，病久气化虚损，非人参与石膏并用，不能托深陷之热外出也。(《医学衷中参西录·虚劳喘嗽门·肺病咳吐脓血》)

心　悸

○ 曾治一叟，年近六旬，得伤寒证，四五日间表里大热，其脉象洪而不实，现有代象，舌苔白而微黄，大便数日未行。为疏方用生石膏三两，大生地一两，野台参四钱，生怀山药六钱，甘草三钱，煎汤三盅，分三次温饮下，将三次服完，脉已不代，热退强半，大便犹未通下，遂即原方减去石膏五钱，加天冬八钱，仍如从前煎服，病遂痊愈。(《医学衷中参西录·太阳病炙甘草汤证》)

○ 近曾在津治一钱姓壮年，得伤寒证，三四日间延为诊视，其脉象洪滑甚实，或七八动一止，或十余动一止，其止皆在左部，询其得病之由，知系未病之前曾怒动肝火，继又出门感寒，遂得斯病，因此知其左脉之结乃肝气之不舒也。为疏方仍白虎加人参汤加减，生石膏细末四两，知母八钱，以生山药代粳米用六钱，野台参四钱，甘草三钱，外加生莱菔子（捣碎）四钱，煎汤三盅，分三次温服下。结脉虽除，而脉象仍有余热，遂即原方将石膏减去一两，人参、莱菔子各减一钱，仍如前煎服，其大便从前四日未通，将药三次服完后，大便通下，病遂痊愈。

按：此次所用之方中不以生地黄代知母者，因地黄之性与莱菔子不相宜也。(《医学衷中参西录·太阳病炙甘草汤证》)

○ 邻村李志绾，年二十余，素伤烟色，偶感风寒，医者用表散药数剂治愈。间日，忽遍身冷汗，心怔忡异常，自言气息将断，急求为调治。诊其脉浮弱无根，左右皆然。愚曰：此证虽危易治，得萸肉数两，可保无虞。急取净萸肉四两，人参五钱。先用萸肉二两煎数沸，急服之，心定汗止，气亦接续，又将人参切作小块，用所余萸肉煎浓汤送下，病若失。(《医学衷中参西录·山萸肉解》)

○ 天津南门外升安大街张媪，年九十二岁，得上焦烦热病。

[病因] 平素身体康强，所禀元阳独旺，是以能享高年。至八旬后阴分浸衰，阳分偏盛，胸间恒觉烦热，延医服药多用滋阴之品始愈。迨至年过九旬，阴愈衰而阳愈亢，仲春阳气发生烦热，旧病反复甚剧。

[证候] 胸中烦热异常，剧时若屋中莫能容，恒至堂中，当户久坐以翕收庭中空气。有时，觉心为热迫怔忡不宁。大便干燥四五日一行，甚或服药始通。其脉左右皆弦硬，间现结脉，至数如常。

[诊断] 证脉细参，纯系阳分偏盛阴分不足之象。然所以享此大年，实赖元阳充足。此时阳虽偏盛，当大滋真阴以潜其阳，实不可以苦寒泻之。至脉有结象，高年者虽在所不忌，而究系气分有不足之处，宜以大滋真阴之药为主，而少加补气之品以调其脉。

[处方] 生怀山药一两、玄参一两、熟怀地黄一两、生怀地黄八钱、天冬八钱、甘草二钱、大甘枸杞八钱、生杭芍五钱、野台参三钱、赭石（轧细）六钱、生鸡内金（黄色的捣）二钱；共煎三大盅，为一日之量，徐徐分多次温饮下。

[方解] 方中之义，重用凉润之品以滋真阴，少用野台参三钱以调其脉。犹恐参性温升不宜于上焦之烦热，又倍用生赭石以引之下行，且此证原艰于大便，赭石又能降胃气以通大便也。用鸡内金者，欲其助胃气以运化药力也；用甘草者，以其能缓脉象之弦硬，且以调和诸凉药之性也。

[**效果**] 每日服药一剂至三剂，烦热大减，脉已不结，且较前柔和。遂将方中玄参、生地黄皆改用六钱，又加龙眼肉五钱，连服五剂，诸病皆愈。(《医学衷中参西录·虚劳喘嗽门·盛劳证阳亢阴亏》)

用生石膏以退外感之实热，诚为有一无二之良药。乃有时但重用石膏不效，必仿白虎加人参汤之义，用人参以辅之，而其退热之力始大显者，兹详陈数案于下，以备参观。(《医学衷中参西录·石膏解》)

伤寒定例，汗、吐、下后，用白虎汤者加人参，渴者用白虎汤亦加人参。而愚临证品验以来，知其人或年过五旬，或壮年在劳心劳力之余，或其人素有内伤，或禀赋羸弱，即不在汗、吐、下后与渴者，用白虎汤时，亦皆宜加人参。(《医学衷中参西录·石膏解》)

〇 一媪，年近六旬。资禀素弱，又兼家务劳心，遂致心中怔忡，肝气郁结，胸腹胀满，不能饮食，舌有黑苔，大便燥结，十数日一行。广延医者为治，半载无效，而羸弱支离，病势转增。后愚诊视，脉细如丝，微有弦意，幸至数如常，知犹可治。遂投以升降汤（野台参二钱、生黄芪二钱、白术二钱、广陈皮二钱、川厚朴二钱、生鸡内金二钱、知母三钱、生杭芍三钱、桂枝尖一钱、川芎一钱、生姜二钱。主治肝郁脾弱，胸胁胀满，不能饮食。宜与第五期《衷中参西录》论肝病治法参看。编者注），为舌黑便结，加鲜地骨皮一两，数剂后，舌黑与便结渐愈，而地骨皮亦渐减。至十剂病愈强半，共服百剂，病愈而体转健康。(《医学衷中参西录·治气血郁滞肢体疼痛方·升降汤》)

〇 又有脉非结代，而若现雀啄之象者，此亦气分有所阻隔也。

曾治一少妇素日多病，于孟春中旬得伤寒，四五日表里俱壮热，其舌苔白而中心微黄，毫无津液，脉搏近六至，重按有力，或十余动之后，或二十余动之后，恒现有雀啄之象，有如雀之啄粟，恒连二三啄也。其呼吸外出之时，恒似有所龃龉而不能畅舒。细问病因，知其平日司家中出入账目，其姑察账甚严，未病之先，因账有差误，曾被责斥，由此知其气息不顺及脉象之雀啄，其原因皆由此也。问其大便自病后未行，遂仍治以前案钱姓方〔生石膏细末四两，知母八钱，生山药六钱，野台参四钱，甘草三钱，生莱菔子（捣碎）四钱，煎汤三盅，分三次温服下。编者注〕，将生石膏减去一两，为其津液亏损，为加天花粉八钱，亦煎汤三盅，分三次温服下，脉象已近和平，至数调匀如常，呼吸亦顺，惟大便犹未通下，改用滋阴润燥清火之品，服两剂大便通下痊愈。

（《医学衷中参西录·太阳病炙甘草汤证》）

不 寐

○ 沈阳商人娄顺田，年二十二，虚劳咳嗽，形甚羸弱，脉数八至，按之即无。细询之，自言曾眠热炕之上，晨起觉心中发热，从此食后即吐出，夜间咳嗽甚剧，不能安寝，因二十余日寝食俱废，遂觉精神恍惚，不能支持。愚闻之，知脉象虽危，仍系新证，若久病至此，诚难挽回矣。遂投以醴泉饮（生山药一两、大生地五钱、人参四钱、玄参四钱、生赭石四钱、牛蒡子三钱、天冬四钱、甘草二钱。主治虚劳发热，或喘或嗽，脉数而弱。编者注），为其呕吐将赭石改用一两，一剂吐即止，可以进食，嗽亦见愈，从前多日未大便，至此大便亦通下。如此加减服之，三日后，脉数亦见愈，然犹六至余，心中犹觉发热。遂将玄参、生地皆改用六钱，又每日于午时用白蔗糖冲水，送服阿司匹林七厘许，数日诸病皆愈，脉亦复常。（《医学衷中参西录·赭石解》）

神 昏

○ 曾治奉天寇姓媪，霍乱吐泻一日夜，及愚诊视时，吐泻已止，周身皆凉，六脉闭塞，精神昏愦，闭目无声，而呼之仍有知觉，且恒蹙其额，知霍乱之毒犹扰乱于其心中也。问其吐泻时情状，常觉心中发热，频频嗜饮凉水，知其确系阳证。先与以急救回生丹三分之一，和温开水灌下。迟半点钟，视其形状较安，仍身凉无脉，俾煎急救回阳汤一剂，徐徐灌下，且嘱其服药以后，不时少与以温开水。至翌晨，复为诊视，身热脉出，已能言语，仍自言心中热甚。遂用玄参二两、潞参一两，煎汤一大碗，俾徐徐温饮下，尽剂而愈。详观此案，当知用急救回阳汤之方针矣。（《医学衷中参西录·论霍乱治法》）

○ 曾治一人，患伤寒热入阳明之腑，脉象有力而兼硬，时作谵语，按此等脉原宜投以白虎加人参汤，而愚时当少年，医学未能深造，竟与以大剂白虎汤，俾分数次温饮下，翌日视之热已见退，而脉搏转数，谵语更甚，乃恍然悟会，改投以白虎加人参汤煎一大剂，分三次徐徐温饮下，尽剂而愈。盖白虎汤证其脉宜见滑象，脉有硬象即非滑矣，此中原有阴亏之象，是以宜治以白虎加人参汤，而不可但治以白虎汤也。自治愈此案之后，凡遇其人脉数或弦硬，或年过五旬，或在劳心劳力之余，或其人身形素羸弱，即非在汗吐下后，渴而心烦者，当用白虎汤时，皆宜加人参，此立脚于不败之地，战则必胜之师也。(《医学衷中参西录·续申白虎加人参汤之功用》)

○ 大气下陷之证，不必皆内伤也，外感证亦有之。

一人年四十许，于季春得温证，延医调治不愈，留连两旬，病益沉重。后愚诊视，其两目清白无火，竟昏愦不省人事，舌干如磋，却无舌苔。问之亦不能言语，周身皆凉，其五六呼吸之顷，必长出气一口。其脉左右皆微弱，至数稍迟，此亦胸中大气下陷也。盖大气不达于脑中则神昏，大气不潮于舌本则舌干，神昏舌干，故问之不能言也。其周身皆凉者，大气陷后，不能宣布于营卫也。其五六呼吸之顷，必长出气者，大气陷后，胸中必觉短气，故太息以舒其气也。遂用野台参一两、柴胡二钱，煎汤灌之，一剂见轻，两剂痊愈(《医学衷中参西录·人参解》也录入本案，编者注)。(《医学衷中参西录·治大气下陷方·升陷汤》)

按：此证从前原有大热，屡经医者调治，大热已退，精神愈惫。医者诿为不治，病家亦以为气息奄奄，待时而已。乃迟十余日，而病状如故，始转念或可挽回，而迎愚诊视。幸投药不差，随手奏效，是知药果对证，诚有活人之功也。

又按：此证若不知为大气下陷，见其舌干如斯，但知用熟地、阿胶、枸杞之类滋其津液，其滞泥之性填塞膺胸，既陷之大气将何由上达乎？愚愿业医者，凡遇气分不舒之证，宜先存一大气下陷理想，以细心体察，倘遇此等证，庶可挽回人命于顷刻也。(《医学衷中参西录·治大气下陷方·升陷汤》)

○ 一室女，伤寒过两旬矣，而瘦弱支离，精神昏愦，过午发热，咳而且喘，医者辞不治。诊其脉，数至七至，微弱欲无。因思此证，若系久病至此，不可为矣。然究系暴虚之证，生机之根柢当无损。勉强投以滋阴清燥汤(滑石一两、甘草三钱、生杭芍四钱、生山药一两。主治温病，太阳未解，渐入阳明。编者注)，将滑石减半，又加玄参、熟地黄各一两，野台参五钱，煎汤一大碗，徐徐温饮下。饮完煎滓重饮，俾药力昼夜相继。两日之间，连服三剂，滑石渐减至二钱，其病竟愈。

按：此证始终不去滑石者，恐当伤寒之余，仍有余邪未净。又恐补药留邪，故用滑石引之下行，使有出路也。又凡煎药若大剂，必须多煎汤数杯，

徐徐服之。救险证宜如此，而救险证之阴分亏损者，尤宜如此也。（《医学衷中参西录·治温病方·滋阴清燥汤》）

○ 有患寒温者，周身壮热，脉象洪实，神昏不语。迨用凉药清之，热退脉近和平，而仍然神昏或谵语者，必兼有脑髓神经病，当继用治脑髓神经之药。

曾治一学校学生，温病热入阳明，脉象甚实，神昏不语，卧床并不知转侧。用白虎汤清之，服两剂后热退十之七八，脉象之洪实亦减去强半，自知转侧，而精神仍不明了。当系温病之热上蒸，致其脑膜生炎而累及神经也。遂改用小剂白虎加人参汤，又加羚羊角二钱（另煎兑服），一剂而愈。（《医学衷中参西录·论伤寒温病神昏谵语之原因及治法》）

○ 有温疫传染之邪由口鼻传入，自肺传心，其人恒无故自笑，精神恍惚，言语错乱，妄言妄见者。

曾治一媪患此证，脉象有力，关前摇摇而动。投以拙拟护心至宝丹（方载三期七卷，系生石膏一两，潞党参、犀角、羚羊角二钱、朱砂三分、东牛黄一分，将前四味煎汤送服后二味），一剂而愈。以上所谓寒温诸证，其精神昏愦谵语之原因及治法大略已备。至于变通化裁，相机制宜，又在临证者之精心研究也。（《医学衷中参西录·论伤寒温病神昏谵语之原因及治法》）

○ 又苏州交通部电话局，张玉阶夫人病重，电报连催至苏诊治。既至有医在座，方开金银花一两、山栀八分、黄芩六分等药十七味，加牛黄丸一粒。该医请仆诊断，脉洪带数，神昏烦躁，舌苔微黄，喉红小疼，断为春温重证，已入阳明之腑。因思苏州病家畏石膏如虎，良药埋没已久，今次可为石膏昭雪。乃放胆投白虎汤加党参，以生山药代粳米，为其喉红小疼更以玄参代知母，生石膏用八两。该医大为骇异，因将先生所论石膏之理，详为讲解，彼终不悟。遂催病家速购药，石膏要整块自制为末，以免药房以煅者误充。共煎汤一大碗，分数次徐徐温饮下，至明晨热退神清。该医又来探视，则病人正食粥矣。该医再三注目，一笑而去。揣该医之意，必以为其愈非真愈也。何至若斯之惑欤？噫！（《医学衷中参西录·石膏治病无分南北论》）

○ 愚在奉时治一农业学校朱姓学生，患伤寒三四日，蜷卧昏昏似睡，间作谵语，呼之眼微开，舌上似无苔，而舌皮甚干，且有黑斑，咽喉疼痛，小便赤而热，大便数日未行，脉微细兼沉，心中时觉发热，而肌肤之热度如常。此乃少阴伤寒之热证，因先有伏气化热，乘肾脏虚损而窜入少阴，遏抑肾气不能上达，是以上焦燥热而舌斑咽痛也，其舌上有黑斑者，亦为肾虚之现象。至其病既属热而脉微细者，诚以脉发于心，肾气因病不能上达与心相济，其心之跳动即无力，此所以少阴伤寒无论或凉或热其脉皆微细也。遂为疏方：生石膏细末二两，生怀山药一两，大潞参六钱，知母六钱，甘草二钱，先用鲜茅根二两煮水，以之煎药，取清汤三盅，每温服一盅调入生鸡子黄一枚。服药一次后，六脉即起。服至二次，脉转洪大。服至三次，脉象又渐和平，精神亦复，舌干咽痛亦见愈。翌日即原方略为加减，再服一剂，诸病痊愈。

　　按：上所用之方，即坎离互根汤。方之细解详于本方后，兹不赘。(《医学衷中参西录·详论咽喉证治法》)

痫　证

○ 又小儿荫潮自京都来信言，治一陆军书记官王竹孙，年四十余，每至晚八点钟，即不省人事，四肢微有抽掣，甚畏灯光。军中医官治以镇安神经药罔效。后荫潮治以铁锈、生地各六钱，煎汤送服人参小块三钱。约服二十剂，病遂脱然。

　　盖此证乃胸中大气（即宗气）虚损，不能上达脑部，以斡旋其神经，保合其神明，所以昏不知人，而复作抽掣也。病发于晚间者，因其时身中之气化下降，大气之虚者益虚也。其畏灯光者，因其肝血虚而生热，其中所寄之相火乘时上扰脑部，脑中苦烦热，故畏见灯光也。是以用人参以补大气之虚，铁锈、生地以镇肝、生血、凉血，未尝用药理其脑部，而脑部自理也（本案为他人所治，编者注）。(《医学衷中参西录·致陆晋笙书》)

胃　脘　痛

○ 奉天大东关宋氏女，年十九岁，自十七岁时，胃有瘀滞作疼，调治无效，浸至不能饮食。脉象沉而无力，右部尤甚，为疏方鸡内金一两，生酒曲、党参各五钱，三棱、莪术、知母各三钱，樗鸡（俗名红娘子）十五个，服至八剂，大小二便皆下血，胃中豁然，其疼遂愈。(《医学衷中参西录·鸡内金解》)

痞 满

○ 定县吴锡三偕眷寓汉皋。其妻病，服药罔效。时弟服武昌督署务，诊其脉，浮而无力。胸次郁结，如有物堵塞，饮食至胃间，恒觉烧热不下。仿第二卷首方参赭镇气汤之义，用野台参六钱，赭石细末二两。将二药煎服，胸次即觉开通。服至二剂，饮食下行无碍。因其大便犹燥，再用当归、肉苁蓉各四钱，俾煎服，病若失（本案为他人所治，编者注）。(《医学衷中参西录·宗弟相臣来函》)

○ 姚景仁，住天津鼓楼东，年五十二岁，业商，得肝郁胃逆证。

[病因] 劳心太过，因得斯证。

[证候] 腹中有气，自下上冲，致胃脘满闷，胸中烦热，胁下胀疼，时常呃逆，间作呕吐。大便燥结，其脉左部沉细，右部则弦硬而长，大于左部数倍。

[诊断] 此乃肝气郁结，冲气上冲，更迫胃气不降也。为肝气郁结，是以左脉沉细，为冲气上冲，是以右脉弦长，冲脉上隶阳明，其气上冲不已，易致阳明胃气不下降。此证之呕吐呃逆，胃脘满闷，胸间烦热，皆冲胃之气相并冲逆之明征也。其胁下胀疼，肝气郁结之明征也。其大便燥结者，因胃气原宜息息下行，传送饮食下为二便，今其胃气既不下降，是以大便燥结也。拟治以疏肝降胃安冲之剂。

[处方] 生赭石（轧细）一两、生怀山药一两、天冬一两、寸麦冬（去心）六钱、清半夏（水洗三次）四钱、碎竹茹三钱、生麦芽三钱、茵陈二钱、川续断二钱、生鸡内金（黄色的捣）二钱、甘草钱半；煎汤一大盅，温服。

[方解] 肝主左而宜升，胃主右而宜降，肝气不升则先天之气化不能由肝上达，胃气不降则后天之饮食不能由胃下输，此证之病根，正因当升者不升，当降者不降也。故方中以生麦芽、茵陈以升肝；生赭石、半夏、竹茹以降胃，即以安冲；用续断者，因其能补肝，可助肝气上升也；用生山药、二冬者，取其能润胃补胃，可助胃气下降也；用鸡内金者，取其能化瘀止疼，以营运诸药之力也。

复诊 上方随时加减，连服二十余剂，肝气已升，胃气已降，左右脉均已平安，诸病皆愈。惟肢体乏力，饮食不甚消化，拟再治以补气健胃之剂。

［**处方**］野台参四钱、生怀山药一两、生赭石（轧细）六钱、天冬六钱、寸麦冬六钱、生鸡内金（黄色的捣）三钱、生麦芽三钱、甘草钱半；煎汤一大盅，温服。

［**效果**］将药煎服三剂，饮食加多，体力渐复。于方中加枸杞五钱、白术三钱，俾再服数剂以善其后。

［**说明**］身之气化，原左升右降，若但知用赭石降胃，不知用麦芽升肝，久之，肝气将有郁遏之弊，况此证之肝气原郁结乎？此所以方中用赭石，即用麦芽，赭石生用而麦芽亦生用也。且诸家本草谓麦芽炒用者为丸散计也，若入汤剂何须炒用，盖用生者煮汁饮之，则消食之力愈大也。

［**或问**］升肝之药，柴胡最效，今方中不用柴胡而用生麦芽者，将毋别有所取乎？答曰：柴胡升提肝气之力甚大，用之失宜，恒并将胃气之下行者提之上逆。曾有患阳明厥逆吐血者（《内经》谓阳明厥逆衄呕血。此阳明指胃腑而言也。凡论六经不言足经手经者，皆指足经而言），初不甚剧。医者误用柴胡数钱即大吐不止，须臾盈一痰盂，有危在顷刻之惧，取药无及，适备有生赭石细末若干，俾急用温开水送下，约尽两半，其血始止，此柴胡并能提胃气上逆之明征也。况此证之胃气原不降乎？至生麦芽虽能升肝，实无妨胃气之下降，盖其萌芽发生之性，与肝木同气相求，能宣通肝气之郁结，使之开解而自然上升，非若柴胡之纯于升提也。（《医学衷中参西录·气病门·肝气郁兼气不降》）

○ 一媪，年六旬。气弱而且郁，心腹满闷，不能饮食，一日所进谷食，不过两许，如此已月余矣。愚诊视之，其脉甚微细，犹喜至数调匀，知其可治。遂用此汤（理冲汤：生黄芪三钱、党参二钱、白术二钱、生山药五钱、天花粉四钱、知母四钱、三棱三钱、莪术三钱、生鸡内金三钱。用水三盅，煎至将成，加好醋少许，滚数沸服。服此汤十余剂后，虚证自退；三十剂后，瘀血可尽消。主治经闭或产后恶露不尽结为癥瘕、痨瘵、癥瘕、积聚、气郁、脾弱、满闷、痞胀。编者注），将三棱、莪术各减一钱，连服数剂，即能进饮食。又服数剂，病遂痊愈。（《医学衷中参西录·治女科方·理冲汤》）

○ 在奉天时曾治警务处科长郝景山，年四十余，心下痞闷堵塞，饮食不能下行，延医治不效。继入东人医院，治一星期，仍然无效。浸至不能起床，吐痰腥臭，精神昏愦。再延医诊视，以为肺病已成，又兼胃病，不能治疗。其家人惶恐无措，迎愚延医。其脉左右皆弦，右部则弦而有力，其舌苔白厚微黄，抚其肌肤发热，问其心中亦觉热，思食凉物，大便不行者已四五日，自言心中满闷异常，食物已数日不进，吐痰不惟腥臭，且又觉凉。愚筹思再四，知系温病结胸。然其脉不为洪而有力，而为弦而有力，且所吐之痰臭而且凉者何也？盖因其人素有寒饮，其平素之脉必弦，其平素吐痰亦必凉（平素忽不自觉，今因病温咽喉发热觉痰凉耳），因有温病之热与之混合，所以脉虽弦而仍然有力，其痰虽凉，而为温病之热熏蒸，遂至腥臭也。

为疏方用：蒌仁、生赭石细末各一两，玄参、知母各八钱，苏子、半夏、党参、生姜各四钱，煎汤冲服西药硫苦四钱。一剂胸次豁然，可进饮食，右脉较前柔和，舌苔变白，心中犹觉发热，吐痰不臭，仍然觉凉。遂将原方前四味皆减半，加当归三钱，服后大便通下，心中益觉通豁。惟有时觉有凉痰自下发动，逆行上冲，周身即出汗。遂改用赭石、党参、干姜各四钱，半夏、白芍各三钱。川朴、五味、甘草各二钱，细辛一钱，连服数剂，寒痰亦消矣。此证原寒饮结胸与温病结胸相并而成，而初次方中但注重温病结胸，惟生姜一味为治寒饮结胸之药。因此二病之因，一凉一热，原难并治。若将方中之生姜改为干姜，则温病之热必不退。至若生姜之性虽热，而与凉药并用实又能散热。迨至温病热退，然后重用干姜以开其寒饮。此权其病势之缓急先后分治，而仍用意周匝，不至顾此失彼，是以能循序奏效也。（《医学衷中参西录·论结胸治法》）

结　　胸

○　一人年近三旬，胸中素多痰饮，平时呼吸其喉间恒有痰声。时当孟春上旬，冒寒外出，受凉太过，急急还家，即卧床上，歇息移时，呼之吃饭不应，视之有似昏睡，呼吸之间痰声辘辘，手摇之使醒，张目不能言，自以手摩胸际，呼吸大有窒碍。延医治之，以为痰厥，概治以痰厥诸方皆无效。及愚视之，抚其四肢冰冷，其脉沉细欲无，因晓其家人曰：此寒实结胸证，非用《伤寒论》白散不可。遂急购巴豆去皮及心，炒黑捣烂，纸裹数层，压去其油（药局中名为巴豆霜，恐药局制不如法，故自制之），秤准一分五厘，开水送下，移时胸中有开通之声，呼吸顿形顺利，可作哼声，进米汤半碗。翌晨又服一剂，大便通下，病大轻减，脉象已起，四肢已温，可以发言，至言从前精神昏愦似无知觉，此时觉胸中似满闷。遂又为开干姜、桂枝尖、人

参、厚朴诸药为一方，俾多服数剂以善其后。(《医学衷中参西录·太阳病小陷胸汤证》)

冲气上冲

○ 又天津南马厂所住陆军营长赵松如，因有冲气上冲病，来沧求为诊治。自言患此病已三年，百方调治，毫无效验。其病，脉情状大略与前案同（指沧州中学学生安瑰奇，年十八九，胸胁满闷，饮食减少，时作哕逆，腹中辘辘有声，盖气冲痰涎作响也，大便干燥，脉象弦长有力。编者注），惟无痰声辘辘，而尺脉稍弱。遂于前方去芒硝，加柏子仁、枸杞子各五钱。连服数剂痊愈。

○ 又治沧州南关一叟，年七十四岁，性浮躁，因常常忿怒，致冲气上冲，剧时觉有气自下上冲堵塞咽喉，有危在顷刻之势，其脉左右皆弦硬异常。为其年高，遂于前第二方中加野台参三钱，一剂见轻。又服一剂，冲气遂不上冲。又服数剂以善其后。为治此证多用第二方加减，因名为降胃镇冲汤。
(《医学衷中参西录·论冲气上冲之病因病状病脉及治法》)

呕　　吐

○ 天津南关下头王媪，得病月余，困顿已极，求治于弟。诊其脉，六部皆弦硬有力，更粗大异常，询其病，则胸肠满闷，食已即吐，月余以来，未得一饭不吐，且每日大便两三次，所便少许有如鸡矢，自云心中之难受，莫可言喻，不如即早与世长辞，脱此苦恼。细思胸膈满闷，颇似实证者，然而脉象弦硬粗大，无一点柔和之象，遂忆《衷中参西录》镇摄汤下注云，治胸膈满闷，其脉大而弦，按之有力，此脾胃真气外泄，冲脉逆气上干之证，慎勿以实证治之云云，即抄镇摄汤（野台参五钱、生赭石五钱、生芡实五钱、生山药五钱、萸肉五钱、清半夏二钱、茯苓二钱。主治胸膈满闷，其脉大而弦，按之似有力，非真有力。编者注）原方予之。服一剂，吐即见减，大便次数亦见减，脉遂有柔和之象。四五剂，即诸病痊愈。以后遇此等脉象，即按此汤加减治之，无不效如桴鼓。然非我兄精研脉理，谆谆为医界说法，弟何由能辨此脉也。
(《医学衷中参西录·李曰纶来函》)

胁　痛

○ 友人高夷清曾治一人，上焦满闷，艰于饮食，胸中觉有物窒塞。医者用大黄、蒌实陷胸之品十余剂，转觉胸中积满，上至咽喉，饮水一口即溢出。夷清用赭石二两、人参六钱为方煎服，顿觉窒塞之物降至下焦。又加当归、肉苁蓉，再服一剂，降下瘀滞之物若干，病若失（本案为他人所治，《医学衷中参西录·赭石解》也录入本案，编者注）。（《医学衷中参西录·治喘息方·参赭镇气汤》）

○ 友人李景南曾治一人，寒痰壅滞胃中，呕吐不受饮食，大便旬日未行。用人参八钱、干姜六钱、赭石一两，一剂呕吐即止。又加当归五钱，大便得通而愈（本案为他人所治，编者注）。（《医学衷中参西录·治喘息方·参赭镇气汤》）

○ 友人毛仙阁曾治一妇人，胸次郁结，饮食至胃不能下行，时作呕吐。仙阁用赭石细末六钱，浓煎人参汤送下，须臾腹中如爆竹之声，胸次、胃中俱觉通豁，至此饮食如常（本案为他人所治，《医学衷中参西录·赭石解》也录入本案，编者注）。（《医学衷中参西录·治喘息方·参赭镇气汤》）

○ 又丁卯季夏，天气炎热非常，愚临睡时偶食西瓜数块，睡至黎明，觉心中扰乱恶心，连吐三次，继又作泻。急服急救回生丹钱许，心中稍安。须臾病又如旧，且觉心中发热，火气上腾，右腿转筋，而身不凉，脉不闭。自知纯系热证。《千金方》治霍乱用治中汤（即理中汤），转筋者加石膏，是霍乱之兼热者原可重用石膏也。遂煎白虎加人参汤一大剂，服后病又稍愈。须臾仍然反复，心中热渴，思食冰。遂买冰若干，分作小块吞之，阅点半钟，约食冰二斤，热渴、吐泻俱止，而病若失矣。此虽因食凉物激动伏暑之热，然吐泻转筋非霍乱而何也？上二案皆证之大热者也，若无井泉水与无冰之处，可用鲜梨片或西瓜蘸生石膏细末食之，此愚治寒温之病阳明大热且呕不受药者之方也。究之其病发动之时，其大凉者仍宜先服卫生防疫宝丹，其大热者仍宜先服急救回生丹，因此二药皆能除毒菌、助心脏，使心脏不至受毒麻痹，病自无危险也。（《医学衷中参西录·论霍乱治法》）

呃　逆

○ 门人高如璧曾治一叟，年七十余，得呃逆证，兼小便不通，剧时觉堵塞咽喉，息不能通，两目上翻，身躯后挺，更医数人治不效。如璧诊其脉浮而无力。遂用赭石、台参、生山药、生芡实、牛蒡子为方投之，呃逆顿愈。又加竹茹服一剂，小便亦通利（本案为他人所治，编者注）。（《医学衷中参西录·治喘息方·参赭镇气汤》）

噎　膈

○ 奉天北镇县，萧曳年六十七岁，友人韩玉书之戚也。得膈证延医治不愈。迁延五六月，病浸加剧，饮水亦间有难下之时。因玉书介绍，来院求为诊治。其脉弦长有力，右部尤甚。知其冲气上冲过甚，迫其胃气不下降也。询其大便，干燥不易下，多日不行，又须以药通之。投以参赭培气汤（潞党参六钱、天门冬四钱、生赭石八钱、清半夏三钱、淡苁蓉四钱、知母五钱、当归身三钱、柿霜饼五钱。主治噎膈及反胃。编者注），赭石改用一两。数剂后，饮食见顺，脉亦稍和，觉胃口仍有痰涎堵塞。为加清半夏三钱，连服十剂，饮食大顺，脉亦复常，大便亦较易。遂减赭石之半，又服数剂，大便一日两次。遂去赭石、柿霜饼、当归、知母，加於术三钱，数剂后自言，觉胃中消化力稍弱，此时痰涎已清，又觉胃口似有疙瘩，稍碍饮食之路。遂将於术改用六钱，又加生鸡内金（捣细）二钱，佐於术以健运脾胃，即借以消胃口之障碍，连服十余剂痊愈。（《医学衷中参西录·治膈食方·参赭培气汤》）

○ 去岁（乙丑）舍侄洪升患膈食，延医诊治，年余无效。及病至垂危，诸医束手无策，有旧戚赌一良方，言系《衷中参西录》所载之方，名参赭培气汤（潞党参六钱、天门冬四钱、生赭石八钱、清半夏三钱、淡苁蓉四钱、知母五钱、当归身三钱、柿霜饼五钱。主治噎膈及反胃。编者注），服之立见功效。连服十剂，其病痊愈。后购全书读之，见书中所载共计一百六十余方，皆先生自拟，方后诊解精妙，验案屡载，无一非挽回人命之金丹也。（《医学衷中参西录·马秀三来函》）

○ 盛隽卿，天津锅店街老德记西药房理事，年五旬，得噎膈证。

[病因] 处境恒多不顺，且又秉性褊急，易动肝火，遂得斯证。

[证候] 得病之初期，觉饮食有不顺时，后则常常如此，始延医为调治，服药半年，更医十余人皆无效验。转觉病势增剧，自以为病在不治，已停药不服矣。适其友人何冀云孝廉（里韶）来津，其人雅博通医，曾阅拙著《衷

中参西录》，力劝其求愚为之诊治。其六脉细微无力，强食饼干少许，必嚼成稀糜方能下咽，咽时偶觉龃龉即作呕吐，带出痰涎若干。惟饮粳米所煮稠汤尚无阻碍，其大便燥结如羊矢，不易下行。

[诊断]杨素园谓：此病与失血异证同源，血之来也暴，将胃壁之膜冲开则为吐血；其来也缓，不能冲开胃膜，遂瘀于上脘之处，致食管窄隘即成噎膈。至西人则名为胃癌，所谓癌者，如山石之有岩，其形凸出也。此与杨氏之说正相符合，其为瘀血致病无疑也。其脉象甚弱者，为其进食甚少气血两亏也。至其便结如羊矢，亦因其饮食甚少，兼胃气虚弱不输送下行之故也。此宜化其瘀血兼引其血下行，而更辅以培养气血之品。

[处方]生赭石（轧细）一两、野台参五钱、生怀山药六钱、天花粉六钱、天冬四钱、桃仁（去皮捣）三钱、红花二钱、土鳖虫（捣碎）五枚、广三七（捣细）二钱。

药共九味，将前八味煎汤一大盅，送服三七末一半，至煎渣再服时，再送服其余一半。

[方解]方中之义，桃仁、红花、土鳖虫、三七诸药，所以消其瘀血也。重用生赭石至一两，所以引其血下行也。用台参、山药者，所以培养胃中之气化，不使因服开破之药而有伤损也。用天冬、天花粉者，恐其胃液枯槁，所瘀之血将益干结，故借其凉润之力以滋胃液，且即以防台参之因补生热也。

[效果]将药服至两剂后，即可进食，服至五剂，大便如常。因将赭石改用八钱，又服数剂，饮食加多，仍觉胃口似有阻碍不能脱然。俾将三七加倍为四钱，仍分两次服下，连进四剂，自大便泻下脓血若干，病遂痊愈。

[说明]按噎膈之证，有因痰饮而成者，其胃口之间生有痰囊（即喻氏《寓意草》中所谓窠囊），本方去土鳖虫、三七，加清半夏四钱，数剂可愈。有因胃上脘枯槁萎缩致成噎膈者，本方去土鳖虫、三七，将赭石改为八钱，再加当归、龙眼肉、枸杞子各五钱，多服可愈。有因胃上脘生瘤赘以致成噎膈者（"论胃病噎膈治法及反胃治法"中曾详论），然此证甚少，较他种噎膈亦甚难治，盖瘤赘之生，恒有在胃之下脘成反胃者，至生于胃之上脘成噎膈者，则百中无一二也。（《医学衷中参西录·肠胃病门·噎膈》）

○ 堂侄女，年四十八岁，素羸弱多病。侄婿与两甥皆在外营业，因此自理家务，劳心过度，恒彻夜不寐。于癸卯夏日得膈证。时愚远出，遂延他医调治，屡次无效。及愚旋里，病势已剧。其脉略似滑实，重按无力。治以此汤（参赭培气汤：潞党参六钱、天门冬四钱、生赭石八钱、清半夏三钱、淡苁蓉四钱、知母五钱、当归身三钱、柿霜饼五钱。主治噎膈及反胃。编者注），加龙眼肉五钱，两剂见轻，又服十余剂痊愈。(《医学衷中参西录·治膈食方·参赭培气汤》)

○ 一人，年四十六，素耽叶子戏，至废寝食。初觉有气上冲咽喉，浸至妨碍饮食，时或呕吐不能下行。其脉弦长而硬，左右皆然。知系冲气挟胃气上冲。治以此汤（参赭培气汤：潞党参六钱、天门冬四钱、生赭石八钱、清半夏三钱、淡苁蓉四钱、知母五钱、当归身三钱、柿霜饼五钱。主治噎膈及反胃。编者注），加武帝台旋覆花二钱、生芡实四钱，降其冲逆之气而收敛之，连服十剂而愈。(《医学衷中参西录·治膈食方·参赭培气汤》)

○ 一叟，年六十余，得膈证，向愚求方。自言犹能细嚼焦脆之物，用汤水徐徐送下，然一口咽之不顺，即呕吐不能再食，且呕吐之时，带出痰涎若干。诊其脉关后微弱，关前又似滑实，知其上焦痰涎壅滞也。用此汤（参赭培气汤：潞党参六钱、天门冬四钱、生赭石八钱、清半夏三钱、淡苁蓉四钱、知母五钱、当归身三钱、柿霜饼五钱。主治噎膈及反胃。编者注）加武帝台所产旋覆花二钱，连服四剂而愈。(《医学衷中参西录·治膈食方·参赭培气汤》)

○ 友人吴瑞五（奉天铁岭）治姜姓叟，年六十余，得膈食证。屡次延医调治，服药半载，病转增进。瑞五投以参赭培气汤（潞党参六钱、天门冬四钱、生赭石八钱、清半夏三钱、淡苁蓉四钱、知母五钱、当归身三钱、柿霜饼五钱。主治噎膈及反胃。编者注），为其脉甚弦硬，知其冲气上冲，又兼血液枯少也，遂加生芡实以收敛冲气，龙眼肉以滋润血液，一剂能进饮食，又连服七八剂，饮食遂能如常。(《医学衷中参西录·治膈食方·参赭培气汤》)

○ 族家姑，年五旬有六，初觉饮食有碍，后浸增重，惟进薄粥，其脉弦细无力。盖生平勤俭持家，自奉甚薄，劳心劳力又甚过。其脉之细也，因饮食菲薄而气血衰；其脉之弦也，因劳心过度而痰饮盛也。姑上有两姊，皆以此疾逝世，气同者其病亦同，惴惴自恐不愈。愚毅然以为可治，投以此汤（参赭培气汤：潞党参六钱、天门冬四钱、生赭石八钱、清半夏三钱、淡苁蓉四钱、知母五钱、当归身三钱、柿霜饼五钱。主治噎膈及反胃。编者注），加白术二钱、龙眼肉三钱，连服十余剂痊愈。(《医学衷中参西录·治膈食方·参赭培气汤》)

腹　痛

○ 一为门生张德元，少腹素有寒积，因饮食失慎，肠结，大便不下，少腹胀疼，两日饮食不进。用蓖麻油下之，便行三次而疼胀如故。又投以温暖下焦之剂，服后亦不觉热，而疼胀如故。细诊其脉，沉而无力。询之，微觉短气。疑系胸中大气下陷，先用柴胡二钱煎汤试服，疼胀少瘥。遂用生箭芪一两，当归、党参各三钱，升麻、柴胡、桔梗各钱半，煎服一剂，疼胀全消，气息亦顺，惟觉口中发干。又即原方去升麻、党参，加知母三钱，连服数剂痊愈。（《医学衷中参西录·答徐韵英问腹疼治法》）

○ 沈阳张姓媪，住小南门外风雨台旁，年过六旬，肠结腹疼，兼心中发热。

[病因] 素有肝气病，因怒肝气发动，恒至大便不通，必服泻药始通下。此次旧病复发而呕吐不能受药，是以病久不愈。

[证候] 胃下脐上似有实积，常常作疼，按之则疼益甚，表里俱觉发热，恶心呕吐。连次延医服药，下咽须臾即吐出，大便不行已过旬日，水浆不入者七八日矣。脉搏五至，左右脉象皆弱，独右关重按似有力，舌有黄苔，中心近黑，因问其得病之初曾发冷否？答云：旬日前曾发冷两日，至三日即变为热矣。

[诊断] 即此证脉论之，其阳明胃腑当蕴有外感实热，是以表里俱热，因其肠结不通，胃气不能下行，遂转而上行与热相并作呕吐。治此证之法，当用镇降之药止其呕，咸润之药开其结，又当辅以补益之品，俾其呕止结开，而正气无伤始克有济。

[处方] 生石膏（轧细）一两、生赭石（轧细）一两、玄参一两、潞参四钱、芒硝四钱、生麦芽二钱、茵陈二钱；共煎汤一大盅，温服。

[效果] 煎服一剂，呕止结开，大便通下燥粪若干，表里热皆轻减，可进饮食。诊其脉仍有余热未净，再为开滋阴清热之方，俾服数剂以善其后。（《医学衷中参西录·肠胃病门·肠结腹疼兼外感实热》）

泄　泻

○ 奉天财政厅科员刘仙舫，年二十五六，于季冬得伤寒，经医者误治，大便滑泻无度，而上焦烦热，精神昏愦，时作谵语，脉象洪数，重按无力。遂重用生山药两半、滑石一两、生杭芍六钱、甘草三钱，一剂泻止，下焦烦热不退，仍作谵语。爰用玄参、沙参诸凉润之药清之，仍复滑泻，再投以前方一剂泻又止，而上焦之烦热益甚，精神亦益昏愦，毫无知觉。仙舫家营口，此时其家人毕至，皆以为不可复治。诊其脉虽不实，仍有根柢，至数虽数，不过六至，知犹可治，遂慨切谓其家人曰："果信服余药，此病尚可为也。"其家人似领悟。

为疏方用大剂白虎加人参汤，更以生山药一两代粳米，大生地一两代知母，煎汤一大碗，嘱其药须热饮，一次止饮一口，限以六句钟内服完，尽剂而愈。（《医学衷中参西录·山药解》）

○ 辽宁刘允卿，寓居天津河东，年近四旬，于孟秋得吐泻证，六日之间勺饮不存，一昼夜间下利二十余次，病势危急莫支。延为诊治，其脉象微细，重按又似弦长，四肢甚凉，周身肌肤亦近于凉，而心中则甚觉发热，所下利者亦觉发热，断为系厥阴温病，《伤寒论》中即为厥阴伤寒（《伤寒论》开端处，曾提出温病，后则浑名之为伤寒）。惟其呕吐殊甚，无论何药，入口即吐出，分毫不能下咽，实足令医者束手耳。因问之曰：心中既如此发热，亦想冰吃否？答曰：想甚，但家中人驳阻不令食耳。愚曰：此病已近垂危，再如此吐泻一昼夜，即仙丹不能挽回，惟用冰膏搀生石膏细末服之，可以止吐，吐止后泻亦不难治矣。遂立主买冰搅凌若干，搀生石膏细末两许服之，服后病见愈，可服稀粥少许。下利亦见少。翌日复为诊视，四肢已不发凉，身亦微温，其脉大于从前，心中犹觉发热，有时仍复呕吐。俾再用生石膏细末一两，搀西瓜中服之，呕吐从此遂愈。翌日再诊其脉，热犹未清，心中虽不若从前之大热，犹思食凉物，懒于饮食，其下利较前已愈强半。

遂为开白虎加人参汤。方中生石膏用二两、野台参三钱，用生杭芍六钱以代知母，生山药六钱以代粳米，甘草则多用至四钱，又加滑石六钱。方中如此加减替代者，实欲以之清热，又欲以之止利也。俾煎汤两盅，分两次温饮下，病遂痊愈。此于厥阴温病如此治法，若在冬令，遇厥阴伤寒之有实热者，亦可如此治法。盖厥阴一经，于五行属木，其性原温，而有少阳相火寄生其间，则温而热矣。若再有伏气化热窜入，以激动其相火，原可成极热之病也。夫石膏与冰膏、西瓜并用，似近猛浪，然以愚之目见耳闻，因呕吐不止而废命者多矣，况此证又兼下利乎？此为救人之热肠所迫，于万难挽救之中，而拟此挽救之奇方，实不暇计其方之孟浪也。若无冰膏、西瓜时，或用鲜梨切片、蘸生石膏细末服之，当亦不难下咽而止呕吐也。(《医学衷中参西录·厥阴病乌梅丸证》)

○ 又铁岭门生杨鸿恩，曾治其本村张氏妇，得温病继而流产。越四五日，其病大发。遍请医生，均谓温病流产，又兼邪热太甚，无方可治。有人告以鸿恩自奉天新归，其夫遂延为诊治。见病人目不识人，神气恍惚，渴嗜饮水，大便滑泄，脉数近八至、且微细无力，舌苔边黄中黑，缩不能伸，其家人泣问：此病尚可愈否？鸿恩答曰：按常法原在不治之例，然予受师传授，竭吾能力，或可挽回。为其燥热，又兼滑泻，先投以《医学衷中参西录》滋阴清燥汤（滑石二两、甘草三钱、生杭白芍四钱、生山药一两。主治感冒久在太阳，致热蓄膀胱，小便赤涩，或因小便秘而大便滑泻。编者注）一剂泻止，热稍见愈。继投以大剂白虎加人参汤，为其舌缩、脉数、真阴大亏，又加枸杞、玄参、生地之类，煎汤一大碗，调入生鸡子黄三枚，分数次徐徐温饮下。精神清爽，舌能伸出，连服三剂痊愈。

众人皆曰"神医"。鸿恩曰：此皆遵于师之训也，若拘俗说，产后不敢用白虎汤，庸有幸乎？特用白虎汤，须依汗、吐、下后之例加人参耳。予师《医学衷中参西录》中论之详矣（本案为他人所治，编者注）。(《医学衷中参西录·石膏解》)

便　秘

○ 人参之性，虽长于补而有时善通。

曾治邻村毛姓少年，伤寒已过旬日，阳明火实，大便燥结，原是承气汤证。然下不妨迟，愚对于此证，恒先用白虎汤清之，多有因服白虎汤大便得通而愈者。于是投以大剂白虎汤，一日连进二剂，至晚九句钟，火似见退而精神恍惚，大便亦未通行。诊其脉变为弦象，夫弦主火衰，亦主气盛，知其证清解已过，而其大便仍不通者，因其元分亏损，不能运行白虎汤凉润之力也。遂单用人参五钱，煎汤俾服之，须臾大便即通，病亦遂愈。(《医学衷中参西录·人参解》)

受业张方舆按：此段所谓人参善通，乃气足而大便自下也，非具有开破之力也。盖肺与大肠为表里，其化机斡运之气贯通，肺气不降者，大便多不通畅，而肺气虚弱不能斡旋运行，大便亦不通。此证热已清，而大便又不下者，气盛故也。故得人参之补气，而大便遂通。

按：凡服白虎汤后，大热已退，其大便犹未通者，愚恒用大黄细末一钱，或芒硝细末二钱，蜜水调服，大便即通，且通下即愈，断无降后不解之虞。而此证不用硝黄通其大便，转用人参通其大便，此《内经》所谓"塞因塞用"也。审脉无误，投药即随手奏效，谁谓中法之以脉断病者不足凭乎？

又按：此证气分既虚，初次即宜用白虎加人参汤，因火盛之时，辨脉未真，遂致白虎与人参前后分用，幸而成功。因此，自咎脉学之疏，益叹古人制方之精矣。（《医学衷中参西录·人参解》）

○ 一媪，年七旬，痨嗽甚剧，饮食化痰涎，不化津液，致大便燥结，十余日不行，饮食渐不能进。亦拟投以此汤（硝菔通结汤：净朴硝四两、鲜莱菔五斤。将莱菔切片，同朴硝和水煮之。初次煮，用莱菔片一斤，水五斤，煮至莱菔烂熟捞出。就其余汤，再入莱菔一斤。如此煮五次，约得浓汁一大碗，顿服之。若不能顿服者，先饮一半，停一点钟，再温饮一半，大便即通。主治大便燥结久不通，身体兼羸弱者。编者注），为羸弱已甚，用人参三钱，另炖汁，和药服之。一剂便通，能进饮食。复俾煎生山药稠汁，调柿霜饼服之，痨嗽亦见愈。（《医学衷中参西录·治燥结方》）

○ 一人年二十余，素劳力太过，即觉气分下陷。一岁之间，为治愈三次。至秋杪感冒时气，胸中烦热满闷，燥渴引饮，滑泻不止，微兼喘促。舌上无苔，其色鲜红，兼有砂粒。延医调治，投以半补半破之剂。意欲止其滑泻兼治其满闷也。服药二剂，滑泻不止。后愚为诊视，其脉似有实热，重按无力。遂先用拙拟加味天水散（生山药一两、滑石六钱、甘草三钱。编者注）止其滑泻。方中生山药用两半、滑石用一两，一剂泻止。继服滋阴清火之剂，数剂喘促亦愈，火亦见退。惟舌干连喉几不能言，频频饮水，不少濡润，胸中仍觉满闷。愚恍悟曰：此乃外感时气，挟旧病复发，故其脉象虽热，按之不实。其舌干如斯者，津液因气分下陷而不上潮也。其胸中满闷者，气分下陷，胸中必觉短气，病患不善言病情，故漫言满闷也。此时大便不行已五日。

遂投以白虎加人参以山药代粳米汤［白虎加人参以山药代粳米汤：生石膏

（捣细）三两、知母一两、人参六钱、生山药六钱、粉甘草三钱。上五味，用水五盅，煎取清汁三盅，先温服一盅，病愈者，停后服。若未痊愈者，过两点钟，再服一盅。主治寒温实热已入阳明之腑，燥渴嗜饮凉水，脉象细数者。编者注]，一剂病愈十之七八，而舌之干亦减半。又服一剂，大便得通，病觉痊愈。舌上仍无津液，又用潞参一两、玄参两半，日服一剂，三日后舌上津液滋润矣（张氏在本案前论述说，寒温之证，最忌舌干，舌苔薄而干，或干而且缩者尤为险证。原因不一，或因真阴亏损，或因气虚不上潮，或因气虚更下陷，皆可用白虎加人参以山药代粳米汤。盖人参之性，大能补气，元气旺而上升，自无下陷之虞。而与石膏同用，又大能治外感中之真阴亏损，况又有山药、知母，以濡润之乎。若脉象虚数者，又宜多用人参，减石膏一两，再加玄参、生地滋阴之品。煎汁三四茶盅，徐徐温饮下，一次只饮一大口，防其寒凉下侵致大便滑泻。又欲其药力息息上达，助元气以生津液，饮完一剂，再煎一剂，使药力昼夜相继，数日舌润火退，其病自愈。编者注）。（《医学衷中参西录·治伤寒温病同用方·白虎加人参以山药代粳米汤》）

　　○ 一人年近四旬，身形素强壮，时当暮春，忽觉心中发热，初未介意，后渐至大小便皆不利，屡次延医服药病转加剧，腹中胀满，发热益甚，小便犹滴沥可通，而大便则旬余未通矣，且又觉其热上逆，无论所服何药，下咽即吐出，因此医皆束手无策。后延愚为诊视，其脉弦长有力，重按甚实，左右皆然，视其舌苔厚而已黄，且多芒刺，知为伏气化热，因谓病者曰：欲此病愈非治以大剂白虎汤不可。病者谓：我未受外感何为服白虎汤？答曰：此伏气化热证也。盖因冬日或春初感受微寒，未能即病，所受之寒伏藏于三焦脂膜之中，阻塞升降之气化，久而生热，至春令已深，而其所伏之气更随春阳而化热，于斯二热相并，而脏腑即不胜其灼热矣。此原与外感深入阳明者治法相同，是以宜治以白虎汤也。病者闻愚言而颔之，遂为开白虎汤方，方中生石膏用三两，为其呕吐为加生赭石细末一两，为其小便不利为加滑石六钱，至大便旬余不通，而不加通大便之药者，因赭石与石膏并用，最善通热结之大便也。俾煎汤一大碗，徐徐温饮下，服后将药吐出一半，小便稍通，大便未通下。翌日即原方将石膏改用五两，赭石改用两半，且仿白虎加人参汤之义，又加野台参三钱，复煎汤徐徐温饮下，仍吐药一半，大便仍未通下。于是变汤为散，用生石膏细末一两、赭石细末四钱，和匀，为一日之量，鲜白茅根四两煎汤，分三次将药末送服，服后分毫未吐，下燥粪数枚，小便则甚畅利矣。

翌日更仿白虎加人参汤之义，又改用野党参（古之人参生于上党，今之党参即古之人参也。然此参人工种者甚多，而仍以野山自生者为贵）五钱，煎汤送服从前药末，又下燥粪数枚，后或每日如此服药，歇息一日不服药，约计共服生石膏细末斤许，下燥粪近百枚，病始霍然痊愈。其人愈后，饮食增加，脾胃分毫无伤，则石膏之功用及石膏之良善可知矣。愚用石膏治大便之因热燥结者实多次矣，或单用石膏细末，或少佐以赭石细末，莫不随手奏效，为此次所用石膏末最多，故特志之。(《医学衷中参西录·深研白虎汤之功用》)

○ 又曾治一少年，因外感实热，致大便燥结，旬余未下，其脉亦数逾六至，且不任重按，亦投以白虎加人参汤，以生地黄代方中知母，生山药代方中粳米，煎汤一大碗，俾分多次徐徐温饮下。初服一剂，脉数见缓，遂即原方略为减轻，俾再煎服。拟后服至脉象复常，再为通其大便，孰意次剂服完而大便自通下矣。且大便通下后，外感之实热亦消解无余矣。此直以白虎加人参汤代承气汤也。自治愈此病之后，凡遇有证之可下而可缓下者，恒以白虎汤代承气，或以白虎加人参汤代承气，其凉润下达之力，恒可使大便徐化其燥结，无事用承气而自然通下，且下后又无不解之虞也。(《医学衷中参西录·阳明病三承气汤证》)

○ 又治一人素伤烟色，平日大便七八日一行，今因受外感实热，十六七日大便犹未通下，心中烦热，腹中胀满，用洗肠法下燥粪少许，而胀满烦热如旧，医者谓其气虚脉弱，不敢投降下之药。

及愚诊之，知其脉虽弱而火则甚实，遂用调胃承气汤加野台参四钱，生赭石、天门冬各八钱，共煎汤一大碗，分三次徐徐温饮下，饮至两次，腹中作响，觉有开通之意，三次遂不敢服，迟两点钟大便通下，内热全消，霍然愈矣。(《医学衷中参西录·阳明病三承气汤证》)

痢 疾

○ 曾治一中年妇人，于孟春感冒风寒，四五日间延为诊治。其左脉弦而有力，右脉洪而有力，舌苔白而微黄，心中热而且渴，下利脓血相杂，里急后重，一昼夜二十余次，即其左右之脉象论之，断为阳明厥阴合并病。有一医者在座，疑而问曰：凡病涉厥阴，手足多厥逆，此证则手足甚温何也？答曰：此其所以与阳明并病也，阳明主肌肉，阳明府中有热，是以周身皆热，而四肢之厥逆，自不能于周身皆热时外现也。况厥阴之病，即非杂以阳明，亦未必四肢皆厥逆乎！医者深韪愚言，与病家皆求速为疏方，遂为立方如下。

生石膏（捣细）三两、生杭芍八钱、生怀山药八钱、野台参四钱、白头翁八钱、秦皮六钱、天花粉八钱、甘草三钱。

上药八味，共煎三盅，分三次温饮下。

方中之义是合白虎加人参汤与白头翁汤为一方，而又因证加他药也。白虎汤中无知母者，方中芍药可代知母也。盖芍药既能若知母之退热滋阴，而又善治下痢者之后重也。无粳米者，方中生山药可代粳米也，盖山药汁浆浓郁，既可代粳米和胃，而其温补之性，又能助人参固下也。至于白头翁汤中无黄连、黄柏者，因与白虎汤并用，有石膏之寒凉，可省去连、柏也。又外加天花粉者，因其病兼渴，天花粉偕同人参最善生津止渴。将此药三次服完，诸病皆减三分之二。再诊其脉仍有实热未清，遂于原方中加滑石五钱，利其小便，正所以止其大便，俾仍如从前煎服，于服汤药之外，又用鲜白茅根半斤煎汤当茶，病遂痊愈。（《医学衷中参西录·厥阴病白头翁汤证》）

○ 曾治邑诸生王荷轩，年六十七，于中秋得痢证，医治二十余日不效。后愚诊视，其痢赤白胶滞下行，时觉肠中热而且干，小便亦觉发热，腹中下坠，并迫其脊骨尽处亦下坠作疼，且眩晕，其脉洪长有力，舌有苔甚厚。愚曰：此外感之热，挟痢毒之热下迫，故现种种病状，非治痢兼治外感不可。遂用生石膏二两、生杭芍八钱、生怀山药六钱、野台参五钱、甘草一钱，此即白虎加人参汤以芍药代知母、山药代粳米也（即通变白虎加人参汤）。煎汤两茶盅，分二次温饮下，日进一剂，两日痊愈。而脉象犹有余热，拟再用石膏清之，病家疑年高之人，石膏不可屡服。愚亦应聘他往，后二十余日其痢复作。延他医治疗，于治痢药中杂以甘寒濡润之品，致外感余热永留不去，其痢虽愈，屡次反复。延至明年季夏，反复甚剧，复延愚诊治，其脉象病证皆如前。因谓之曰：去岁若肯多服生石膏数两，何至有以后屡次反复，今不可再留邪矣。仍投以原方，连服三剂病愈，而脉亦安和（《医学衷中参西录·论痢证治法》《医学衷中参西录·治痢方》中也录入本案，编者注）。

按：此证两次皆随手奏效者，诚以石膏得人参之助，能使深陷之热邪徐徐上升外散，消解无余。加以芍药、甘草，以理下重腹疼，山药以滋阴固下，所以热消而痢亦愈也。又此证因初次外感之热邪未清，后虽经屡次重用生石膏，其热仍因结莫解，迨蓄至期年之久，热邪勃然反复，必俟连次重用生石膏，始能消解无余。因悟得凡无新受之外感，而其脉象确有实热，屡服凉药不效，即稍效而后仍反复者，皆预有外感邪热伏藏其中，宜重用生石膏清之，或石膏与人参并用以清之也。不然，则外邪溜滞，消铄真阴，经年累月而浸成虚劳者多矣。志在活人者，何不防之于预，而有采于刍之言也。(《医学衷中参西录·石膏解》)

○ 同庄张申甫表兄之夫人，年近六旬，素多疾病。于季夏晨起，偶下白痢，至暮十余次。秉烛后，忽周身大热，昏不知人，循衣摸床，呼之不应，其脉洪而无力，肌肤之热烙手。知其痢因伤暑而成，且多病之身不禁暑热之熏蒸，所以若是昏沉也。急用生石膏三两、野台参四钱，煎汤一大碗，俾徐徐温饮下，至夜半尽剂而醒。诘朝煎渣再服，热退痢亦遂愈。此纯系白痢而竟若是之热也。(《医学衷中参西录·论痢证治法》)

○ 盐山南门里，王致祥，年近六旬，自孟夏患痢，延医服药五十余剂，痢已愈而病转加剧。卧床昏昏有危在旦夕之虞。此际适愚自沧回籍，求为诊治。其脉左右皆洪实，一息五至，表里俱觉发热，胁下连腹疼痛异常。其舌苔白厚，中心微黄，大便二三日一行。愚曰：此伏气化热而为温病也。当其伏气化热之初，肠为热迫，酝酿成痢与温俱来。然温为正病，痢为兼病。医者但知治其兼病，而不知治其正病，痢虽愈而温益重。绵延六十余日，病者何以堪乎？其家人曰：先生之论诚然，待是既为温病，腹胁若是疼痛者何也？将勿腹中有郁积乎？答曰：从前云大便两三日一行，未必腹有郁积。以脉言之，凡温病之壮热，大抵现于右脉，因壮热原属阳明胃府之脉，诊于右关也。今左部之脉亦见洪实，肝胆之火必炽盛，而肝木之气，即乘火之炽盛而施其横态，此腹胁所以作疼也。遂为开大剂白虎加人参汤，方用生石膏四两、人参六钱以滋阴分。为其腹胁疼痛，遵伤寒之例，加生杭芍六钱，更加川楝子六钱疏通肝胆之郁热下行，以辅芍药之不逮。令煎汤三茶盅，分三次温饮下。降下黏滞之物若干。持其便盆者，觉热透盆外，其病顿愈，可以进食。隔二日腹胁又微觉疼，俾用元明粉四钱、净蜜两半，开水调服，又降下

黏滞之物若干，病自此痊愈。(《医学衷中参西录·临证随笔》)

○ 一媪，年六十一岁，于中秋痢下赤白，服药旋愈，旋又反复。如此数次，迁延两月。因少腹切疼，自疑寒凉，烧砖熨之。初熨时稍觉轻，以为对证。遂日日熨之，而腹中之疼益甚。昼夜呻吟，噤口不食。所下者痢与血水相杂，且系腐败之色。其脉至数略数，虽非洪实有力，实无寒凉之象。舌上生苔，黄而且浓。病患自谓下焦凉甚，若用热药温之疼当愈。愚曰：前此少腹切疼者，肠中欲腐烂也，今为热砖所熨而腹疼益甚，败血淋漓，则肠中真腐烂矣。再投以热药，危可翘足而待。病患亦似会悟，为制此方（天水涤肠汤：生山药一两、滑石一两、生杭芍六钱、潞党参三钱、白头翁三钱、粉甘草二钱。主治久痢不愈，肠中浸至腐烂，时时切疼，身体因病久羸弱者。编者注）。因河间天水散（即六一散），原为治热痢之妙药，此方中重用滑石、甘草，故名之天水涤肠汤。连服四剂，疼止，痢亦见愈。减去滑石四钱，加赤石脂四钱，再服数剂，病愈十之八九。因上焦气微不顺，俾用鲜藕四两，切细丝煎汤，频频饮之，数日而愈。

按：此证亦痢中至险之证，而方中用人参者，因痢久体虚，所下者又多腐败，故于滋阴清火解毒药中，特加人参以助其生机。而其产于潞者，性平不热，于痢证尤宜也。

又按：此证若服此汤不效，则前方之三七、鸦胆子、金银花亦可酌加，或加生地榆亦可。试观生地榆为末、香油调，涂汤火伤神效，其能治肠中因热腐烂可知也。(《医学衷中参西录·治痢方》)

○ 一媪，年六旬，素多疾病。于夏季晨起，偶下白痢，至暮十余次。秉烛后，忽然浑身大热，不省人事，循衣摸床，呼之不应。其脉洪而无力，肌肤之热烙指。知系气分热痢，又兼受暑，多病之身，不能支持，故精神昏愦如是也。急用生石膏三两、野台参四钱，煎汤一大碗，徐徐温饮下，至夜半尽剂而醒，痢亦遂愈。诘朝煎渣再服，其病脱然（《医学衷中参西录·石膏解》也录入本案，编者注）。(《医学衷中参西录·治痢方》)

○ 一人，年四十二，患白痢，常觉下坠，过午尤甚，心中发热，间作寒热。医者于治痢药中，重用黄连一两清之，热如故，而痢亦不愈。留连两月，浸至不起。诊其脉，洪长有力，亦投以此汤（通变白虎加人参汤：生石膏二两、生杭芍八钱、生山药六钱、人参五钱、甘草二钱。主治下痢，或赤、或白、或赤白参半，下重腹疼，周身发热，服凉药而热不休，脉象确有实热者。编者注）。为其间作寒热，加柴胡二钱，一剂热退痢止，犹间有寒热之时。再诊其脉，仍似有力，而无和缓之致。知其痢久，而津液有伤也，遂去白芍、柴胡，加玄参、知母各六钱，一剂寒热亦愈。（《医学衷中参西录·治痢方》）

胁　痛

○ 沧州西河沿李氏妇，年二十余，因在西医院割瘰疬，住其院中，得伤寒证甚剧，西医不能治。延往诊视，其喘息迫促，脉数近七至，确有外感实热，而重诊无力，因其割瘰疬已至三次，屡次闻麻药，大伤气分故也，其心中觉热甚难支，其胁下疼甚。急用羚羊角二钱，煎一大盅，调入生鸡子黄三枚，服下，心热与胁疼顿止。继投以大剂白虎加人参汤，每剂煎汤一大碗，仍调入生鸡子黄三枚，分数次温服下，连服二剂痊愈。（《医学衷中参西录·羚羊角辨》）

癥　瘕

○ 奉天省议员孙益三之夫人，年四十许。自幼时有癥瘕结于下脘，历二十余年。癥瘕之积，竟至满腹，常常作疼，心中怔忡，不能饮食，求为诊治。因思此证，久而且剧，非轻剂所能疗。幸脉有根柢，犹可调治。遂投以理冲汤（生黄芪三钱、党参二钱、白术二钱、生山药五钱、天花粉四钱、知母四钱、三棱三钱、莪术三钱、生鸡内金三钱。用水三盅，煎至将成，加好醋少许，滚数沸服。服此汤十余剂后，虚证自退，三十剂后，瘀血可尽消。主治经闭或产后恶露不尽结为癥瘕、痃癖、癥瘕、积聚、气郁、脾弱、满闷、痞胀。编者注），加水蛭三钱。恐开破之力太过，参、芪又各加一钱，又加天冬三钱，以解参、芪之热。数剂后，遂能进食。服至四十余剂，下瘀积若干，癥瘕消有强半。益三柳河人，因有事与夫人还籍，药遂停止。阅一载，腹中之积，又将复旧，复来院求为诊治。仍照前方加减，俾其补破凉热之间，与病体适宜。仍服四十余剂，积下数块。又继服三十余剂，瘀积大下。其中或片或块且有膜甚厚，若胞形。此时身体觉弱，而腹中甚松畅。恐瘀犹未净，又调以补正活血之药，以善其

后。(《医学衷中参西录·治女科方·理冲汤》)

○ 隔数月，益三又介绍其同邑友人王尊三之夫人，来院求为治癥瘕。自言瘀积十九年矣，满腹皆系硬块。亦治以理冲汤（生黄芪三钱、党参二钱、白术二钱、生山药五钱、天花粉四钱、知母四钱、三棱三钱、莪术三钱、生鸡内金三钱。用水三盅，煎至将成，加好醋少许，滚数沸服。服此汤十余剂后，虚证自退，三十剂后，瘀血可尽消。主治经闭或产后恶露不尽结为癥瘕、痃癖、瘕瘕、积聚、气郁、脾弱、满闷、痞胀。编者注），为其平素气虚，将方中参芪加重，三棱、莪术减半。服数剂，饮食增加，将三棱、莪术渐增至原定分量。又服数剂，气力较壮，又加水蛭二钱、樗鸡（俗名红娘）十枚。又服二十余剂，届行经之期，随经下紫黑血块若干，病愈其半。又继服三十剂，届经期瘀血遂大下，满腹积块皆消。又俾服生新化瘀之药，以善其后。(《医学衷中参西录·治女科方·理冲汤》)

○ 邻村武生李卓亭夫人，年三十余，癥瘕起于少腹，渐长而上，其当年长者尚软，隔年即硬如石，七年之间上至心口，旁塞两肋，饮食减少，时而昏睡，剧时昏睡一昼夜，不饮不食，屡次服药无效。后愚为诊视，脉虽虚弱，至数不数，许为治愈，授以拙拟理冲汤方（生黄芪三钱、党参二钱、於术二钱、生山药五钱、天花粉四钱、知母四钱、三棱三钱、莪术三钱、生鸡内金三钱。主治闭经、癥瘕、气郁、脾弱、满闷、痞胀、不能饮食。编者注），病人自揣其病断无可治之理，竟置不服。次年病益进，昏睡四日不醒，愚用药救醒之，遂恳切告之曰：去岁若用愚方，病愈已久，何至危困若此，然此病尚可为，慎勿再迟延也。仍为开前方。病人喜，信愚言，连服三十余剂，磊块皆消。惟最初所结之病根，大如核桃之巨者尚在，又加水蛭（不宜炙），服数剂痊愈（《医学衷中参西录·高砚樵来函》也录入本案，编者注）。(《医学衷中参西录·三棱莪术解》)

○ 邻庄李边务，刘氏妇，年二十五岁，经血不行，结成癥瘕。

[**病因**] 处境不顺，心多抑郁，以致月信渐闭，结成癥瘕。

[**证候**] 癥瘕初结时，大如核桃，屡治不消，渐至经闭后则癥瘕浸长。三年之后大如覆盂，按之甚硬。渐至饮食减少，寒热往来，咳嗽吐痰，身体羸弱，亦以为无可医治待时而已。后忽闻愚善治此证，求为诊视。其脉左右皆弦细无力，一息近六至。

［**诊断**］此乃由经闭而积成癥瘕，由癥瘕而浸成虚劳之证也。此宜先注意治其虚劳，而以消癥瘕之品辅之。

［**处方**］生怀山药一两、大甘枸杞一两、生怀地黄五钱、玄参四钱、沙参四钱、生箭芪三钱、天冬三钱、三棱钱半、莪术钱半、生鸡内金（黄色的捣）钱半；共煎汤一大盅，温服。

［**方解**］方中用三棱、莪术，非但以之消癥瘕也。诚以此证廉于饮食，方中鸡内金固能消食，而三棱、莪术与黄芪并用，更有开胃健脾之功。脾胃健壮，不但善消饮食，兼能运化药力使病速愈也。

复诊　将药连服六剂，寒热已愈，饮食加多，咳嗽吐痰亦大轻减。癥瘕虽未见消，然从前时或作疼今则不复疼矣。其脉亦较前颇有起色。拟再治以半补虚劳半消癥瘕之方。

［**处方**］生怀山药一两、大甘枸杞一两、生怀地黄八钱、生箭芪四钱、沙参四钱、生杭芍四钱、天冬四钱、三棱二钱、莪术二钱、桃仁（去皮）二钱、生鸡内金（黄色的捣）钱半；共煎一大盅，温服。

三诊　将药连服六剂，咳嗽吐痰皆愈。身形已渐强壮，脉象又较前有力，至数复常。至此虚劳已愈，无庸再治。其癥瘕虽未见消，而较前颇软。拟再专用药消之。

［**处方**］生箭芪六钱、天花粉五钱、生怀山药五钱、三棱三钱、莪术三钱、怀牛膝三钱、潞党参三钱、知母三钱、桃仁（去皮）二钱、生鸡内金（黄色的捣）二钱、生水蛭（捣碎）二钱；共煎汤一大盅，温服。

［**效果**］将药连服十二剂，其瘀血忽然降下若干，紫黑成块，杂以脂膜，癥瘕全消。为其病积太久，恐未除根，俾日用山楂片两许，煮汤冲红蔗糖，当茶饮之以善其后。（《医学衷中参西录·妇女科·血闭成癥瘕》）

○ 天津特别一区三义庄张氏妇，年近四旬，自言：五年之前，因产后恶露未净，积为硬块，其大如橘，积久渐大。初在脐下，今则过脐已三四寸矣。其后积而渐大者，按之犹软。其初积之块，则硬如铁石，且觉其处甚凉。初犹不疼，自今年来渐觉疼痛。从前服药若干，分毫无效，转致饮食减少，身体软弱，不知还可治否？言之似甚惧者。愚曰：此勿忧，保必愈。因问其月信犹通否。言从前犹按月通行，今虽些许通行，已不按月，且其来浸少，今已两月未见矣。诊其脉，涩而无力，两尺尤弱。

爰为疏方：生黄芪四钱，党参、白术、当归、生山药、三棱、莪术、生鸡内金各三钱，桃仁、红花、生水蛭各二钱，䗪虫五个，小茴香钱半。煎汤一大盅，温服。将药连服四剂，腹已不疼，病处已不觉凉，饮食加多，脉亦略有起色。遂即原方去小茴香，又服五剂，病虽未消而周遭已渐软。惟上焦觉微热。因于方中加玄参三钱，樗鸡八枚。又连服十余剂，其癥瘕痊消。(《医学衷中参西录·论女子癥瘕治法》)

○ 一妇人，年二十余。癥瘕结于上脘，其大如橘，按之甚硬，时时上攻作疼，妨碍饮食。医者皆以为不可消。后愚诊视，治以此汤（理冲汤：生黄芪三钱、党参二钱、白术二钱、生山药五钱、天花粉四钱、知母四钱、三棱三钱、莪术三钱、生鸡内金三钱。用水三盅，煎至将成，加好醋少许，滚数沸服。服此汤十余剂后，虚证自退，三十剂后，瘀血可尽消。主治经闭或产后恶露不尽结为癥瘕、瘰瘵、癥瘕、积聚、气郁、脾弱、满闷、痞胀。编者注），连服四十余剂，消无芥蒂（方中鸡内金既善消积，又善为胃引经）。(《医学衷中参西录·治女科方·理冲汤》)

○ 愚之来奉也，奉天税捐局长齐自芸先生为之介绍也。时先生年已七旬，而精神矍铄，公余喜观医书，手不释卷。岁在戊午，天地新学社友人，将《医学衷中参西录》初期稿印行于奉天，先生见书奇尝之。适于局中书记之夫人患癥瘕证，数年不愈，浸至不能起床，向先生求方，先生简书中理冲汤方（生黄芪三钱、党参二钱、於术二钱、生山药五钱、天花粉四钱、知母四钱、三棱三钱、莪术三钱、生鸡内金三钱。主治闭经、癥瘕、气郁、脾弱、满闷、痞胀、不能饮食。编者注）与之。且按方后所注，若身体羸弱，脉象虚数者，去三棱、莪术，将方中鸡内金改用四钱，服至十余剂痊愈。先生遂购书若干遍送友人，因联合同志建立达医院延愚来奉矣。(《医学衷中参西录·鸡内金解》)

臌　胀

○ 吴鞠通……又治蛊胀，无汗，脉象沉弦而细。投以《金匮》麻黄附子甘草汤行太阳之阳，即以泻厥阴之阴。麻黄去节，重用二两，熟附子两六钱，炙甘草二钱，煎汤五饭碗。先服半碗得汗至眉；二次汗至眼；约每次其汗下出寸许。每次服药后，即啜鲤鱼热汤以助其汗。一昼夜饮完药二剂，鲤鱼汤饮一锅，汗出至膝上，未能过膝。脐以上肿尽消，其腹仍大，小便不利。改用五苓散。初服不效，将方中肉桂改用新鲜紫油安边青花桂四钱，又加辽人参三钱，服后小便大通，腹胀遂消。(《医学衷中参西录·论用药以胜病为主不拘分量之多少》)

头　痛

○ 族嫂年三十余岁，身体甚弱，于季春忽患头疼，右边疼尤剧，以致上下眼睑皆疼，口中时溢涎沫，唾吐满地。经血两月未见。舌苔黏腻。左脉弦硬而浮，右脉沉滑。知系气血两虚，内有蕴热，挟肝胆之火上冲头目，且有热痰堵塞中焦也。为疏方用尊著药性解赭石下所载治安东何道尹犹女之方加减，生赭石细末六钱，净山萸肉五钱，野台参、生杭芍、生龟甲、当归身各三钱。一剂左边疼顿减，而右边之疼如故。遂用前方加丹皮二钱，赭石改用八钱。服后不但头疼悉愈，且口内涎沫亦无。惟月经仍未见。又改用赭石至一两，加川芎二钱，服下，翌日月事亦通。夫赭石向在药物中为罕用之品，而此方用之以治头疼，以治痰涎堵塞，以治月事不见，皆能随手奏效，实赭石之力居多。然非吾师对于赭石尽力提倡，极口赞扬，燕杰何能用之而左宜右有哉。(《医学衷中参西录·相臣哲嗣毅武来函》)

眩　晕

○ 又治邻村韩姓媪，年六旬。于外感病愈后，忽然胸膈连心下突胀，腹脐塌陷，头晕项强，妄言妄见，状若疯狂，其脉两尺不见，关前摇摇无根，数至六至，此下焦虚惫，冲气不摄，挟肝胆浮热上干脑部乱其神明也。遂用赭石、龙骨、牡蛎、山药、地黄（皆用生者）各一两，野台参、净萸肉各八钱，煎服一剂而愈。又少为加减再服一剂以善其后。(《医学衷中参西录·赭石解》)

○ 崇台五家兄，患偏枯。延医十余人，调治两年余，终未见效。后又添眩晕，终日自觉不舒。后侄查照《衷中参西录》各方加减，用台参∕人参、黄芪、净萸肉各一两，龙骨、牡蛎各六钱，玄参五钱，秦艽、虎骨胶、鹿角胶（二胶融化兑服）各三钱，共九味为方，日日常服虽未大愈，而颇见轻减。至今一离此药，即觉不舒。去年八月，因数日未服药，忽然眩晕，心神忙乱，大汗淋漓，大有将脱之势。犹幸家中存有斯药两剂，赶紧随煎随服。头煎服完，心神大定，汗亦即止，一夜安睡，明日照常。盖家兄之证，阴阳俱虚，故一离此药，即危险如是也。然治病贵乎除根，拟得暇自到院中，面述详细，敬求夫子特踢良方，家兄之病当有痊愈之日也（本案为他人所治，编者注）。（《医学衷中参西录·卢月潭来函》）

○ 邻村李子勋，年五旬，偶相值，求为诊脉，言前月有病服药已愈，近觉身体清爽，未知脉象何如。诊之，其脉尺部无根，寸部摇摇有将脱之势，因其自调病愈，若遽悚以危语，彼必不信，姑以脉象平和答之。遂秘谓其侄曰：令叔之脉甚危险，当服补敛之药，以防元气之暴脱。其侄向彼述之，果不相信。后二日，忽遣人迎愚，言其骤然眩晕不起，求为诊治。既至见其周身颇动，头上汗出，言语错乱，自言心怔忡不能支持，其脉上盛下虚之象较前益甚，急投以净萸肉两半，生龙骨、生牡蛎、野台参、生赭石各五钱，一剂即愈。继将萸肉改用一两，加生山药八钱，连服数剂，脉亦复常。

按：此方赭石之分量，宜稍重于台参。（《医学衷中参西录·山萸肉解》）

○ 邻村龙潭庄高姓叟，年过六旬，渐觉两腿乏力，浸至时欲眩仆，神昏健忘。恐成痿废，求为诊治。其脉微弱无力。为制此方（加味补血汤：生箭芪一两、当归五钱、龙眼肉五钱、丹参三钱、明乳香三钱、明没药三钱、甘松二钱，真鹿角胶三钱，另炖同服。主治身形软弱，肢体渐觉不遂，或头重目眩，或神昏健忘，或觉脑际紧缩作疼。甚或昏仆移时苏醒致成偏枯，或全身痿废，脉象迟弱，内中风证之偏虚寒者，此即西人所谓脑贫血病也。久服此汤当愈。编者注）服之，连进十剂，两腿较前有力，健忘亦见愈，而仍有眩晕之时。再诊其脉，虽有起色，而仍不任重按。遂于方中加野台参、天门冬各五钱，威灵仙一钱，连服二十余剂始愈。用威灵仙者，欲其运化参、芪之补力，使之灵活也。（《医学衷中参西录·治内外中风方·加味补血汤》）

中　风

○ 天津特别三区三号路于遇顺，年过四旬，自觉呼吸不顺，胸中满闷，言语动作皆渐觉不利，头目昏沉，时作眩晕。延医治疗，投以开胸理气之品，则四肢遽然痿废。再延他医，改用补剂而仍兼用开气之品，服后痿废加剧，言语竟不能发声。愚诊视其脉象沉微，右部尤不任循按，知其胸中大气及中焦脾胃之气皆虚陷也。于斯投以拙拟升陷汤（生黄芪六钱、知母三钱、柴胡一钱五分、桔梗一钱五分、升麻一钱；主治胸中大气下陷，气短不足以息。编者注）加白术、当归各三钱。服两剂，诸病似皆稍愈，而脉象仍如旧。因将芪、术、当归、知母各加倍，升麻改用钱半，又加党参、天冬各六钱，连服三剂，口可出声而仍不能言，肢体稍能运动而不能步履，脉象较前有起色似堪循按。因但将黄芪加重至四两，又加天花粉八钱，先用水六大盅将黄芪煎透去渣，再入他药，煎取清汤两大盅，分两次服下，又连服三剂，勉强可作言语，然恒不成句，人扶之可以移步。遂改用干颓汤，惟黄芪仍用四两，服过十剂，脉搏又较前有力，步履虽仍需人，而起卧可自如矣，言语亦稍能达意，其说不真之句，间可执笔写出，从前之头目昏沉眩晕者，至斯亦见轻。俾继服补脑振痿汤，嘱其若服之顺利，可多多服之，当有脱然痊愈之一日也。

按：此证其胸满闷之时，正因其呼吸不顺也，其呼吸之所以不顺，因胸中大气及中焦脾胃之气皆虚而下陷也。医者竟投以开破之药，是以病遽加重。至再延他医，所用之药补多开少，而又加重者，因气分当虚极之时，补气之药难为功，破气之药易生弊也。愚向治大气下陷证，病人恒自觉满闷，其实非满闷，实短气也，临证者细细考究，庶无差误。（《医学衷中参西录·论脑贫血痿废治法答内政部长杨阶三先生》）

○ 一距均家二里之朱家村，有冯顺昌者，务农而家小康。其母章氏，年正八秩，体丰善饭。一日忽觉左手麻痹，渐至不能持碗。越朝方食面饼，枚然僵厥，坐向下堕，肢冷、额汗，气息仅属。人皆以为卒中也，聚商救治。自午至晡，逐见危殆，来请均为筹挽救简方，以老人素不服药，且口噤鼻塞，恐药汁亦难下咽耳。均意谓年老久厥，讵能回阳，姑嘱以红灵丹少许吹鼻中，倘嚏气能宣通，再议用药。乃药甫入而嘴作，似渐苏醒。然呼吸甚微，如一线游丝，恐风吹断。先按口鼻，温度甚低，音在喉中，犹言誓不服药。诊其脉，则沉微。察其瞳，亦涣散。遂确定为大气下陷。但值耄年，势难遽投重峻之剂，爰照升陷汤方而小其剂，用生箭芪一钱五分，知母八分，净萸肉一钱，柴胡四分，升麻三分。煎服须臾，即渐有转机。续进两剂，逐次平复。继俾服潞党参，每日二钱，加五味子五粒，广陈皮少许，频饮代茶。今春见之，较未病前更倍康强矣（本案为他人所治，编者注）。（《医学衷中参

○ 忆五年前，族家姊，年七旬有三，忽得瘫痪证。迎愚诊视，既至见有医者在座，用药一剂，其方系散风补气理痰之品，其为稳善。愚亦未另立方。翌日，脉变洪长，知其已成伤寒证。先时愚外祖家近族有病者，订于斯日迎愚，其车适至。愚将行，谓医者曰：此证乃瘫痪基础预伏于内，今因伤寒而发，乃两病偕来之证。然瘫痪病缓，伤寒病急。此证阳明实热已现于脉，非投以白虎加人参汤不可，君须放胆用之，断无差谬。后医者终畏石膏寒凉，又疑瘫痪证不可轻用凉药。迟延二日，病势垂危，复急迎愚。及至则已夜半矣。诊其脉，洪而且数，力能搏指，喘息甚促，舌强直，几不能言。幸喜药坊即在本村，急取白虎加人参汤一剂，方中生石膏用三两，煎汤两界，分二次温饮下，病稍愈。又单取生石膏四两，煮汁一大碗，亦徐徐饮下，至亭午尽剂而称。后瘫痪证调治不愈，他医竟归咎于愚。谓从前用过若干石膏，所以不能调治。吁！年过七旬而瘫痪者，愈者几人！独不思愚用石膏之时，乃挽回已尽之人命也。且《金匮》治热瘫痫有风引汤，原石膏与寒水石并用，彼谤愚者，生平盖未见《金匮》也（《医学衷中参西录·治肢体痿废方·补偏汤》也录入本案，编者注）。（《医学衷中参西录·治伤寒温病同用方·仙露汤》）

水 肿

○ 人参之性，用之得宜，又善利小便。

曾治沧州刘姓媪，年过六旬，小便不利，周身皆肿。医者投以末药，下水数桶，周身肿尽消，言忌咸百日，盖方中重用甘遂也。数日肿复如故，一连服药三次皆然，此时小便滴沥全无，亦不敢再服前药。又延他医，皆以为服此等药愈后又反复者，断难再治，况其屡次服药而屡次反复者乎？后延愚诊视，其脉数而无力，按之即无，因谓病家曰：脉数者阴分虚也，无力者阳分虚也。水饮缘三焦下达必借气化流通，而后能渗入膀胱出为小便。此脉阴阳俱虚，其气化必虚损不能流通小便，所以滴沥全无也。欲治此证，非补助其气化而兼流通其气化不可。《易》有之"日往则月来，月往则日来，日月相推而明生焉；寒往则暑来，暑往则寒来，寒暑相推而岁成焉；往者屈也，来者信（读作伸）也，屈信相感而利生焉"。此天地之气化，即人身之气化也。爰本此义以立两方。一方以人参为主，辅以麦冬以济参之热，灵仙以行参之滞，少加地肤子为向导，名之曰宣阳汤，以象日象暑；一方以熟地为主，辅以龟甲以助熟地之润，芍药以行熟地之泥，亦少加地肤子为向导，名之曰济阴汤，以象月象寒。二方轮流服之，以象日月寒暑往来屈伸之义。俾先服济阴汤取其贞下起元也，服至三剂，小便见利。服宣阳汤亦三剂，小便大利。又接服济阴汤三剂，小便直如泉涌，肿遂尽消(《医学衷中参西录·治癃闭方·济阴汤饮》也录入本案，编者注)。(《医学衷中参西录·人参解》)

○ 一叟年近六旬，得水肿证。小便不利，周身皆肿，其脉甚沉细，自言家有庙气，下焦常觉寒凉。愚曰：欲去下焦之寒，非服硫黄不可。且其性警利水、施之火不胜水而成水肿者尤为对证。为开苓桂术甘汤加野台参三钱，威灵仙一钱，一日煎透再服，皆送服生硫黄末二分。十日后，小便大利，肿消三分之二。下焦仍觉寒凉，遂停汤药单服硫黄试验，渐渐加多，一月共服生硫黄四两，周身肿尽消，下焦亦觉温暖。(《医学衷中参西录·杂录·服硫黄法》)

癃　闭

○ 石玉和，辽宁省公署护兵，年三十二岁，于仲冬得小便不通证。

[病因] 晚饭之后，食梨一颗，至夜站岗又受寒过甚，遂致小便不通。

[证候] 病初得时，先入西医院治疗。西医治以引溺管小便通出，有顷小便复存蓄若干，西医又纳以橡皮引溺管，使久在其中有尿即通出。乃初虽稍利，继则小便仍不出，遂求为延医。其脉弦细沉微，不足四至，自言下焦疼甚且凉甚，知其小便因受寒而凝滞也，斯当以温热之药通之。

[处方] 野党参五钱、椒目(炒捣)五钱、怀牛膝五钱、乌附子三钱、广肉桂三钱、当归三钱、干姜二钱、小茴香二钱、生明没药二钱、威灵仙二钱、甘草二钱；共煎一大盅，温服。

[方解] 方中之义，人参、灵仙并用，可治气虚小便不通。椒目与桂、附、干姜并用，可治因寒小便不通。又佐以当归、牛膝、茴香、没药、甘草诸药，或润而滑之，或引而下之，或辛香以透窍，或温通以开瘀，或和中以止疼，众药相济为功，自当随手奏效也。

[效果] 将药煎服一剂，小便通下，服至三剂，腹疼觉凉痊愈，脉已复常。俾停服汤药，日用生硫黄钱许研细，分作两次服，以善其后。

[说明] 诸家本草，皆谓硫黄之性能使大便润小便长，用于此证，其暖而

能通之性适与此证相宜也（《医学衷中参西录·〈伤寒论〉少阴篇桃花汤是治少阴寒痢非治少阴热痢解》《医学衷中参西录·论水臌气臌治法》中也录入本案，编者注）。（《医学衷中参西录·大小便病门·小便因寒闭塞》）

小便不禁

○ 陈禹廷，天津东四里沽人，年三十五岁，在天津业商，于孟冬得大气下陷兼小便不禁证。

[病因] 禀赋素弱，恒觉呼吸之气不能上达，屡次来社求诊，投以拙拟升陷汤（生黄芪六钱、知母三钱、柴胡一钱五分、桔梗一钱五分、升麻一钱；主治胸中大气下陷，气短不足以息。编者注）即愈。后以出外劳碌过度，又兼受凉，陡然反复甚剧，不但大气下陷，且又小便不禁。

[证候] 自觉胸中之气息息下坠，努力呼之犹难上达，其下坠之气行至少腹，小便即不能禁，且觉下焦凉甚，肢体无力，其脉左右皆沉濡，而右部寸关之沉濡尤甚。

[诊断] 此胸中大气下陷之剧者也。此证因大气虚陷，心血之循环无力，是以脉象沉濡而迟，肺气之呼吸将停，是以努力呼气外出而犹难上达。不但此也，大气虽在膈上，实能斡旋全身统摄三焦，今因下陷而失位无权，是以全身失其斡旋，肢体遂酸软无力，三焦失其统摄，小便遂泄泻不禁。其下焦凉甚者，外受之寒凉随大气下陷至下焦也。此证之危已至极点，当用重剂升举其下陷之大气，使复本位，更兼用温暖下焦之药，祛其寒凉庶能治愈。

[处方] 野台参五钱、乌附子四钱、生怀山药一两；煎汤一盅温服，此为第一方。

[又方] 生箭芪一两、生怀山药一两、白术（炒）四钱、净萸肉四钱、萆薢二钱、升麻钱半、柴胡钱半；共煎药一大盅，温服。此为第二方。先服第一方，后迟一点半钟即服第二方。

[效果] 将药如法各服两剂，下焦之凉与小便之不禁皆愈，惟呼吸犹觉气分不足，肢体虽不酸软，仍觉无力。遂但用第二方，将方中柴胡减去，加桂枝尖钱半，连服数剂，气息已顺。又将方中升麻、桂枝，皆改用一钱，服至五剂，身体健康如常，遂停药勿服。

[或问] 此二方前后相继服之，中间原为时无多，何妨将二方并为一

方？答曰：凡欲温暖下焦之药，宜速其下行，不可用升药提之。若将二方并为一方，附子与升、柴并用，其上焦必生烦躁，而下焦之寒凉转不能去。惟先服第一方，附子得人参之助，其热力之敷布最速，是以为时虽无多，下焦之寒凉已化其强半；且参附与山药并用，大能保合下焦之气化，小便之不禁者亦可因之收摄，此时下焦受参附山药之培养，已有一阳来复，徐徐上升之机。已陷之大气虽不能因之上升，实已有上升之根基。遂继服第二方，黄芪与升柴并用，升提之力甚大，借之以升提下陷之大气，如人欲登高山则或推之，或挽之，纵肢体软弱，亦不难登峰造极也。且此一点余钟，附子之热力已融化于下焦，虽遇升柴之升提，必不至上升作烦躁，审斯则二方不可相并之理由，及二方前后继服之利益不昭然乎。

[或问] 萆薢之性，《别录》谓其治失溺，是能缩小便也；甄权谓其治肾间膀胱缩水，是能利小便也，今用于第二方中，欲借之以治小便不禁明矣，是则《别录》之说可从，甄权之说不可从欤？答曰：二书论萆薢之性相反，而愚从《别录》不从甄权者，原从实验中来也。曾治以小便不通证，其人因淋疼，医者投以萆薢分清饮两剂，小便遂滴沥不通。后至旬日，迎愚为诊视。既至已舁诸床奄奄一息，毫无知觉，脉细如丝，一息九至。愚谓病家曰：此证小便不通，今夜犹可无碍，若小便通下则危在目前矣。病家再三恳求，谓小便通下纵有危险，断不敢怨先生。愚不得已为开大滋真阴之方，而少以利小便之药佐之。将药灌下，须臾小便通下，其人遂脱，果如所料。由此深知，萆薢果能缩小便，断不能通小便也。然此药在药房中，恒以土茯苓伪充。土茯苓固利小便者也，若恐此药无真者，则方中不用此药亦可。再者，凡药方之名美而药劣者，医多受其误，萆薢分清饮是也。其方不但萆薢能缩小便，即益智之涩、乌药之温亦皆与小便不利。尝见有以治水肿，而水肿反加剧者；以之治淋病，而淋病益增疼者，如此等方宜严加屏斥，勿使再见于方书，亦扫除医学障碍之一端也。（《医学衷中参西录·气病门·大气下陷兼小便不禁》）

血　证

〇门人高如璧实验一方：赭石、滑石等份研细，热时新汲井泉水送服，冷时开水送服，一两或至二两，治吐衄之因热者甚效。如璧又在保阳，治一吐血证甚剧者，诸药皆不效，诊其脉浮而洪，至数微数，重按不实。初投以拙拟保元寒降汤（生山药一两、野台参五钱、生赭石八钱、知母六钱、大生地六钱、生杭芍四钱、牛蒡子四钱、三七二钱。主治吐血过多，气分虚甚，喘促咳逆，血脱而气亦将脱。其脉上盛下虚，上焦兼烦热者。编者注），稍见效，旋又反复。如璧遂放胆投以赭石二两、台参六钱、生杭芍一两，一剂而愈（本案为他人所治，编者注）。(《医学衷中参西录·治吐衄方·寒降汤》)

○ 堂侄女住姑，适邻村王氏，于乙酉仲春，得吐血证，时年三十岁。

[病因] 因家务自理，劳心过度，且禀赋素弱，当此春阳发动之时，遂病吐血。

[证候] 先则咳嗽痰中带血，继则大口吐血，其吐时觉心中有热上冲，一日夜吐两三次，剧时可吐半碗。两日之后，觉精神气力皆不能支持，遂急迎愚延医。自言心中摇摇似将上脱，两颧发红，面上发热，其脉左部浮而动，右部浮而濡，两尺无根，数逾五至。

[诊断] 此肝肾虚极，阴分阳分不相维系，而有危在顷刻之势。遂急为出方取药以防虚脱。

[处方] 生怀山药一两、生怀地黄一两、熟怀地黄一两、净萸肉一两、生赭石（轧细）一两；急火煎药取汤两盅，分两次温服下。

[效果] 将药甫煎成未服，又吐血一次，吐后忽停息闭目，惝然罔觉。诊其脉跳动仍旧，知能苏醒，约四分钟呼吸始续，两次将药服下，其血从此不吐。俾即原方再服一剂，至第三剂即原方加潞党参三钱、天冬四钱，连服数剂，身形亦渐复原。继用生怀山药为细面，每用八钱煮作茶汤，少调以白糖，送服生赭石细末五分，作点心用之，以善其后。(《医学衷中参西录·血病门·咳血兼吐血证》)

○ 吐血过多者，古方恒治以独参汤，谓血脱者先益其气也。然吐血以后，多虚热上升，投以独参汤恐转助其虚热，致血证仍然反复。愚遇此等证，亦恒用人参而以镇坠凉润之药辅之。

曾治邻村曾氏叟，年六十四岁，素有痨疾。因痨嗽过甚，呕血数碗，其脉摇摇无根，或一动一止，或两三动一止，此气血亏极将脱之候也。诊脉时，见其所咳吐者痰血相杂，询其从前呕吐之时，先觉心中发热。为疏方，用野台参三钱，生山药一两，生赭石细末八钱，知母六钱，生杭芍、牛蒡子各四钱，三七细末二钱（药汁送服，名保元寒降汤），煎服一剂而血止，又服数剂

脉亦调匀。(《医学衷中参西录·人参解》)

○ 一人，年十八，偶得吐血证，初不甚剧。因医者误治，遂大吐不止。诊其脉如水上浮麻，莫辨至数，此虚弱之极候也。若不用药立止其血，危可翘足而待。遂投以此汤（寒降汤：生赭石六钱、清半夏三钱、蒌仁四钱、生杭芍四钱、竹茹三钱、牛蒡子三钱、粉甘草钱半。主治吐血、衄血。编者注），去竹茹，加生山药一两，赭石改用八钱，一剂血止。再诊其脉，左右皆无，重按亦不见。愚不禁骇然。询之心中亦颇安稳，惟觉酸懒无力。忽忆吕沧洲曾治一发斑证，亦六脉皆无，沧洲谓：脉者血之波澜，今因发斑伤血，血伤不能复作波澜，是以不见，斑消则脉出矣。遂用白虎加人参汤，化其斑毒，脉果出（详案在第七卷青盂汤下）。今此证大吐亡血，较之发斑伤血尤甚，脉之重按不见，或亦血分虚极，不能作波澜欤？其吐之时，脉如水上浮麻者，或因气逆火盛，强迫其脉外现欤？不然闻其诊毕还里（相距十里），途中复连连呕吐，岂因路间失血过多欤？踌躇久之，乃放胆投以大剂六味地黄汤，减茯苓、泽泻三分之二，又加人参、赭石各数钱，一剂脉出。又服平补之药二十余剂，始复初。(《医学衷中参西录·治吐衄方·寒降汤》)

○ 友人毛仙阁曾治一少年吐血证。其人向经医者治愈，旋又反复。仙阁诊其脉弦而有力，知其为冲胃之气上逆也。遂于治吐血方中，重用半夏、赭石以降逆，白芍、牡蛎（不煅）以敛冲泻热，又加人参以补其中气，使中气健旺以斡旋诸药成功。

有从前为治愈之医者在座，颇疑半夏不可用，仙阁力主服之。一剂血止，再剂脉亦和平，医者讶为异事。仙阁晓知曰：此证乃下元虚损，冲气因虚上逆，并迫胃气亦上逆，脉似有力而非真有力，李士材《四字脉诀》所谓"直上直下，冲脉昭昭"者，即此谓也。若误认此脉为实热，而恣用苦寒之药凉其血分，血分因凉而凝，亦可止而不吐，而异日瘀血为恙，竟成痨瘵者多矣。今方中用赭石、半夏以镇冲气，使之安其故宅，而即用白芍、牡蛎以敛而固之，使之永不上逆。夫血为气之配，气为血之主，气安而血自安矣，此所以不治吐血，而吐血自止也。况又有人参之大力者，以参赞诸药，使诸药之降者、敛者，皆得有所凭借以成功乎。医者闻之，肃然佩服，以为闻所未闻云（本案为他人所治，编者注）。(《医学衷中参西录·治吐衄方·保元清降汤》)

○ 张鲤华，年二十六岁，盐山人，寓居天津一区，业商，得肺病咳嗽吐血。

[病因] 经商劳心，又兼新婚，失于调摄，遂患痨嗽。继延推拿者为推拿两日，咳嗽分毫未减，转添吐血之证。

[证候] 连声咳嗽不已，即继以吐血。或痰中带血，或纯血无痰，或有咳嗽兼喘。夜不能卧，心中发热，懒食，大便干燥，小便赤涩。脉搏五至强，其左部弦而无力，右部浮取似有力，而尺部重按豁然。

[处方] 生怀山药一两、大潞参三钱、生赭石（轧细）六钱、生怀地黄六钱、玄参六钱、天冬五钱、净萸肉五钱、生杭芍四钱、射干二钱、甘草二钱、广三七（轧细）二钱；药共十一味，将前十味煎汤一大盅，送服三七末一半，至煎渣重服时，再送服其余一半。

复诊　此药服两剂后，血已不吐，又服两剂，咳嗽亦大见愈，大小便已顺利，脉已有根，不若从前之浮弦。遂即原方略为加减，俾再服之。

[处方] 生怀山药一两、大潞参三钱、生赭石（轧细）六钱、生怀地黄六钱、大甘枸杞六钱、甘草二钱、净萸肉五钱、沙参五钱、生杭芍二钱、射干二钱、广三七（轧细）钱半；药共十一味，将前十味煎汤一大盅，送服三七末一半，至煎渣重服时，再送其余一半。

[效果] 将药连服五剂，诸病皆愈，脉已复常，而尺部重按仍欠实。遂于方中加熟怀地黄五钱，俾再服数剂以善其后。（《医学衷中参西录·虚劳喘嗽门·肺病咳嗽吐血》）

○ 河间裴幻因，年二十八岁，聪敏善书寓天津。患咳嗽吐血，且咯吐甚多，气分大虚，喘息迫促，上焦烦热，其脉大而无力，右部尤甚，盖血脱而气亦将脱也。急用"吐衄门"保元寒降汤，加青竹茹、麦门冬各三钱。一剂血止。至第二剂，将台参五钱易为西洋参一钱，服之而愈。方病相投，效如影响，询不误也。（《医学衷中参西录·宗弟相臣来函》）

○ 一叟，年六十四，素有痨疾，因痨嗽太甚，呕血数碗。其脉摇摇无根，或一动一止，或两三动一止。此气血虚极，将脱之候也。诊脉时见其所咳吐者，痰血相杂。询其从前呕吐之时心中发热。为制此汤（生山药一两、野台参五钱、生赭石八钱、知母六钱、大生地六钱、生杭芍四钱、牛蒡子四钱、三七二钱。主治吐血过多，气分虚甚，喘促咳逆，血脱而气亦将脱。其脉上盛下虚，上焦兼

烦热者。编者注），一剂而血止，又服数剂脉亦调匀。(《医学衷中参西录·治吐衄方·保元寒降汤》)

○ 又治一叟，年过六旬，大便下血，医治三十余日病益进，日下血十余次，且多血块，精神昏愦。延为诊视，其脉洪实异常，至数不数，惟右部有止时，其止无定数乃结脉也。其舌苔纯黑，知系外感大实之证，从前医者但知治其便血，不知治其外感实热，可异也。投以白虎加人参汤，方中生石膏重用四两，为其下血日久，又用生山药一两以代方中粳米，取其能滋阴补肾，兼能固元气也，煎汤三盅，分三次温服下，每次送服广三七细末一钱，如此日服一剂，两日血止，大便犹日行数次，脉象之洪实大减，而其结益甚，且腹中觉胀。询其病因，知得于恼怒之后，遂改用生莱菔子五钱，而佐以白芍、滑石、天花粉、甘草诸药（外用鲜白茅根切碎四两煮三四沸，取其汤以代水煎药），服一剂胀消，脉之至数调匀，毫无结象而仍然有力，大便滑泻已减半，再投以拙拟滋阴清燥汤（方系生怀山药、滑石各一两，生杭芍六钱，甘草三钱），一剂泻止，脉亦和平。观上所录二案，知结脉现象未必皆属内亏，恒有因气分不舒，理其气即可愈者。(《医学衷中参西录·太阳病炙甘草汤证》)

○ 结代之脉虽并论，究之结脉轻于代脉，故结脉间有宜开通者。曾治一叟，年六十余，大便下血。医治三十余日，病益进。日下血十余次，且多血块，精神昏愦。延为诊视，脉洪实异常，至数不数，惟右部有止时，其止无定数，乃结脉也。其舌苔纯黑，知系温病大实之证。从前医者，但知治其便血，不知治其温病可异也。投以白虎加人参以山药代粳米汤［生石膏（捣细）三两、知母一两、人参六钱、生山药六钱、粉甘草三钱。上五味，用水五盅，煎取清汁三盅，先温服一盅，病愈者，停后服。若未痊愈者，过两点钟，再服一盅。主治寒温实热已入阳明之腑，燥渴嗜饮凉水，脉象细数者。编者注］，将石膏改用四两，煎汤三盅，分三次温饮下。每次送服旱三七细末一钱。如此日服一剂，两日血止，大便仍滑泻，脉象之洪实减半，而其结益甚，且腹中觉胀。询其病因，知得诸恼怒之后。遂改用莱菔子六钱，而佐以白芍、滑石、花粉、茅根、甘草诸药，一剂胀消。脉之至数调匀，仍稍有洪实之象，滑泻亦减。再投以加味天水散（生山药一两、滑石六钱、甘草三钱。编者注）作汤服之，病遂痊愈。(《医学衷中参西录·治伤寒温病同用方·白虎加人参以

痰 饮

○ 邻村毛姓少年，于伤寒病瘥后，忽痰涎上壅，堵塞咽喉，几不能息。其父知医，用手大指点其天突穴（宜指甲贴喉，指端着穴，向下用力，勿向内用力），息微通，急迎愚调治。遂用香油二两炖热，调麝香一分灌之，旋灌旋即流出痰涎若干。继用生赭石一两、人参六钱、苏子四钱，煎汤，徐徐饮下，痰涎顿开（《医学衷中参西录·治喘息方·参赭镇气汤》也录入本案，编者注）。（《医学衷中参西录·赭石解》）

消 渴

○ 邑人某，年二十余，贸易津门，得消渴证。求津门医者，调治三阅月，更医十余人不效，归家就医于愚。诊其脉甚微细，旋饮水旋即小便，须臾数次。投以此汤（生山药一两、生黄芪五钱、知母六钱、生鸡内金二钱、葛根钱半、五味子三钱、天花粉三钱。主治消渴。编者注）加野台参四钱，数剂渴见止，而小便仍数，又加萸肉五钱，连服十剂而愈。

方书消证，分上消、中消、下消。谓上消口干舌燥，饮水不能解渴，系心移热于肺，或肺金本体自热不能生水，当用人参白虎汤；中消多食犹饥，系脾胃蕴有实热，当用调胃承气汤下之；下消谓饮一斗溲亦一斗，系相火虚衰，肾关不固，宜用八味肾气丸。

按：白虎加人参汤，乃《伤寒论》治外感之热，传入阳明胃腑，以致作渴之方。方书谓上消者宜用之，此借用也。愚曾试验多次，然必胃腑兼有实热者，用之方的。中消用调胃承气汤，此须细为斟酌，若其右部之脉滑而且实，用之犹可，若其人饮食甚勤，一时不食，即心中怔忡，且脉象微弱者，系胸中大气下陷，中气亦随之下陷，宜用升补气分之药，而佐以收涩之品与健补脾胃之品，拙拟升陷汤后有治验之案可参观。若误用承气下之，则危不旋踵。至下消用八味肾气丸，其方《金匮》治男子消渴，饮一斗溲亦一斗。而愚尝试验其方，不惟治男子甚效，即治女子亦甚效。（《医学衷中参西录·治消渴方·玉液汤》）

汗　证

○ 一人，年二十余，于孟冬得伤寒证，调治十余日，表里皆解。忽遍身发热，顿饭顷，汗出淋漓，热顿解，须臾又热又汗。若是两昼夜，势近垂危，仓猝迎愚诊治。及至，见汗出浑身如洗，目上窜不露黑睛，左脉微细模糊，按之即无，此肝胆虚极，而元气欲脱也，盖肝胆虚者，其病象为寒热往来，此证之忽热忽汗，亦即寒热往来之意。急用净萸肉二两煎服，热与汗均愈其半，遂为拟此方（来复汤：萸肉二两、生龙骨一两、生牡蛎一两、生杭芍六钱、野台参四钱、甘草二钱。主治寒温外感诸证，大病瘥后不能自复，寒热往来，虚汗淋漓；或但热不寒，汗出而热解，须臾又热又汗，目睛上窜，势危欲脱；或喘逆，或怔忡，或气虚不足以息，诸证若见一端，即宜急服。编者注），服两剂而病若失（《医学衷中参西录·山萸肉解》也录入本案，编者注）。（《医学衷中参西录·治阴虚劳热方·来复汤》）

○ 一少年，素伤烟色，又感冒风寒，医者用表散药数剂治愈。间日忽遍身冷汗，心怔忡异常，自言气息将断，急求为调治，诊其脉浮弱无根，左右皆然。愚曰：此证虽危易治，得萸肉数两，可保无虞。时当霖雨，药坊隔五里许，遣快骑冒雨急取净萸肉四两、人参五钱，先用萸肉二两，煎数沸急服之，心定汗止，气亦接续，又将人参切作小块，用所余萸肉，煎浓汤送下，病若失。（《医学衷中参西录·治阴虚劳热方·来复汤》）

○ 又绍文之族弟妇，年三十二，偶得外感，医者与以麻黄汤，出大汗二次，竟身软无力，胸满气短，寒热如疟，间日一发，非大汗一身，热不能解，解后汗仍不止。有本庄医者投以截疟七宝饮，寒热更甚。诊其脉，浮大无力，沉部紧涩。谓病家曰：此非疟疾。脉浮大无力者，大汗亡阳也。沉部紧涩者，血塞凝滞也。病人云：曩以产后受寒，致少腹作疼，已二年矣。答曰：亡阳急证，宜先回其阳。瘀血证从缓，从末治之可也。为开生黄芪八钱，野台参五钱，知母、附子、於术各三钱，肉桂、甘草各二钱。服二剂，而寒热不发，汗止思食。逾三日，又为开理冲汤（生黄芪三钱、党参二钱、於术二钱、生山药五钱、天花粉四钱、知母四钱、三棱三钱、莪术三钱、生鸡内金三钱。主治闭经、癥瘕、气郁、脾弱、满闷、痞胀、不能饮食。编者注），知母减半，加附子二钱、生水蛭三钱。进七八剂，瘀血行而愈，今生一女矣（本案为他人所治，编者注）。

（《医学衷中参西录·董寿山来函》）

虚　损

○ 曾治一少妇，忽然饮食甚多，一时觉饥不食，即心中怔忡。医者以为中消证，屡治不效，向愚询方。疑其胸中大气下陷，为开升陷汤方（升陷汤：生箭芪六钱、知母三钱、柴胡一钱五分、桔梗一钱五分、升麻一钱。主治胸中大气下陷，气短不足以息，或努力呼吸，有似乎喘；或气息将停，危在顷刻。编者注），加龙骨、牡蛎（皆不用煅）各五钱，数剂而愈。盖病因虽同，而病之情状，恒因人之资禀不同而有变易。斯在临证者，细心体察耳。

按：此证与前证，虽皆大气下陷，而实在寒温之余，故方中不用黄芪而用人参。因寒温之热，最能铄耗津液，人参能补气，兼能生津液，是以《伤寒论》方中，凡气虚者皆用人参，而不用黄芪也。（《医学衷中参西录·治大气下陷方·升陷汤》）

○ 门人高如璧曾治一人，年三十余。因枵腹劳力过度，致大气下陷。寒热往来，常常短气，大汗淋漓，头疼咽干，畏凉嗜睡，迁延日久，不能起床。医者误认为肝气郁结，投以鳖甲、枳实、麦芽诸药，病益剧。诊其脉，左寸关尺皆不见，右部脉虽见，而微弱欲无。知其为大气下陷，投以升陷汤（升陷汤：生箭芪六钱、知母三钱、柴胡一钱五分、桔梗一钱五分、升麻一钱。主治胸中大气下陷，气短不足以息，或努力呼吸，有似乎喘；或气息将停，危在顷刻。编者注），加人参三钱，一剂左脉即见，又将知母改用五钱，连服数剂痊愈（本案为他人所治，编者注）。（《医学衷中参西录·治大气下陷方·升陷汤》）

○ 其所最效者，用十全育真汤治愈同学朱风岩之夫人虚劳病。此病曾经汉泉著名西医江徐二君诊治年余，花费千元，不但无效，而且备后事矣。青见其所患与十全育真汤主治之病相同，为书原方［人参/野台参四钱、生黄芪四钱、生山药四钱、知母四钱、玄参四钱、生龙骨（捣细）四钱、生牡蛎（捣细）四钱、丹参二钱、三棱钱半、莪术钱半。主治虚劳，脉弦、数、细、微，肌肤甲错，形体羸瘦，饮食不壮筋力，或自汗，或咳逆，或喘促，或寒热不时，或多梦纷纭，精气不固。编者注］服之。四剂病若失，群惊为神。因将《衷中参西录》追示众人，即迷信西医者阅之，无不服夫子立方之善，医学之精矣（本案为他人所治，编

者注）。（《医学衷中参西录·萧介青来函》）

○ 如璧又治一妇人，年三十许。胸中短气，常常出汗，剧时觉气不上达，即昏不知人，移时始苏，睡时恒自惊寤。诊其脉，微弱异常，知其胸中大气下陷甚剧。遂投以升陷汤（生箭芪六钱、知母三钱、柴胡一钱五分、桔梗一钱五分、升麻一钱。主治胸中大气下陷，气短不足以息，或努力呼吸，有似乎喘；或气息将停，危在顷刻。编者注），知母改用五钱，又加人参、萸肉（去净核）各三钱，连服数剂痊愈（本案为他人所治，编者注）。（《医学衷中参西录·治大气下陷方·升陷汤》）

○ 沈阳商家子娄顺田，年二十二，虚劳咳嗽，甚形羸弱，脉数八至，按之即无。细询之，自言曾眠热炕之上，晨起觉心中发热，从此食后即吐出，夜间咳嗽甚剧，不能安寝。因二十余日寝食俱废，遂觉精神恍惚，不能支持。愚闻之，知脉象虽危，仍系新证，若久病至此，诚难挽回矣。遂投以醴泉饮（生山药一两、大生地五钱、人参四钱、玄参四钱、生赭石四钱、牛蒡子三钱、天冬四钱、甘草二钱；主治虚劳发热，或喘或嗽，脉数而弱。编者注），为其呕吐，将赭石改用一两（重用赭石之理详第二卷参赭镇气汤下），一剂吐即止，可以进食，嗽亦见愈。从前五六日未大便，至此大便亦通下。如此加减服之，三日后脉数亦见愈，然犹六至余，心中犹觉发热，遂将玄参、生地皆改用六钱，又每日于午时，用白蔗糖冲水，送服西药阿司匹林（药性详后参麦汤下）七厘许。数日诸病皆愈，脉亦复常。（《医学衷中参西录·治阴虚劳热方·醴泉饮》）

○ 天津东门里东箭道，宋氏妇，年四旬，于仲夏得大气下陷周身发冷证。

[病因] 禀赋素弱，居恒自觉气分不足，偶因努力搬运重物，遂觉呼吸短气，周身发冷。

[证候] 呼吸之间，恒觉气息不能上达，时当暑热，着夹衣犹觉寒凉，头午病稍轻，午后则渐剧，必努力始能呼吸，外被大氅犹或寒战，饮食少许，犹不消化。其脉关前沉细欲无，关后差胜亦在沉分，一息不足四至。

[诊断] 此上焦心肺之阳虚损，又兼胸中大气下陷也。为其心肺阳虚，是以周身恶寒而饮食不化，为其胸中大气下陷，是以呼吸短气，头午气化上升之时是以病轻，过午气化下降之时所以增剧也。拟治以回阳升陷汤（生黄芪六

钱、知母三钱、柴胡一钱五分、桔梗一钱五分、升麻一钱；主治胸中大气下陷，气短不足以息。编者注）加党参之大力者以补助之。

[处方] 生箭芪八钱、野台党参四钱、干姜四钱、当归身四钱、桂枝尖三钱、甘草二钱；共煎汤一大盅，温服。

[效果] 将药连服三剂，气息已顺，而兼有短气之时，周身已不发冷，惟晚间睡时仍须厚覆，饮食能消化，脉象亦大有起色。遂即原方去党参，将干姜、桂枝皆改用二钱，又加生怀山药八钱，俾再服数剂，以善其后。

[说明] 心为君火，全身热力之司命，肺与心同居膈上，一系相连，血脉之循环又息息相通，是以与心相助为理，同主上焦之阳气。然此气虽在上焦，实如日丽中天，照临下土，是以其热力透至中焦，胃中之饮食因之熟腐，更透至下焦，命门之相火因之生旺，内温脏腑，外暖周身，实赖此阳气为布护宣通也。特是，心与肺皆在胸中大气包举之中，其布护宣通之原动力，实又赖于大气。此证心肺之阳本虚，向赖大气为之保护，故犹可支持，迨大气陷而失其保护，遂致虚寒之象顿呈。此方以升补胸中大气为主，以培养心肺之阳为辅，病药针芥相投，是以服之辄能奏效也。(《医学衷中参西录·气病门·大气下陷身冷》)

○ 天津二区宁氏妇，年近四旬，家病虚劳，偶因劳碌过甚益增剧。

[病因] 处境不顺，家务劳心，饮食减少，浸成虚劳，已病倒卧懒起床矣。又因讼事，强令公堂对质，劳苦半日，归家病大加剧。

[证候] 卧床闭目，昏昏似睡，呼之眼微开不发言语，有若能言而甚懒于言者。其面色似有浮热，体温三十八度八分，问其心中发热乎？觉怔忡乎？皆颔之。其左脉浮而弦硬，右脉浮而芤，皆不任重按，一息六至。两日之间，惟少饮米汤，大便数日未行，小便亦甚短少。

[诊断] 即其脉之左弦右芤，且又浮数无根，知系气血亏极有阴阳不相维系之象。是以阳气上浮而面热，阳气外越而身热，此乃虚劳中极危险之证也。所幸气息似稍促而不至于喘，虽有咳嗽亦不甚剧，知尤可治。斯当培养其气血，更以收敛气血之药佐之，俾其阴阳互相维系，即可安然无虞矣。

[处方] 野台参四钱、生怀山药八钱、净萸肉八钱、生龙骨（捣碎）八钱、大甘枸杞六钱、甘草二钱、生怀地黄六钱、玄参五钱、沙参五钱、生赭石（轧细）五钱、生杭芍四钱；共煎汤一大盅，分两次温饮下。

复诊 将药连服三剂，已能言语，可进饮食，浮越之热已敛，温度下降至三十七度六分，心中已不发热，有时微觉怔忡，大便通下一次，小便亦利，遂即原方略为加减俾再服之。

[处方] 野台参四钱、生怀山药一两、大甘枸杞八钱、净萸肉六钱、生怀地黄五钱、甘草二钱、玄参五钱、沙参五钱、生赭石（轧细）四钱、生杭芍三钱、生鸡内金（黄色的捣）钱半；共煎汤一大盅，温服。

[方解] 方中加鸡内金者，因虚劳之证，脉络多瘀，《金匮》所谓血痹虚劳也。用鸡内金以化其血痹，虚劳可以除根，且与台参并用，又能运化参之补力不使作胀满也。

[效果] 将药连服四剂，新得之病痊愈，其素日虚劳未能尽愈。俾停服汤药，日用生怀山药细末煮粥，少加白糖当点心服之。每服时送服生鸡内金细末少许，以善其后。（《医学衷中参西录·虚劳喘嗽门·虚劳兼劳碌过度》）

○一诸生，年五十六，为学校教员，每讲说后，即觉短气，向愚询方。愚曰：此胸中大气，虚而欲陷，为至紧要之证，当多服升补气分之药。彼欲用烧酒炖药，谓朝夕服之甚便。愚曰：如此亦可，然必须将药炖浓，多饮且常饮耳。遂为疏方，用生黄芪四两，野台参二两，柴胡、桔梗各八钱，先用黄酒斤许，煎药十余沸，再用烧酒二斤，同贮瓶中，置甑中炖开，每饭前饮之，旬日而愈。后因病愈，置不复饮。隔年，一日步行二里许，自校至家，似有气息迫促之状，不能言语，倏忽而亡。盖其身体素胖，艰于行步，胸中大气，素有欲陷之机，因行动劳苦，而遂下陷，此诚《内经》所谓"大气入于脏腑，不病而猝死"者也。方书有气厥，中气诸名目，大抵皆大气下陷之证，特未窥《内经》之旨，而妄为议论耳。

按：《内经》原有"气厥"二字，乃谓气厥逆上行，非后世所谓气厥也。

或问：案中所载大气下陷证，病因及其病状，皆了如指掌矣。然其脉之现象，或见于左部，或见于右部，或左右两部皆有现象可征，且其脉多迟，而又间有数者，同一大气之下陷也，何以其脉若是不同乎？答曰：胸中大气包举肺外，原与肺有密切之关系，肺之脉诊在右部，故大气下陷，右部之脉多微弱者其常也。然人之元气自肾达肝，自肝达于胸中，为大气之根本。其人或肝肾素虚，或服破肝气之药太过，其左脉或即更形微弱，若案中左部寸关尺皆不见，左脉沉细欲无，左关参伍不调者是也。至其脉多迟，而又间有数者，或因阴分虚损，或兼外感之热，或为热药所伤，乃兼证之现脉，非大气下陷之本脉也。(《医学衷中参西录·治大气下陷方·升陷汤》)

○ 又十年春，族弟妇产后虚羸少食，迁延月余，渐至发灼、自汗、消瘦、乏气、干呕、头晕等证，此方书所谓蓐劳也。经医四人治不效，并添颧红作泻。适生自安东归，为之诊视，六脉虚数。检阅所服之方，有遵《金鉴》三合饮者，有守用养荣汤者，要皆平淡无奇。然病势至此，诚难入手，幸脉虽虚数，未至无神，颧虽红，犹不抟聚（若抟聚则阴阳离矣，不抟聚是其阴阳犹未离），似尚可治。此盖素即阴虚，又经产后亡血，气亦随之，阴不中守，阳不外固，故汗出气乏；其阴阳不相维系，阴愈亏而阳愈浮，故发烧咳嗽头晕。其颧红者，因其部位应肾，肾中真阳上浮，故发现于此，而红且热也。其消瘦作泻者，以二阳不纳，无以充肌肉，更不特肾阴虚，而脾阴胃液均虚，中权失司，下陷不固，所必然者。此是病之原委欤？再四思维，非《衷中参西录》资生汤（生山药一两、玄参五钱、於术三钱、生鸡内金二钱、牛蒡子三钱。主治痨瘵羸弱已甚，饮食减少，喘促咳嗽，身热脉虚数者，闭经。编者注）不可。遂处方用生怀山药二两，於术三钱，玄参四钱，鸡内金、牛蒡子各二钱，外加净萸肉、龙骨、牡蛎各五钱，止汗并以止泻。五剂后，汗与泻均止，饮食稍进，惟干咳与发热仅去十之二三。又照原方加粉甘草、天冬、生地等味，连服七剂。再照方减萸肉，加党参二钱，服四剂后，饮食大进，并能起坐矣。惟经尚未行。更按资生汤原方，加当归四钱。服数剂后，又复少有加减，一月经脉亦通（本案为他人所治，编者注）。(《医学衷中参西录·万泽东来函》)

○ 又愚曾治一温证，已过两旬，周身皆凉，气息奄奄。确知其因误治，胸中大气下陷。遂用人参一两、柴胡二钱，作汤灌之，两剂痊愈。

此证详案，在拙拟升陷汤（生黄芪六钱、知母三钱、柴胡一钱五分、桔梗一钱五分、升麻一钱；主治胸中大气下陷，气短不足以息。或努力呼吸，有似乎喘。或气息将停，危在顷刻；气分虚极下陷者，酌加人参数钱，或再加山茱萸数钱，以收敛气分之耗散，使升者不至复陷更佳；若大气下陷过甚，至少腹下坠，或更作疼者，宜将升麻改用一钱半或倍作二钱。编者注）下可参观。(《医学衷中参西录·治伤寒温病同用方·白虎加人参以山药代粳米汤》)

○ 又治本城李茶馆妇人膨胀证。先经他医用苍术、槟榔、厚朴、枳实、香附、紫菀之类辛燥开破，初服觉轻，七八剂后病转增剧，烦渴泄泻，又更他医，投以紫朴琥珀丸，烦渴益甚，一日夜泄泻十五六次，再诊时，医者辞不治，又延医数人，皆诿为不治。后乃一息奄奄，昇至床上两次，待时而已。其姻家有知生者，强生往视。其脉如水上浮麻不分至数，按之即无，惟两尺犹似有根，言语不真，仿佛可辨，自言心中大渴，少饮水即疼不可忍。盖不食者已三日矣。先投以滋阴清燥汤（滑石二两、甘草三钱、生杭白芍四钱、生山药一两；主治感冒久在太阳，致热蓄膀胱，小便赤涩，或因小便秘而大便滑泻。或温病，太阳未解，渐入阳明。其人胃阴素亏，阳明腑证证未实，已燥渴多饮。饮水过多，不能运化，遂成滑泻，而燥渴益甚。或喘，或自汗，或小便秘。温疹中多有类此证者，尤属危险之候，用此汤亦宜。此乃胃腑与膀胱同热，又兼虚热之证也。或外表已解，其人或不滑泻，或兼喘息，或兼咳嗽，频吐痰涎，却有外感实热，而脉象虚数者。滑石性近石膏，能清胃腑之热，淡渗利窍，能清膀胱之热，同甘草生天一之水，又能消阴虚之热，一药而三善备，故为之为君。而重用山药之大滋真阴，大固元气者，以为之佐使。且山药生用，则汁浆稠黏，同甘草之甘缓者，能逗留滑石于胃中，使之由胃输脾，由脾达肺，水精四布，循三焦而下通膀胱，则烦热除，小便利，而滑泻止矣。方见治《温病方》，编者注）。为脉象虚甚，且气息有将脱之意，又加野台参、净萸肉，一剂诸病皆愈，可以进食。遂俾用《衷中参西录》一味薯蓣粥，送服生鸡内金细末及西药百布圣，取其既可作药，又可作饭也。又即前方加减，日服一剂，旬日痊愈（本案为他人所治，编者注）。(《医学衷中参西录·杨鸿恩来函》)

拘　挛

○ 吴鞠通曰：何叟年六十二岁，手足拘挛。误服桂、附、人参、熟地等补阳，以致面赤，脉洪数，小便闭，身重不能转侧，手不能上至鬓，足蜷曲，丝毫不能转侧移动。细询病情，因纵饮食肉而然。所谓"湿热不攘，大筋奭短，小筋弛长，奭短为拘，弛长为痿"者也。与极苦通小肠、淡渗利膀胱之方，用生石膏八两，飞滑石一两，茯苓皮六钱，桑枝、防己各五钱，晚蚕沙、龙胆草各四钱，穿山甲、胡黄连、洋芦荟、杏仁、地龙各三钱，白通草二钱，煮三碗，分三次服，日尽一剂。至七日后，小便红黑而浊。半月后手渐动，足渐伸。一月后下床，扶桌椅能行。四十日后走至檐前，不能下阶。又半月始下阶。三月后能行四十步，后因痰饮，用理脾肺之药收功（本案为他人所治，编者注）。（《医学衷中参西录·石膏解》）

腿　痛

○ 窦英如，邻村蒙馆教员，年过三旬，于孟冬得腿疼证。

[病因] 禀赋素弱，下焦常畏寒凉，一日因出门寝于寒凉屋中，且铺盖甚薄，晨起遂病腿疼。

[证候] 初疼时犹不甚剧，数延医服药无效，后因食猪头肉其疼陡然加剧，两腿不能任地，夜则疼不能寐，其脉左右皆弦细无力，两尺尤甚，至数稍迟。

[诊断] 此证因下焦相火虚衰，是以易为寒侵，而细审其脉，实更兼气虚不能充体，即不能达于四肢以运化药力，是以所服之药纵对证亦不易见效也。此当助其相火祛其外寒，而更加补益气分之药，使气分壮旺自能营运药力以胜病也。

[处方] 野党参六钱、当归五钱、怀牛膝五钱、胡桃仁五钱、乌附子四钱、补骨脂（炒捣）三钱、滴乳香（炒）三钱、明没药（不炒）三钱、威灵仙钱半；共煎汤一大盅，温服。

复诊　将药连服五剂，腿之疼稍觉轻而仍不能任地，脉象较前似稍有力。问其心中服此热药多剂后仍不觉热，因思其疼在于两腿，当用性热质重之品，方能引诸药之力下行以达病所。

[处方] 野党参五钱、怀牛膝五钱、胡桃仁五钱、乌附子四钱、白术（炒）三钱、补骨脂（炒捣）三钱、滴乳香（炒）三钱、明没药（不炒）三钱、生硫黄（研细）一钱；药共九味，将前八味煎汤一大盅，送服硫黄末五分，至煎渣再服时，又送服所余五分。

[效果] 将药连服八剂，腿疼大见轻减，可扶杖行步，脉象已调和无病，心中微觉发热，俾停服汤药，每日用生怀山药细末七八钱许，煮作茶汤，送服青娥丸三钱，或一次或两次皆可，后服至月余，两腿分毫不疼，步履如常人矣。

[或问] 猪肉原为寻常服食之物，何以因食猪头肉而腿疼加剧乎？答曰：

猪肉原有苦寒有毒之说,曾见于各家本草。究之,其肉非苦寒,亦非有毒,而猪头之肉实具有咸寒开破之性,是以善通大便燥结,其咸寒与开破皆与腿之虚寒作疼者不宜也,此所以食猪头肉后而腿之疼加剧也。(《医学衷中参西录·肢体疼痛门·腿疼》)

○ 一媪,年近七旬。陡然腿疼,不能行动,夜间疼不能寐。其家人迎愚调治,谓脉象有力,当是火郁作疼。及诊其脉,大而且弦,问其心中亦无热意。愚曰:此脉非有火之象,其大也,乃脾胃过虚,真气外泄也。其弦也,乃肝胆失和,木盛侮土也。治以振中汤 [於白术(炒)六钱、当归身二钱、陈皮二钱、厚朴钱半、生明乳香钱半、生明没药钱半。主治腿疼、腰疼,饮食减少者。编者注],加人参、白芍、山萸肉(去净核)各数钱,补脾胃之虚,即以抑肝胆之盛,数剂而愈。(《医学衷中参西录·治气血郁滞肢体疼痛方·振中汤》)

○ 一媪年过六旬,陡然腿疼不能行动,夜间疼不能寐。其左部之脉大而弦,右部之脉大而浮,重诊之似有力非真有力,问其心中不觉凉热。乃知此非有火之脉,其大而浮也,乃脾胃过虚,真气外泄也:其大而弦也,乃肝胆失和,木盛侮土也。治以前方(白术六钱,当归、陈皮各二钱,厚朴、乳香、没药各钱半。编者注),加人参、白芍、净萸肉各数钱,补脾胃之虚,即以抑肝胆之盛,数剂而愈。(《医学衷中参西录·白术解》)

○ 一室女腿疼,几不能步,治以拙拟健运汤(生黄芪六钱、野台参三钱、当归三钱、寸麦冬三钱、知母三钱、生明乳香三钱、生明没药三钱、莪术一钱、三棱一钱。主治腿疼、臂疼因气虚者。亦治腰疼。编者注)而愈。次年旧病复发,又兼腰疼,再服前方(指健运汤,编者注)不效。诊其脉,右关甚濡弱,询其饮食减少,为制此汤(振中汤:炒白术六钱、当归身二钱、陈皮二钱、厚朴钱半、生明乳香钱半、生明没药钱半。主治腿疼、腰疼、饮食减少者。编者注),数剂,饮食加多,二十剂后,腰疼腿疼皆愈。盖此方重用白术以健补脾胃,脾胃健则气化自能旁达。且白术主风寒湿痹,《神农本草经》原有明文,又辅以通活气血之药,不惟风寒湿痹开,而气血之痹而作疼者,亦自开也。(《医学衷中参西录·治气血郁滞肢体疼痛方·振中汤》)

○ 邑友人丁翊仙之令堂,年近七旬,陡然腿疼,不能行动,夜间疼不能寐。翊仙驱车迎愚,且谓脉象有力,当是火郁作痛。及诊其脉,大而且弦,问其心中，亦无热意。愚曰：此脉非有火之象，其大也乃脾胃过虚，真气外泄也；其弦也肝胆失和，木盛侮土也。为疏方用净萸肉、白术各六钱，人参、白芍各三钱，当归、陈皮各二钱，厚朴、乳香、没药各钱半，煎服数剂痊愈。

（《医学衷中参西录·山萸肉解》）

疟　病

○ 吴元跻，天津华新纺纱厂理事，常州人，年三十二岁，于仲秋病疟久不愈。

[病因] 厂中作工，歇人不歇机器，轮流恒有夜勤。暑热之时，彻夜不眠，辛苦有火，多食凉物，入秋遂发疟疾。

[证候] 其疟初发时，寒热皆剧，服西药金鸡纳霜治愈。旬日疟复发如前，又服金鸡纳霜治愈。七八日疟又发，寒轻热重，服金鸡纳霜不愈，服中药治疟汤剂亦不愈，迁延旬余，始求为延医。自言疟作时发热固重，即不发疟之日身亦觉热，其脉左右皆弦而无力，数逾五至，知其阴分阳分俱虚，而阴分之虚尤甚也。此当培养其气血而以治疟之药辅之。

[处方] 玄参一两、知母六钱、天冬六钱、潞参三钱、何首乌三钱、炙鳖甲三钱、常山（酒炒）钱半、柴胡钱半、茵陈钱半、生姜三钱、大枣（掰开）三个。

此方于发疟之前一夕煎服，翌晨煎渣再服，又于发疟之前四点钟，送服西药盐酸规尼涅（即金鸡纳霜，以盐酸制者）半瓦。

[效果] 将药如法服之，一剂疟即不发。而有时身犹觉热，脉象犹数，知其阴分犹虚也。俾用玄参、生怀山药各一两，生姜三片，大枣三枚，同煎服，以服至身不发热时停服。（《医学衷中参西录·疟疾门·疟疾兼阴虚》）

霍　乱

○ 辽宁小南关，寇姓媪，年过六旬，得霍乱脱证。

[病因] 孟秋下旬染霍乱，经医数人调治两日，病势垂危。

[证候] 其证从前吐泻交作，至此吐泻全无。奄奄一息，昏昏似睡，肢体甚凉，六脉全无。询之犹略能言语，惟觉心中发热难受。

［诊断］此证虽身凉脉闭，而心中自觉发热，仍当以热论。其所以身凉脉闭者，因霍乱之毒菌窜入心脏，致心脏行血之机关将停，血脉不达于周身，所以内虽蕴热而仍身凉脉闭也。此当用药消其毒菌，清其内热，并以助心房之跳动，虽危险仍可挽回。

［处方］镜面朱砂钱半、粉甘草（细面）一钱、冰片三分、薄荷冰二分；共研细末，分作三次服，病急者四十分钟服一次，病缓者一点钟服一次，开水送下。

复诊　将药末分三次服完，心热与难受皆愈强半。而脉犹不出，身仍发凉，知其年过花甲，吐泻两日，未进饮食，其血衰惫已极，所以不能鼓脉外出以温暖于周身。

［处方］野台参一两、生怀地黄一两、生怀山药一两、净萸肉八钱、甘草（蜜炙）三钱；煎汤两大盅，分两次温服。

［方解］方中之义，用台参以回阳，生怀地黄以滋阴，萸肉以敛肝之脱（此证吐泻之始，肝木助邪侮土、至吐泻之极，而肝气转先脱），炙甘草以和中气之漓。至于生山药其味甘性温，可助台参回阳，其汁浆稠润又可助地黄滋阴。且此证胃中毫无谷气，又可借之以培养脾胃，俾脾胃运化诸药有力也。

［效果］将药两次服完，脉出周身亦热，惟自觉心中余火未清，知其阴分犹亏不能潜阳也。又用玄参、沙参、生山药各六钱，煎汤服下，病遂痊愈。

［说明］此证初次所服之药末，原名急救回生丹。载在三期七卷霍乱门。因民纪八稔孟秋，霍乱盛行，时在辽宁立达医院，拟得此方，登报广告，凡用此方者皆愈。时桓仁友人袁霖普，为河北故城县尹，用此方施药二百六十剂，即救愈二百六十人。复将此方遍寄河北、山东各县署，又呈明省长，登于《北洋公报》。次年河北南半省又有霍乱证，复为寄去卫生防疫宝丹（甘草十两、细辛一两半、白芷一两、薄荷冰四钱、冰片二钱、朱砂三两。主治霍乱吐泻转筋，下痢腹痛，及一切痧证。平素口含化服，能防一切疠疫传染。编者注），袁君按方施药六大料，救愈千人。又将其方传遍各处，呈明省长及警务处长，登之《北洋公报》，袁君可为好行其德者矣。大抵前方治霍乱阳证最宜，后方则无论阴阳证及阴阳参半之证用之皆效。（《医学衷中参西录·霍乱门·霍乱脱证》）

〇门人高如璧，曾治一少妇。吐泻一昼夜，甚是困惫，浓煎人参汤，送服益元散（滑石、甘草、朱砂。编者注）而愈。盖独参汤能回阳，益元散能滋阴，又能和中（滑石、甘草能和中以止吐泻）解毒（甘草、朱砂能解毒），且可引毒气自小便出，是以应手奏效。此亦拙拟急救回阳汤（潞党参八钱、生山药一两、生杭芍五钱、山萸肉八钱、炙甘草三钱、赭石研细四钱、朱砂研细五分。先用童便半盅炖热，送下朱砂，继服汤药。主治霍乱吐泻已极，精神昏昏，气息奄奄，至危之候。编者注）之意也。

此证之转筋者，多因吐泻不已，肝木乘脾气之虚而侮土。故方书治转筋多用木瓜，以其酸能敛肝，即所以平肝也。然平肝之药，不必定用木瓜。壬寅秋际，霍乱流行，曾单用羚羊角三钱治愈数人。因羚羊角善解热毒，又为平肝之妙药也。又曾有一人，向愚询治泄泻之方，告以酸石榴连皮捣烂，煎汤服之。后值霍乱发生，其人用其方治霍乱初起之泄泻者，服之泻愈，而霍乱亦愈。由是观之，石榴亦为敛肝之要药，而敛肝之法，又实为治霍乱之要着也（本案为他人所治，编者注）。（《医学衷中参西录·治霍乱方·急救回阳汤》）

○ 邑北境故县，刘氏妇，年近四旬，得霍乱暴脱证。

[病因] 受妊五六个月，时当壬寅秋令，霍乱盛行，因受传染，吐泻一昼夜，病似稍愈，而胎忽滑下。自觉精神顿散，心摇摇似不能支持。遂急延为诊视。

[证候] 迨愚至欲为诊视，则病势大革，殓服已备，着于身将异诸床，病家辞以不必入视。愚曰：此系暴脱之证，一息尚存，即可挽回。遂入视之，气息若无，大声呼之亦不知应，脉象模糊如水上浮麻，莫辨至数。

[诊断] 此证若系陈病状况，至此定难挽回，惟因霍乱吐泻已极，又复流产，则气血暴脱，故仍可用药挽救。夫暴脱之证，其所脱者元气也。凡元气之上脱必由于肝（所以人之将脱者，肝风先动），当用酸敛之品直趋肝脏以收敛之。即所以堵塞元气上脱之路，再用补助气分之药辅之。虽病势垂危至极点，亦可挽回性命于呼吸之间。

[处方] 净杭萸肉二两、野党参一两、生怀山药一两；共煎汤一大盅，温服方虽开就而药局相隔数里，取药迫不及待，幸其比邻刘翁玉珍是愚表兄，有愚所开药方，取药二剂未服，中有萸肉共六钱，遂急取来暴火煎汤灌之。

[效果] 将药徐徐灌下，须臾气息稍大，呼之能应，又急煎渣灌下，较前尤明了。问其心中何如，言甚难受，其音惟在喉间，细听可辨。须臾药已取到，急煎汤两茶杯，此时已自能服药。俾分三次温服下，精神顿复，可自

动转。继用生山药细末八钱许，煮作茶汤，调以白糖，令其适口当点心服之。日两次，如此将养五六日以善其后。

[说明] 按：人之气海有二，一为先天之气海，一为后天之气海。《内经》论四海之名，以膻中（即膈上）为气海，所藏者大气，即宗气也，养生家及针灸家皆以脐下为气海，所藏者元气，即养生家所谓祖气也。此气海之形状，若倒提鸡冠花形，纯系脂膜结成而中空（剖解猪腹者，名之为鸡冠油），肝脏下垂之脂膜与之相连，是以元气之上行，原由肝而敷布，而元气之上脱，亦即由肝而疏泄也（《内经》谓肝主疏泄）。惟重用萸肉以酸敛防其疏泄，借以堵塞元气上脱之路，而元气即可不脱矣。所最足明征者，若初次即服所开之方以治愈此证，鲜不谓人参之功居多，乃因取药不及，遂单服萸肉，且所服者只六钱即能建此奇功。由此知萸肉救脱之力，实远胜人参。盖人参以救元气之下脱，犹足恃，而以救元气之上脱，若单用之转有气高不返之弊（说见俞氏《寓意草》），以其性温而兼升也。至萸肉则无论上脱下脱，用之皆效。盖元气之上脱由于肝，其下脱亦由于肝，诚以肝能为肾行气（《内经》谓肝行肾之气），即能泻元气自下出也。为其下脱亦由于肝，故亦可重用萸肉治之也。

[或问] 同为元气之脱何以辨其上脱下脱？答曰：上脱与下脱，其外现之证可据以辨别者甚多。今但即脉以论，如此证脉若水上浮麻，此上脱之征也。若系下脱其脉即沉细欲无矣。且元气上脱下脱之外，又有所谓外脱者。周身汗出不止者是也。萸肉最善敛汗，是以萸肉亦能治之。（《医学衷中参西录·霍乱门·霍乱暴脱证》）

奔　豚

○ 一媪，年过六旬，胸腹满闷，时觉有气自下上冲，饮食不能下行。其子为书贾，且知医。曾因卖书至愚书校，述其母病证，且言脉象大而弦硬。为拟此汤（镇摄汤：野台参五钱、生赭石五钱、生芡实五钱、生山药五钱、萸肉五钱、清半夏二钱、茯苓二钱。主治胸膈满闷，其脉大而弦，按之似有力，非真有力，此脾胃真气外泄，冲脉逆气上干之证，慎勿作实证治之。编者注），服一剂满闷即减，又服数剂痊愈。（《医学衷中参西录·治阴虚劳热方·镇摄汤》）

○ 一人，年近五旬，心中常常满闷，呕吐痰水。时觉有气起自下焦，上冲胃口。其脉弦硬而长，右部尤甚，此冲气上冲，并迫胃气上逆也。问其大便，言甚干燥。遂将方中（镇摄汤：野台参五钱、生赭石五钱、生芡实五钱、生山药五钱、萸肉五钱、清半夏二钱、茯苓二钱。主治胸膈满闷，其脉大而弦，按之似有力，非真有力，此脾胃真气外泄，冲脉逆气上干之证，慎勿作实证治之。编者注）赭石改作一两，又加知母、生牡蛎各五钱，厚朴、苏子各钱半，连服六剂痊愈。（《医学衷中参西录·治阴虚劳热方·镇摄汤》）

中 毒

○ 有兄弟二人，其兄年近六旬，弟五十余。冬日畏寒，共处一小室中，炽其煤火，复严其户牖。至春初，二人皆觉胸中满闷，呼吸短气。盖因户牖不通外气，屋中氧气全被煤火着尽，胸中大气既乏氧气之助，又兼受炭气之伤，日久必然虚陷，所以呼吸短气也。因自觉满闷，医者不知病因，竟投以开破之药。迨开破益觉满闷，转以为药力未到，而益开破之。数剂之后，其兄因误治，竟至不起。其弟服药亦增剧，而犹可支持，遂延愚诊视。其脉微弱而迟，右部尤甚，自言心中发凉，少腹下坠作疼，呼吸甚觉努力。知其胸中大气下陷已剧，遂投以升陷汤［生箭芪六钱、知母三钱、柴胡一钱五分、桔梗一钱五分、升麻一钱。气分虚极下陷者，酌加人参数钱，或再加山萸肉（去净核）数钱，以收敛气分之耗散，使升者不至复陷更佳。若大气下陷过甚，至少腹下坠，或更作疼者，宜将升麻改用钱半，或倍作二钱。主治胸中大气下陷，气短不足以息，或努力呼吸，有似乎喘；或气息将停，危在顷刻。编者注］，升麻改用二钱，去知母，加干姜三钱。两剂，少腹即不下坠，呼吸亦顺。将方中升麻、柴胡、桔梗皆改用一钱，连服数剂而愈。

其处塾中教员黄鑫生，沧州博雅士也。闻愚论大气下陷之理，以为闻所未闻。遂将所用之方，录十余纸，详加诠解，遍寄其处之业医者。

或曰：室中有炉火，亦冬日卫生之道，据此案观之，炉火不可令旺乎？答曰：非也。按化学之理，炉火旺，则所出之气为氧二分碳一分，于人无损。若不旺，则所出之气为碳氧参半，转有损于人。是屋中炉火之热，固不可过度，然不可不旺也。特是火非氧气不着，人之呼吸，亦须臾不能离氧气。惟户牖能通外气，俾屋中之氧气，足供炉火与人呼吸之用而有余，人处其间，始能无病。不但此也，西人讲卫生者，恒移置病人于空气最佳之处。且细审其地点之空气，俾与所受之病，各有所宜，则病人居之，自易调治。吾中华卫生之道不讲，一有疾病，恐体弱不能禁风，必先致慎户牖。稍冷更炽其炉火，厚其帷幕。遇有急证险证，眷属戚友，更多卫侍看护。致令一室之中，皆碳气熏蒸，无病者且将有病，有病者何以能愈。是以愚生平临证，见病人之室安置失宜，必恳切告之。至无论有病无病，睡时喜以被蒙头，尤非所宜。试观中碳气者，其人恒昏不知人，气息欲无，急移置当风之处，得呼吸新鲜之空气，即渐苏醒，不可悟卫生之理乎。(《医学衷中参西录·治大气下陷方·升陷汤》)

鼠　疫

○ 民国十年，黑龙江哈尔滨一带鼠疫盛行，奉天防范甚严，未能传染入境。惟中国银行与江省银行互相交通，鼠疫之毒菌因之有所传染。其行中经理施兰孙者，浙江人，年三十余，发生肺炎性鼠疫，神识时明时愦，恒作谵语，四肢逆冷，心中发热，思食凉物，小便短赤，大便数日未行。其脉沉细而迟，心虽发热，而周身肌肤之热度无异常人，且闭目昏昏似睡，呼之眼微开，此诚《伤寒论》少阴篇所谓但欲寐之景象也。其舌上无苔，干亮如镜，喉中亦干甚，且微觉疼，时作干咳，此乃因燥生热，肾气不能上达，阴阳不相接续，故证象、脉象如此，其为鼠疫无疑也。此证若燥热至于极点，肺叶腐烂，咳吐血水，则不能治矣。犹幸未至其候，急用药调治，尚可挽回。其治之之法，当以润燥清热为主，又必须助其肾气，使之上达，与上焦之阳分相接续而成坎离相济之实用，则脉变洪大，始为吉兆。爰为疏方于下：

生石膏（捣细）三两、知母八钱、生怀山药六钱、野台参五钱、甘草三钱；共煎汤三茶盅，分三次温饮下。

按：此方即拙著《衷中参西录》三期六卷中白虎加人参汤以山药代粳米而又加玄参也。方中之意，用石膏以清外感之实热；用山药、知母、玄参以下滋肾阴、上润肺燥；用人参者，诚以热邪下陷于少阴，遏抑肾气不能上达，而人参补而兼升之力既能助肾气上达，更能助石膏以逐除下陷之热邪，使之上升外散也。且凡阴虚兼有实热者，恒但用白虎汤不能退热，而治以白虎加人参汤始能退热，是人参与石膏并用，原能立复真阴于邪热炽盛之时也。

将药三次服完，身热，脉起，舌上微润，精神亦明了，惟大便犹未通下，内蕴之热犹未尽清。俾即原方再服一剂，其大便遂通下，余热亦遂尽消矣。为此证无结核败血之现象，而有肺燥、舌干、喉疼之征，故可名之为肺炎性鼠疫也。(《医学衷中参西录·论鼠疫之原因及治法》)

○ 后又治一人，其病之状况大致皆与前证同，惟其脉之沉细及咽喉之干疼则较前尤甚，仍投以前方，俾用鲜白茅根煎汤，以之代水煎药，及将药煎成，又调入生鸡子黄同服。服后效验异常，因名其方为坎离互根汤。爰将其方详细录出，以备医界之采用。

坎离互根汤：生石膏（捣细）三两、知母八钱、玄参八钱、野台参五钱、生怀山药五钱、甘草二钱、鸡子黄三枚、鲜茅根（切碎）四两。

先将茅根煎数沸，视茅根皆沉水底，取其汤以之代水，煎方中前六味，取汤三盅，分三次温服下。每服一次，调入生鸡子黄一枚。此方比前方多鸡子黄，而又以茅根汤煎药者，因鸡子黄生用善滋肾润肺，而茅根禀少阳最初之气，其性凉而上升，能发起脉象之沉细也。上方乃取《伤寒论》少阴篇黄连阿胶汤与太阳篇白虎加人参汤之义，而合为一方也。黄连阿胶汤原黄连、黄芩、芍药、阿胶、鸡子黄并用，为此时无真阿胶，故以玄参代之；为方中有石膏、知母，可以省去黄连、黄芩诸药。西人谓鸡子黄中含有副肾髓质之分泌素，故能大滋肾中真阴，实为黄连阿胶汤中之主药，而不以名汤者，以其宜生调入而不可煎汤也。是以单用此一味，而黄连阿胶汤之功用仍在。至于白虎加人参汤中去粳米，而以生山药代之，以山药之性既能和胃（原方用粳米亦取其和胃），又能助玄参、鸡子黄滋肾也。用白虎汤以解伏气之热，而更加人参者，取人参与石膏并用，最善生津止渴，以解寒温之燥热，而其补益之力，又能入于下焦，以助肾气之上达，俾其阴阳之气相接续，其脉之微细者可变为供大，而邪可外透矣。继又服之，脉之洪大者渐臻于和平，而病即痊愈矣。(《医学衷中参西录·论鼠疫之原因及治法》)

第二节　妇科医案

月经量多

○ 沈阳县尹朱公之哲嗣际生，愚之门生也。黎明时来院叩门，言其妻因行经下血不止，精神昏愦，气息若无。急往诊视，六脉不全仿佛微动，急用生黄芪、野台参、净萸肉各一两，煅龙骨、煅牡蛎各八钱，煎汤灌下，血止强半，精神见复，过数点钟将药剂减半，又加生怀山药一两，煎服痊愈。(《医学衷中参西录·黄芪解》)

闭　　经

○ 初制此方（醴泉饮：生山药一两、大生地五钱、人参四钱、玄参四钱、生赭石四钱、牛蒡子三钱、天冬四钱、甘草二钱。治虚劳发热，或喘或嗽，脉数而弱。编者注）时，原无赭石，有丹参三钱，以运化人参之补力。

后治一年少妇人，信水数月不行，时作寒热，干嗽连连，且兼喘逆，胸膈满闷，不思饮食，脉数几至七至。治以有丹参原方不效，遂以赭石易丹参，一剂咳与喘皆愈强半，胸次开通，即能饮食，又服数剂脉亦和缓，共服二十剂，诸病皆愈。

以后凡治妇女月闭血枯，浸至虚劳，或兼咳嗽满闷者，皆先投以此汤，俾其饮食加多，身体强壮，经水自通。间有瘀血暗阻经道，或显有癥瘕可据者，继服拙拟理冲汤，或理冲丸（皆在第八卷）以消融之，则妇女无难治之病矣。若其人胸中素觉短气，或大便易滑泻者，又当预防其大气下陷（大气下陷详第四卷升陷汤）。用醴泉饮时，宜减赭石、牛蒡子，并一切苏子、蒌仁、紫菀、杏仁，治咳喘套药皆不宜用。

按：短气与喘原迥异。短气者难于呼气不上达也。喘者难于吸气不下降也。而不善述病情者，往往谓喘为"上不来气"，是以愚生平临证，凡遇自言上不来气者，必细经询问，确知其果系呼气难与吸气难，而后敢为施治也。（《医学衷中参西录·治阴虚劳热方·醴泉饮》）

○ 又本年六月，生在辑安外岔沟缉私局充文牍，有本街邱云阁之女，年十五，天癸已至，因受惊而经闭。两阅月，发现心热、心跳、膨胀等证，经医治疗未效，更添翻胃吐食、便燥、自汗等证。又经两月，更医十数，病益剧。适友人介绍为之诊视，脉浮数而濡，尺弱于寸，面色枯槁，肢体消瘦，不能起床。盖两月间食入即吐，或俟半日许亦必吐出，不受水谷之养，并灼热耗阴，无怪其支离若是也。思之再四，此必因受惊气乱而血亦乱，遂至遏其生机；且又在童年，血分未充，即不能应月而潮，久之不下行，必上逆，气机亦即上逆，况冲为血海，隶属阳明，阳明有升无降，冲血即随之上逆，瘀而不行，以至作灼作胀。其心跳者，为上冲之气血所扰也。其出汗吐食者，为上冲之气血所迫也。其津液因汗吐过多而消耗，所以大便干燥也。势非降逆、滋阴、镇心、解瘀之药并用不可。

查《衷中参西录》第二卷参赭镇气汤及参赭培气汤二方，实为治斯证之津梁，爰即二方加减，赭石两半，当归、净萸肉、龙骨、牡蛎各五钱，白芍、肉苁蓉、党参、天冬、生鸡内金各三钱，磨取铁锈之水煎服。一剂病似觉甚，病家哗然，以为药不对证，欲另延医。惟介绍人主持甚力，勉又邀生再诊，此中喧变生固未之知也。既诊脉如故，决无病进之象。后闻有如此情形，生亦莫解。因反复思之，恍悟：此必胃虚已极，兼胃气上逆过甚，遽投以如此重剂，其胃虚不能运化，气逆更多冲激，想有一番瞑眩，故病似加重也。于斯将原方减半，煎汤一盅，又分两次温服下，并送服柿霜三钱。其第一次服，仍吐药一半，二次即不吐。服完此剂后，略进薄粥，亦未吐。病家始欢然相信。又连服三剂，汗与吐均止，心跳膨胀亦大见轻，惟灼热犹不甚减。遂去净萸肉、龙骨、牡蛎，加生地、玄参各四钱，服五剂后，灼热亦愈强半。如此加减服之，一月后遂能起床矣。适缉私局长调换，生将旋里，嘱其仍守服原方，至诸病痊愈后可停药勿服，月事至期亦当自至也（本案为他人所治，编者注）。（《医学衷中参西录·万泽东来函》）

○ 拙著《医学衷中参西录》有醴泉饮方，治虚劳发热，或喘或嗽，脉数而弱。方用生山药一两，大生地五钱，人参、玄参、天冬、生赭石各四钱，牛蒡子三钱，甘草二钱。初制此方时原无赭石有丹参三钱，以运化人参之补力，用之多效。

后治一少妇信水数月不行，时作寒热，干嗽连连，且兼喘逆，胸膈满闷，不思饮食，脉数几至七至。治以有丹参原方不效，遂以赭石易丹参，一剂嗽与喘皆愈强半，胸次开通，即能饮食。又服数剂，脉亦和缓。共服二十剂，诸病痊愈。后凡治妇女月闭血枯，浸至痨嗽，或兼满闷者，皆先投以此汤。俾其饮食增加，身体强壮，经水自通。间有瘀血暗阻经道，或显有癥瘕可征者，继服拙拟理冲汤（生黄芪三钱、党参二钱、於术二钱、生山药五钱、天花粉四钱、知母四钱、三棱三钱、莪术三钱、生鸡内金三钱。主治闭经、癥瘕、气郁、脾弱、满闷、痞胀、不能饮食。编者注）丸，以消融之，则妇女无难治之病矣。（《医

崩　漏

○ 一妇人，年三十余。陡然下血，两日不止。及愚诊视，已昏愦不语，周身皆凉，其脉微弱而迟。知其气血将脱，而元阳亦脱也。遂急用此汤，去白芍，加野台参八钱、乌附子三钱。一剂血止，周身皆热，精神亦复。仍将白芍加入，再服一剂，以善其后。(《医学衷中参西录·治女科方·固冲汤》)

倒　经

○ 曾治一室女，倒经年余不愈，其脉象微弱。投以此汤（加味麦门冬汤：麦门冬五钱、野台参四钱、清半夏三钱、生山药四钱、生杭芍三钱、丹参三钱、甘草二钱、生桃仁二钱、大枣三枚。主治倒经。编者注），服药后甚觉短气。再诊其脉，微弱益甚。自言素有短气之病，今则益加重耳。恍悟其胸中大气，必然下陷，故不任半夏之降也。遂改用拙拟升陷汤（生黄芪六钱、知母三钱、柴胡一钱五分、桔梗一钱五分、升麻一钱；主治胸中大气下陷，气短不足以息。编者注），连服十剂。短气愈，而倒经之病亦愈。(《医学衷中参西录·治女科方·加味麦门冬汤》)

月经未来

○ 又治一妇人，十七岁，自二七出嫁，未见行经。先因腹胁作疼求为诊治，投以活络效灵丹（当归五钱、丹参五钱、生明乳香五钱、生明没药五钱。若为散，一剂分作四次服，温酒送下。主治气血凝滞，疮癖癥瘕，心腹疼痛，腿疼臂疼，内外疮疡，一切脏腑积聚，经络湮淤。编者注）。继欲调其月事，投以理冲汤（生黄芪三钱、党参二钱、於术二钱、生山药五钱、天花粉四钱、知母四钱、三棱三钱、莪术三钱、生鸡内金三钱。主治妇女经闭不行或产后恶露不尽，结为癥瘕，以致阴虚作热，阳虚作冷，食少痨嗽，虚证杳来。并治男子痨瘵，一切脏腑癥瘕、积聚、气郁、脾弱、满闷、痞胀、不能饮食。编者注）三剂，月经亦通，三日未止。犹恐盛血未化，改用王清任少腹逐瘀汤，亦三剂，其人从此月事调顺，身体强壮矣（本案为他人所治，编者注）。(《医学衷中参西录·宾仙园来函》)

妊娠恶阻

○ 天津一区，王氏妇，年二十六岁，受妊后，呕吐不止。

[**病因**] 素有肝气病，偶有拂意，激动肝气，恒作呕吐。至受妊后，则呕吐连连不止。

[**证候**] 受妊至四十日时，每日必吐，然犹可受饮食，后则吐浸加重，迨至两月以后勺水不存。及愚诊视时，不能食者已数日矣。困顿已极，不能起床。诊其脉虽甚虚弱，仍现滑象，至数未改，惟左关微浮，稍似有力。

[**诊断**] 恶阻呕吐，原妊妇之常，兹因左关独浮而有力，知系肝气胆火上冲，是以呕吐特甚。有谓恶阻呕吐虽甚剧无碍者，此未有阅历之言。愚自行道以来，耳闻目睹，因此证偾事者已有多人，甚勿忽视。此宜急治以镇肝降胃之品，不可因其受妊而不敢放胆用药也。

[**处方**] 生赭石（轧细）两半、党参三钱、生怀山药一两、生怀地黄八钱、生杭芍六钱、大甘枸杞五钱、净萸肉四钱、青黛三钱、清半夏六钱；药共九味，先将半夏用温水淘三次，将矾味淘净，用煮菜小锅煮取清汤一盅，调以面粉煮作茶汤，和以白糖令其适口，服下其吐可止。再将余药八味煎汤一大盅，分三次温服。

复诊 将药连服两剂，呕吐即止。精神气力稍振，可以起坐，其脉左关之浮已去，六部皆近和平。惟仍有恶心之时，懒于饮食，拟再治以开胃理肝、滋阴清热之剂。

[**处方**] 生怀山药一两、生杭芍五钱、冬瓜仁（捣碎）四钱、北沙参四钱、碎竹茹三钱、净青黛二钱、甘草二钱；共煎汤一大盅，分两次温服下。

[**效果**] 将药连服三剂，病遂痊愈，体渐复原，能起床矣。

[**或问**] 赭石《别录》称其能坠胎，原为催生要药，今重用之以治恶阻呕吐，独不虑其有坠胎之弊乎？答曰：《别录》谓其能坠胎者，为赭石之质重坠，可坠已成形之胎也。若胎至五六月时诚然忌之。若在三月以前之胎，虽名为胎，不过血脉一团凝聚耳。此时惟忌用破血之品，而赭石毫无破血之性。且《本经》谓治赤沃漏下，李氏《纲目》谓治妇人血崩，则其性可知。且其质虽重坠，不过镇降其肝胃上逆之气使归于平，是重坠之力上逆之气当之，即病当之非人当之也。况又与潞参、萸肉、山药诸补益之药并用，此所谓节制之师，是以战则必胜也。（《医学衷中参西录·妇女科·受妊呕吐》）

妊娠腹痛

○ 至于妊妇外感热实，大便燥结者，承气汤亦不妨用，《内经》所谓"有故无殒，亦无殒也"。然此中须有斟酌，以上所列方中诸药，芒硝断不可用，至赭石则三月以前可用，三月以后不可用，其余虽皆可用，然究宜先以白虎汤或白虎加人参汤代承气，即不能完全治愈，后再用承气时亦易奏效也。

曾治一妇人，妊过五月，得伤寒证，八九日间脉象洪实，心中热而烦躁，大便自病后未行，其脐上似有结粪，按之微疼，因其内热过甚，先用白虎加人参汤清之，连服两剂内热颇见轻减，而脐上似益高肿，不按亦疼，知非服降下之药不可也。然从前服白虎加人参汤两剂，知其大便虽结不至甚燥，治以降下之轻剂当可奏效，为疏方用大黄、野台参各三钱，真阿胶（不炒另炖兑服）、天冬各五钱，煎汤服下即觉脐上开通，过一点钟，疼处即不疼矣。又迟点半钟，下结粪十余枚，后代溏粪，遂觉霍然痊愈，后其胎气亦无所损，届期举子矣。至方中之义，大黄能下结粪，有人参以驾驭之，则不至于伤胎；又辅以阿胶，取其既善保胎，又善润肠，则大便之燥者可以不燥矣。用天冬者，取其凉润微辛之性（细嚼之实有辛味），最能下行以润燥开瘀，兼以解人参之热也。(《医学衷中参西录·阳明病三承气汤证》)

妊娠温病

○ 长安县尹，何霖皋君夫人，年三十二岁，受妊五月，于孟秋感受温病。

[**病因**] 怀妊畏热，夜眠当窗，未上窗幔，自窗纱透风，感冒成温。

[**证候**] 初病时调治失宜，温热传里，阳明腑实，延医数人皆言病原当用大凉之药，因怀妊实不敢轻用，继延愚为诊视，见其面红气粗，舌苔白厚，中心已黄，大便干燥，小便短赤。诊其脉左右皆洪滑而实，一息五至强。

[**诊断**] 据此症状脉象观之，不但阳明胃腑之热甚实，即肝胆之热亦甚盛。想其未病之前必曾怒动肝火，若不急清其热，势将迫血妄行，危险即在目前。治以白虎加人参汤，以白虎汤解其热，加参以保其胎，听吾用药可保万全无虞。病家闻此言深相信服，遂为疏方俾急服之。

[**处方**] 生石膏（捣细）三两、野党参四钱、生怀地黄一两、生怀山药一

两、生杭芍五钱、甘草三钱；共煎汤三盅，分三次温服下。

[**方解**] 按此方虽非白虎加人参汤原方，而实以生地黄代知母，以生山药代粳米，而外加芍药也。盖知母、地黄同能滋阴退热，而知母性滑，地黄则饶有补肾之力八味丸中干地黄即药房之中生地黄，粳米与山药皆有浓汁能和胃，而粳米汁浓而不黏，山药之汁浓而且黏，大有固肾之力。如此通变原方，自于胎妊大有益也。外加芍药者，欲借之以清肝胆之热也。

复诊 将药分三次服完，翌日午前大便通下一次，热已退十之七八，脉象已非洪实，仍然有力，心中仍觉发热，拟再用凉润滋阴之品清之。

[**处方**] 玄参一两、生怀地黄一两、天花粉五钱、生杭芍五钱、鲜茅根四钱、甘草二钱；共煎汤两盅，分两次温服下。

[**效果**] 将药煎服两剂，病遂霍然痊愈。帮助凡外感有热之证，皆右部之脉盛于左部之脉，至阳明腑实之证，尤必显然于右部见之。因胃腑之脉原候于右关也。今此证为阳明腑实，其右部之脉洪滑而实宜矣。而左部之脉亦现此象，是以知其未病之先肝中先有郁热，继为外感之热所激，则勃然发动而亦现洪滑而实之脉象也。(《医学衷中参西录·妇女科》)

○ 天津北阁西，董绍轩街长之夫人，年三十四岁，怀妊，感受温病兼有痰作喘。

[**病因**] 受妊已逾八月，心中常常发热。时当季春，喜在院中乘凉，为风袭遂成此证。

[**证候**] 喘息有声，呼吸迫促异常，昼夜不能少卧，心中烦躁。舌苔白厚欲黄。左右寸脉皆洪实异常，两尺则按之不实，其数八至。大便干燥，小便赤涩。

[**诊断**] 此证前因医者欲治其喘，屡次用麻黄发之。致其元气将脱，又兼外感之热已入阳明。其实热与外感之气相并上冲，是以其脉上盛下虚，喘逆若斯迫促，脉七至即为绝脉，今竟八至恐难挽回。欲辞不治而病家再三恳求，遂勉为拟方。以清其热，止其喘，挽救其气化之将脱。

[**处方**] 净萸肉一两、生怀地黄一两、生龙骨（捣碎）一两、生牡蛎（捣碎）一两；将四味煎汤，送服生石膏细末三钱，迟五点钟若热犹不退。煎渣再服，仍送服生石膏细末三钱。

复诊 服药头煎次煎后，喘愈强半，遂能卧眠，迨至黎明胎忽滑下，且系死胎。再诊其脉较前更数，一息九至，然不若从前之滑实，而尺脉则按之即无。其喘似又稍剧，其心中烦躁依旧，且觉怔忡，不能支持。此乃肝肾阴分大亏，不能维系阳分而气化欲涣散也。当峻补肝肾之阴兼清外感未尽之余热。

[**处方**] 生怀山药六两、玄参两半、熟鸡子黄（捻碎）六个、真西洋参（捣为粗末）二钱。

先将山药煎十余沸，再入玄参、鸡子黄煎汤一大碗，分多次徐徐温饮下。每饮一次，送服洋参末少许，饮完再煎渣取汤接续饮之，洋参末亦分多次送服，勿令余剩。

三诊 翌日又为诊视，其脉已减去三至为六至，尺脉按之有根，知其病已回生。问其心中已不怔忡，惟其心中犹觉发热，此非外感之热，乃真阴未复之热也。当纯用大滋真阴之品以复其阴。

[**处方**] 玄参三两、生怀山药两半、当归四钱、真西洋参（捣为粗末）二钱；将前三味共煎汤一大碗，分多次温饮下。每饮一次送服洋参末少许。

四诊 前方服一剂，心中已不觉热，惟腹中作疼，问其恶露所下甚少，当系瘀血作疼。治以化瘀血之品，其疼当自愈。

[**处方**] 生怀山药一两、当归五钱、怀牛膝五钱、生鸡内金（黄色的捣）二钱、桃仁二钱、红花钱半、真西洋参（捣为粗末）二钱；将前六味共煎汤一大盅，送服洋参末一半，至煎渣服时再送服余一半。

[**效果**] 前方日服一剂，服两日病遂痊愈。

[**或问**] 他方用石膏皆与诸药同煎，此证何以独将石膏为末送服？答曰：石膏原为石质重坠之品，此证之喘息迫促，呼吸惟在喉间，分毫不能下达，几有将脱之势。石膏为末服之，欲借其重坠之力以引气下达也。且石膏末服，其退热之力一钱可抵半两，此乃屡经自服以试验之。而确能知其如斯，此证一日服石膏末至六钱，大热始退。若用生石膏三两，同诸药煎汤，病家将不敢服，此为救人计，不得不委曲以行其术也。

[**或问**] 产后忌用寒凉，第三方用于流产之后，方中玄参重用三两，独不虑其过于苦寒乎？答曰：玄参细嚼之其味甘而微苦，原甘凉滋阴之品，实非苦寒之药。是以《神农本草经》谓其微寒，善治产乳余疾，故产后忌用凉药而玄参则毫无所忌也。且后世本草谓大便滑泻者忌之，因误认其为苦寒也。而此证服过三两玄参之后，大便仍然干燥，则玄参之性可知矣。

[**或问**] 此证之胎已逾八月，即系流产，其胎应活，何以产下竟为死胎？

答曰：胎在腹中，原有脐呼吸，实借母之呼吸以为呼吸，是以凡受妊者其吸入之气，可由任脉以达于胎儿脐中。此证因吸入之气分毫不能下达，则胎失所荫，所以不能资生也。为其不能资生，所以下降，此非因服药而下降也。（《医学衷中参西录·妇女科·怀妊得温病兼痰喘》）

产后神昏

○ 本村张氏妇，得温病，继而小产，犹不以为意。越四五日，其病大发。遍请医生，均谓温病小产，又兼邪热太甚，无方可治。有人告以生自奉天新归，其夫遂造门求为诊治。生至其家，见病人目不识人，神气恍惚，渴嗜饮水，大便滑泻，脉数近八至，且微细无力，舌苔边黄中黑，缩不能伸。举家泣问：此病尚可救否？答曰：此病按常法原在不治之例。然余受名师传授，竭吾能力，或可挽回。为其燥热，又兼滑泻，先投以《衷中参西录》滋阴清燥汤（滑石二两、甘草三钱、生杭白芍四钱、生山药一两。主治感冒久在太阳，致热蓄膀胱，小便赤涩，或因小便秘而大便滑泻。或温病，太阳未解，渐入阳明。其人胃阴素亏，阳明腑证证未实，已燥渴多饮。饮水过多，不能运化，遂成滑泻，而燥渴益甚。或喘，或自汗，或小便秘。温疹中多有类此证者，尤属危险之候，用此汤亦宜。此乃胃腑与膀胱同热，又兼虚热之证也。或外表已解，其人或不滑泻，或兼喘息，或兼咳嗽，频吐痰涎，却有外感实热，而脉象虚数者。滑石性近石膏，能清胃腑之热，淡渗利窍，能清膀胱之热，同甘草生天一之水，又能消阴虚之热，一药而三善备，故为之为君。而重用山药之大滋真阴，大固元气者，以为之佐使。且山药生用，则汁浆稠黏，同甘草之甘缓者，能逗留滑石于胃中，使之由胃输脾，由脾达肺，水精四布，循三焦而下通膀胱，则烦热除，小便利，而滑泻止矣。方见治《温病方》，编者注）。一剂泻止，热稍见愈。继投以大剂白虎加人参以山药代粳米汤，为其产后，以玄参代知母，为其舌缩脉数，阴分大亏，又加枸杞、生地。煎汤一大碗，调入生鸡子黄三枚，分数次徐徐温饮下。精神清爽，舌能伸出。连服三剂痊愈。众人皆曰神医。生曰：此皆遵余师之训也。若拘俗说，产后不敢用石膏，庸有幸乎。特是用石膏必须仿白虎加人参汤之义，而以参佐之耳，余师所著《衷中参西录》中论之详矣（本案为他人所治，《医学衷中参西录·石膏解》也录入本案，编者注）。（《医学衷中参西录·杨鸿恩来函》）

产后温病

○ 又沧州友人董寿山曾治一赵姓妇。产后八九日，忽得温病，因误汗致热渴喘促，舌苔干黄，循衣摸床，呼索凉水，病家不敢与。脉弦数有力，一息七至。急投以白虎加人参汤，以山药代粳米，为系产后，更以玄参代知母。方中生石膏重用至四两，又加生地、白芍各数钱，煎汤一大碗，分四次温饮下，尽剂而愈。

当时有知医者在座，疑而问曰：产后忌用寒凉，何以能放胆如此，重用生石膏，且知母、玄参皆系寒凉之品，何以必用玄参易知母乎？答曰：此理俱在《医学衷中参西录》中。因于行箧中出书示之，知医者观书移时，始喟然叹服（本案为他人所治，《医学衷中参西录·董寿山来函》也录入本案，编者注）。（《医学衷中参西录·石膏解》）

○ 友人吴瑞五，深通医学，尤笃信《衷中参西录》诸方，用之辄能奏效。其侄文博亦知医，有戚家延之治产后病。临行瑞五嘱之曰：果系产后温热，阳明胃腑大实，非用《衷中参西录》中白虎加人参以山药代粳米汤，更以玄参代知母不可。及至诊之，果系产后温证，病脉皆甚实。文博遵所嘱，开方取药，而药坊皆不肯与，谓产后断无用生石膏之理。病家因此生疑，文博辞归。病家又延医治数日，病势垂危，复求为诊治。挽药而往，如法服之，一剂而愈（《医学衷中参西录·石膏解》也录入本案，编者注）。（《医学衷中参西录·治伤寒温病同用方·白虎加人参以山药代粳米汤》）

○ 天津一区，李氏妇，年二十七岁，于中秋节后得温病。

[病因] 产后六日，更衣入厕，受风。

[证候] 自厕返后，觉周身发冷，更数小时，冷已又复发热，自用生姜、红糖煎汤乘热饮之，周身得汗稍愈，至汗解而其热如故。迁延两日热益盛，心中烦躁作渴。急延愚为诊视，见其满面火色，且微喘，诊其脉象洪实，右部尤甚，一分钟九十三至。舌苔满布白而微黄，大便自病后未行。

[诊断] 此乃产后阴虚生内热，略为外感拘束而即成温病也。其心中烦躁而渴者，因产后肾阴虚损，不能上达舌本，且不能与心火相济也。其微喘者，因肾虚不能纳气也。其舌苔白而微黄者，热已入阳明之腑也。其脉洪实兼数者，此阳明腑热已实，又有阴虚之象也。宜治以白虎加人参汤更少为变通之，

张锡纯
用人参

方于产后无碍。

[处方] 生石膏（捣细）三两、野台参四钱、玄参一两、生怀山药八钱、甘草三钱；共煎汤三盅，分三次温饮下。

[方解] 按此方即白虎加人参汤，以玄参代知母，生山药代粳米也。《伤寒》书中用白虎汤之定例，汗吐下后加人参，以其虚也；渴者加人参，以其津液不上潮也，至产后则虚之尤虚，且又作渴，其宜加人参明矣。至以玄参代知母者，因玄参《神农本草经》原谓其治产乳余疾也。以生山药代粳米者，因山药之甘温既能代粳米和胃，而其所含多量之蛋白质，更能补益产后者之肾虚也。如此变通，其方虽在产后用之，可毫无妨碍，况石膏《本经》原谓其微寒，且明载其主产乳乎。

复诊 服药一剂，热退强半，渴喘皆愈。脉象已近和平，大便犹未通下。宜大滋真阴以退其余热，而复少加补气之药佐之。诚以气旺则血易生，即真阴易复也。

[处方] 玄参二钱、野党参五钱；共煎汤两盅，分两次温饮下。

[效果] 将药煎服两剂，大便通下，病遂痊愈。(《医学衷中参西录·妇女科·产后温病》)

○ 友人毛仙阁曾治一少妇，产后十余日，周身大热无汗，心中热而且渴。延医调治，病势转增，甚属危急。仙阁诊其脉甚洪实，舌苔黄而欲黑，撮空摸床，内风已动。治以生石膏三两、玄参一两、野台参五钱、甘草二钱。为服药多呕，取竹皮大丸之义，加竹茹二钱，煎汤一大碗，徐徐温饮下，尽剂而愈。观此案，则外感之热，直如燎原，虽在产后，岂能从容治疗乎。孙思邈曰：智欲圆而行欲方，胆欲大而心欲小。世俗医者，遇此等证，但知心小，而不知胆大。岂病人危急之状，漠不关于心乎？(《医学衷中参西录·治伤寒温病同用方·仙露汤》)

○ 又马家庄外祖家表妹，字于孙庆屯张姓。因产后病温，服补药二十余剂，致大热、大渴、大汗，屡索凉水。医者禁勿与饮，急欲投井。及生视之，舌黑唇焦，目睛直视，谵语发狂。诊其脉，细数有力。问其小便赤涩，大便紫黑黏滞，不甚通利。盖以产后血虚，又得温病，兼为补药所误，以致外邪无由而出，内热如焚，阴血转瞬告罄。急投以白虎加人参汤，仍用山药、玄参代粳米、知母。服后一夜安稳，黎明旋又反复，热渴又如从前。细思产后

182

血室空虚，邪热乘虚而入，故大便紫黑，宜调以桃仁承气汤，以下其瘀血，邪热当随之俱下。因小便赤涩，膀胱蓄热，又加滑石四钱、甘草钱半。乃开药房者系其本族，谓此药断不可服。病家疑甚，复延前医相质。前医谓，此病余连治三次，投以温补药转剧，昨服白虎加人参汤，既稍见轻，想服承气汤亦无妨也。病家闻之，始敢煎服。因方中大黄重用六钱，俾煎汤一盅半，分三次温饮下。逾三点钟，降下大便如胶漆者二次，鲜红色者一次，小便亦清利，脉净身凉而愈（本案为他人所治，编者注）。（《医学衷中参西录·董寿山来函》）

难 产

○ 丙寅在津，有胡氏妇，临产二日未下，自备有利产药，服之无效，治以此方［大顺汤：党参一两、当归一两、生赭石（轧细）二两。主治难产，不可早服，必胎衣破后，小儿头至产门者，然后服之。编者注］，加苏子、怀牛膝各四钱。服后半点钟即产下。（《医学衷中参西录·论难产治法》）

天门友人崔兰亭来函谓：庚午仲冬，曾治潜邑张截港刘德欲之媳临蕴四日不产，甚至胎气上冲，神昏不语，呕吐不止，诸药皆不能受，危险万分。殓服均备，以为无法可治，待时而已。乃因有人介绍，来院求方，遂为开大顺汤原方［党参一两、当归一两、生赭石（轧细）二两。主治难产，不可早服，必胎衣破后，小儿头至产门者，然后服之。编者注］，加冬葵子二钱，炒爆作引。服后而呕吐止，气息顺，精神已明了。迟半日，胎犹未下，仰按原方再服一剂，胎虽下而已死，产母则安然无恙（本案为他人所治，编者注）。（《医学衷中参西录·论难产治法》）

○ 一妇人，临产交骨不开，困顿三日，势甚危急。亦投以此汤［大顺汤：党参一两、当归一两、生赭石（轧细）二两。用卫足花子炒爆一钱作引，或丈菊花瓣一钱作引皆可，无二物作引亦可。主治难产，不可早服，必胎衣破后，小儿头至产门者，然后服之。编者注］，一剂而产。自拟得此方以来，救人多矣。放胆用之，皆可随手奏效。（《医学衷中参西录·治女科方·大顺汤》）

○ 又丁卯在津治河东车站旁陈氏妇，临产三日未下，亦治以此方［大顺汤：党参一两、当归一两、生赭石（轧细）二两。主治难产，不可早服，必胎衣破后，小儿头至产门者，然后服之。编者注］，加苏子四钱、怀牛膝六钱，亦服药后半

点钟即产矣。(《医学衷中参西录·论难产治法》)

○ 又其年腊月上旬，同业罗俊华之夫人，临蕴三日不下，医药不效。全家惊惶，迎为诊治，亦投以大顺汤［大顺汤：党参一两、当归一两、生赭石（轧细）二两。主治难产，不可早服，必胎衣破后，小儿头至产门者，然后服之。编者注］，服后未半点钟，其胎即下，母子安然。

由斯知《衷中参西录》真可为救命之书也（本案为天门友人崔兰亭所治医案，编者注）。(《医学衷中参西录·论难产治法》)

○ 族侄妇，临盆两日不产。用一切催生药，胎气转觉上逆。为制此汤［大顺汤：党参一两、当归一两、生赭石（轧细）二两。用卫足花子炒爆一钱作引，或丈菊花瓣一钱作引皆可，无二物作引亦可。主治难产，不可早服，必胎衣破后，小儿头至产门者，然后服之。编者注］，一剂即产下（《医学衷中参西录·赭石解》也录入本案，编者注）。(《医学衷中参西录·治女科方·大顺汤》)

产后痞满

○ 天津一区，张氏妇，年二十六岁，流产之后胃脘满闷，不能进食。

［病因］孕已四月，自觉胃口满闷，倩人以手为之下推，因用力下推至脐，遂至流产。

［证候］流产之后，忽觉气血上涌充塞胃口，三日之间分毫不能进食。动则作喘，头目眩晕，心中怔忡，脉象微弱，两尺无根。

［诊断］此证因流产后下焦暴虚，肾气不能固摄冲气，遂因之上冲。夫冲脉原上隶阳明胃腑，其气上冲胃气即不能下降（胃气以息息下行为顺），是以胃中胀满，不能进食。治此等证者，若用开破之药开之，胀满去而其人或至于虚脱。宜投以峻补之剂，更用重镇之药辅之以引之下行，则上之郁开而下焦之虚亦即受此补剂之培养矣。

［处方］大潞参四钱、生赭石（轧细）一两、生怀山药一两、熟怀地黄一两、玄参八钱、净萸肉八钱、紫苏子（炒捣）三钱、生麦芽三钱；共煎汤一大盅，分两次温服下。

［方解］按方中用生麦芽，非取其化食消胀也。诚以人之肝气宜升，胃气宜降，凡用重剂降胃，必须少用升肝之药佐之，以防其肝气不舒。麦芽生用

原善疏肝，况其性能补益胃中酸汁，兼为化食消胀之妙品乎。

［**效果**］将药煎服一剂，胃中豁然顿开，能进饮食，又连服两剂，喘与怔忡皆愈。（《医学衷中参西录·妇女科·流产后满闷》）

产后出血

○ 一妇人，年二十余。小产后数日，恶露已尽，至七八日，忽又下血。延医服药，二十余日不止。诊其脉洪滑有力，心中热而且渴。疑其夹杂外感，询之身不觉热，又疑其血热妄行，遂将方中生地改用一两，又加知母一两，服后血不止，而热渴亦如故。因思此证，实兼外感无疑。遂改用白虎加人参汤，以山药代粳米。方中石膏重用生者三两。煎汤两盅，分两次温饮下。外感之火遂消，血亦见止。仍与安冲汤一剂［炒白术六钱、生黄芪六钱、生龙骨（捣细）六钱、生牡蛎（捣细）六钱、大生地六钱、生杭芍三钱、海螵蛸（捣细）四钱、茜草三钱、川续断四钱。主治月经量多、崩漏、月经淋漓不断。编者注］，遂痊愈。又服数剂，以善其后。（《医学衷中参西录·治女科方·安冲汤》）

产后癥瘕

○ 邑城西韩家庄，韩氏妇，年三十六岁，得产后癥瘕证。

［**病因**］生产时恶露所下甚少，未尝介意，迟至半年遂成瘕。

［**证候**］初因恶露下少，弥月之后渐觉少腹胀满。因系农家，时当麦秋忙甚，未暇延医服药。又迟月余则胀而且疼，始服便方数次皆无效。后则疼处按之觉硬，始延医服药，延医月余，其疼似减轻而硬处转见增大，月信自产后未见。诊其脉左部沉弦，右部沉涩，一息近五至。

［**诊断**］按生理正则，产后两月，月信当见；有孩吃乳，至四月亦当见矣。今则已半载月信未见，因其产后未下之恶露，结瘕于冲任之间，后生之血遂不能下为月信，而尽附益于其上，俾其日有增长，是以积久而其硬处益大也。是当以消瘕之药消之，又当与补益之药并用，使之消瘕而不至有伤气化。

［**处方**］生箭芪五钱、天花粉五钱、生怀山药五钱、三棱三钱、莪术三钱、当归三钱、白术二钱、知母二钱、生鸡内金（黄色的捣）二钱、桃仁（去

皮）二钱；共煎汤一大盅，温服。

复诊 将药连服六剂，腹已不疼，其硬处未消，按之觉软，且从前食量减少，至斯已复其旧。其脉亦较前舒畅，遂即原方为之加减，俾再服之。

［**处方**］生箭芪五钱、天花粉五钱、生怀山药四钱、三棱三钱、莪术三钱、怀牛膝三钱、野党参三钱、知母三钱、生鸡内金（黄色的捣）二钱、生水蛭（捣碎）二钱；共煎汤一大盅，温服。

［**效果**］将药连服十五六剂（随时略有加减），忽下紫黑血块若干，病遂痊愈。

［**说明**］妇女癥瘕治愈者甚少，非其病之果难治也。《金匮》下瘀血汤，原可为治妇女癥瘕之主方。特其药性猛烈，原非长服之方。于癥瘕初结未坚硬者，服此药两三次或可将病消除。若至累月累年，癥瘕结如铁石，必须久服，方能奏效者，下瘀血汤原不能用。乃医者亦知下瘀血汤不可治坚结之癥瘕，遂改用桃仁、红花、丹参、赤芍诸平和之品；见其癥瘕处作疼，或更加香附、延胡、青皮、木香诸理气之品，如此等药用之以治坚结之癥瘕，可决其虽服至百剂，亦不能奏效。然仗之奏效则不足，伤人气化则有余。若视为平和而连次服之，十余剂外人身之气化即暗耗矣。此所以治癥瘕者十中难愈二三也。若拙拟之方其三棱、莪术、水蛭，皆为消癥瘕专药。即鸡内金人皆用以消食，而以消癥瘕亦甚有力。更佐以参、术诸补益之品，则消癥瘕诸药不虑其因猛烈而伤人。且又用花粉、知母以调剂补药之热，牛膝引药下行以直达病所，是以其方可久服无弊。而坚结之癥瘕即可徐徐消除也。至于水蛭必生用者，理冲丸后论之最详。且其性并不猛烈过甚，治此证者，宜放胆用之以挽救人命。（《医学衷中参西录·妇女科·产后癥瘕》）

第三节 儿科医案

伤 寒

○ 曾治一邻村刘姓童子，年十三岁，于孟冬得伤寒证，七八日间，喘息鼻煽动，精神昏愦，时作谵语，所言者皆劳力之事。其脉微细而数，按之无力。欲视其舌，干缩不能外伸。启齿探视，舌皮若瘢点作黑色，似苔非苔，频饮凉水，毫无濡润之意。愚曰：此病必得之劳力之余，胸中大气下陷，故津液不能上潮，气陷不能托火外出，故脉道瘀塞，不然何以脉象若是，恣饮凉水而不滑泻乎？病家曰：先生之言诚然，从前延医服药，分毫无效，不知尚可救否？曰：此证按寻常治法，一日只服药一剂，即对证亦不能见效，听吾用药勿阻，定可挽回。

遂用生石膏四两，党参、知母、生山药各一两，甘草二钱，煎汤一大碗，徐徐温饮下，一昼夜间，连进二剂，其病遂愈（张氏在医案前论述说，寒温之证，最忌舌干。至舌苔薄而干，或干而且缩者，尤为险证。而究其原因，却非一致，有因真阴亏损者，有因气虚不上潮者，有因气虚更下陷者，皆可治以白虎加入人参汤，更以生山药代方中粳米，无不效者。盖人参之性，大能补气，元气旺而上升，自无下陷之虞。而与石膏同用，又大能治外感中之真阴亏损。况又有山药、知母以濡润之乎？若脉象虚数者，又宜多用人参，再加玄参、生地滋阴之品，煎汤四五茶盅，徐徐温饮下。一次只饮一大口，防其寒凉下侵，致大便滑泻，又欲其药力感息上达，升元气以生津液，饮完一剂，再煎一剂，使药力昼夜相继，数日火退舌润，其病自愈。《医学衷中参西录·治伤寒温病同用方·白虎加人参以山药代粳米汤》也录入本案，编者注）。

（《医学衷中参西录·石膏解》）

○ 李姓童子，年十四岁，天津河北耀华织布工厂学徒，得伤寒脉闭证。

［病因］其左肋下素有郁气，发动时辄作疼，一日发动疼剧，头上汗出，其汗未解，出冒风寒，遂得斯证。

［证候］头疼、身冷、恶寒、无汗、心中发热，六脉皆闭。

［诊断］因其素有肋下作疼之病，身形羸弱；又当汗出之时感冒风寒，则风寒之入者必深，是以脉闭身寒；又肋下素有郁气，其肝胆之火必然郁滞，因外感所束激动其素郁之火，所以心中觉热。法当以发表之药为主，而以清热理郁兼补正之药佐之。

［处方］麻黄二钱、玄参六钱、生怀山药六钱、野台参二钱、生鸡内金二钱、天花粉五钱、甘草钱半；先煎麻黄数沸，吹去浮沫，再入诸药同煎一大盅，温服取汗，若不出汗时，宜再服西药阿司匹林一瓦以助其汗。

［效果］服药两点钟，周身微发热，汗欲出不出，遂将阿司匹林服下，须臾汗出遍体，翌日复诊，其脉已出，五至无力，已不恶寒，心中仍觉发热，遂去麻黄，将玄参、山药皆改用一两，服至三剂后；心中已不发热，遂将玄参、天花粉各减半，再服数剂以善其后。（《医学衷中参西录·伤寒门·伤寒脉闭》）

温 病

〇 奉天小南关马氏幼女，年六七岁，得温病，屡经医治，旬余病势益进，亦遂委之于命，不复治疗。适其族家有幼子得险证，经愚治愈，因转念其女病犹可治，殷勤相求。其脉象数而有力，肌肤热而干涩，卧床上辗转不安，其心中似甚烦躁。以为病久阴亏，不堪外感之灼热，或其痧疹之毒伏藏于内，久未透出，是以其病之现状如是也。问其大便，数日一行。

遂为疏方：生石膏细末二两，潞党参四钱，玄参、天冬、知母、生怀山药各五钱，连翘、甘草各二钱，蝉蜕一钱，煎汤两盅，分数次温饮下。连服二剂，大热已退，大便通下，其精神仍似骚扰不安。再诊其脉，较前无力而浮。疑其病已还表，其余热当可汗解，用西药阿司匹林二分强，和白蔗糖水冲服下。周身微汗，透出白痧若干而愈。乃知其从前辗转骚扰不安者，因其白痧未发出也。为每剂中皆有透表之品，故其病易还表，而其痧疹之毒复亦易随发汗之药透出也。(《医学衷中参西录·治幼年温热证宜预防其出痧疹》)

〇 辽宁清丈局科员刘敷辰之幼子，年七岁，于暮春得温病。

[病因] 因赴澡堂洗澡，汗出未竭，遽出冒风，遂成温病。

[证候] 病初得时，医者不知，用辛凉之药解肌，而竟用温热之药为发其汗，迨汗出遍体，而灼热转剧。又延他医遽以承气下之，病尤加剧，因其无可下之证而误下也。从此不敢轻于服药，迟延数日见病势浸增，遂延愚为诊视，其精神昏愦间作谵语，气息微喘，肌肤灼热。问其心中亦甚觉热，唇干裂有凝血，其舌苔薄而黄，中心干黑，频频饮水不能濡润。其脉弦而有力，搏近六至，按之不实，而左部尤不任重按，其大便自服药下后未行。

[诊断] 此因误汗、误下，伤其气化，兼温热既久阴分亏耗，乃邪实正虚之候也。宜治以大剂白虎加人参汤。以白虎汤清其热，以人参补其虚，再加滋阴之品数味，以滋补阴分之亏耗。

[处方] 生石膏（捣细）四两、知母一两、野党参五钱、大生地黄一两、生怀山药七钱、玄参四钱、甘草三钱；共煎汤三大盅，分三次温饮下。病愈者勿须尽剂，热退即停服。白虎加人参汤中无粳米者，因方中有生山药可代粳米和胃也。

[效果] 三次将药服完，温热大减，神已清爽。大便犹未通下，心中犹觉

发热，诊其脉仍似有力，遂将原方去山药仍煎三盅，俾徐徐温饮下，服至两盅大便通下，遂停药勿服，病痊愈。(《医学衷中参西录·温病门·温病体虚》)

○一农家孺子，年十一。因麦秋农家忙甚，虽幼童亦作劳田间，力薄不堪重劳，遂得温病。手足扰动，不能安卧，谵语不休，所言者皆劳力之事，昼夜目不能瞑。脉象虽实，却非洪滑。拟投以此汤（白虎加人参以山药代粳米汤，编者注），又虑小儿少阳之体，外邪方炽，不宜遽用人参，遂用生石膏两半、蝉蜕一钱，煎服后，诸病如故。复来询方，且言其苦于服药，昨所服者，呕吐将半。愚曰：单用生石膏二两，煎取清汁，徐徐温饮之，即可不吐，乃如言服之，病仍不愈。再为诊视，脉微热退，谵语益甚，精神昏昏，不省人事。急用野台参两半、生石膏二两，煎汁一大碗，分数次温饮下。身热脉起，目遂得瞑，手足稍安，仍作谵语。又于原渣加生石膏、麦冬各一两，煎汁二盅，分两次温饮下，降大便一次，其色甚黑，病遂愈（《医学衷中参西录·论伤寒温病神昏谵语之原因及治法》也录入本案，编者注）。

按：此证若早用人参，何至病势几至莫救。幸即能省悟，犹能竭力挽回，然亦危而后安矣。愚愿世之用白虎汤者，宜常存一加人参之想也。

又按：此案与前案[指一童子，年十七。于孟夏得温证，八九日间，呼吸迫促，频频咳吐，痰血相杂。其咳吐之时，疼连胸胁，上焦微嫌发闷。诊其脉，确有实热，而数至七至，摇摇无根。盖其资禀素弱，又兼读书劳心，其受外感又甚剧，故脉象若是之危险也。为其胸胁疼闷兼吐血，遂减方中人参之半，加竹茹、三七（捣细冲服）各二钱。用三七者，不但治吐血，实又兼治胸胁之疼也。一剂血即不吐，诸病亦见愈。又服一剂痊愈。编者注]观之，凡用白虎汤而宜加人参者，不必其脉现虚弱之象也。凡谂知其人劳心过度，或劳力过度，或在老年，或有宿疾，或热已入阳明之腑，脉象虽实，而无洪滑之象，或脉有实热，而至数甚数者，用白虎汤时，皆宜酌加人参。(《医学衷中参西录·治伤寒温病同用方·白虎加人参以山药代粳米汤》)

○有外感之实热日久不退，致其人气血两亏，危险迫于目前，急救以白虎加人参汤，其病只愈一半，必继服他种补益之药始能痊愈者，今试详述一案以证明之。

一幼女年九岁，于季春上旬感受温病，医者以热药发之，服后分毫无汗，转觉表里大热，盖已成白虎汤证也。医者不知按方施治，迁延二十余日，身体尪羸，危险之朕兆歧出，其目睛上窜，几至不见，筋惕肉瞤，周身颤动，时作嗳声，间有喘时，精神昏愦，毫无知觉，其肌肤甚热，启其齿见舌缩而干，苔薄微黄，其脉数逾六至，左部弦细而浮，不任重按，右部亦弦细而重诊似有力，大便旬日未行。此久经外感之热灼耗，致气血两虚，肝风内动，真阴失守，元气将脱之候也。宜急治以白虎加人参汤，再辅以滋阴固气之品，庶可救愈，特虑病状若此，汤药不能下咽耳。其家人谓偶与以勺水或米汤犹知下咽，想灌以药亦知下咽也，于斯遂为疏方。

[处方] 生石膏细末二两、野台参三钱、生怀山药六钱、生怀地黄一两、生净萸肉一两、甘草二钱；共煎汤两大盅，分三次温饮下。

按：此方即白虎加人参汤以生地黄代知母，生山药代粳米，而又加山萸肉也。此方若不加萸肉，为愚常用之方，以治寒温证当用白虎加人参汤而体弱阴亏者。今重加山萸肉一两者，诚以人当元气不固之时，恒因肝脏之疏泄而上脱，此证目睛之上窜，乃显露之朕兆（当属于肝），重用萸肉以收敛肝脏之疏泄，元气即可不脱。且喻嘉言谓，上脱之证，若但知重用人参，转令人气高不返。重用萸肉为之辅弼，自无斯弊，可稳重建功。

将药三次服完，目睛即不上窜，身体安稳，嗳声已止，气息已匀，精神较前明了，而仍不能言，大便犹未通下，肌肤犹热，脉数已减，不若从前之浮弦，右部重诊仍似有力，遂即原方略为加减，俾再服之。

[第二方] 生石膏细末两半、野台参三钱、生怀地黄一两、生净萸肉六钱、天冬六钱、甘草二钱；煎汤两盅，分两次温饮下，每饮一次调入生鸡子黄一枚。

按：目睛已不上窜而犹用萸肉者，诚以此证先有嗳气之病，是其气难于上达也。凡气之难于上达者，须防其大便通后，气或下脱，故用萸肉以预防之。至于鸡子黄，化学家谓其含有副肾髓质，即善滋真阴，生用之又善润大便，是以加之。

此药日服一剂，服两日热已全退，精神之明了似将复原，而仍不能言，大便仍未通下，间有努力欲便之状。诊其脉热象已静且微弱，拟用灌肠法通其大便。先用野台参三钱，萸肉、天冬各四钱，煎汤服下；然后用灌肠法以通其大便，安然通下，仍不能言，细诊其脉微弱益甚，右部关前之脉几至不见。乃恍悟其所以不能言者，胸中大气下陷也，升补其胸中大气，使之上达于舌本必能言矣。

［第三方］生箭芪三钱、野台参三钱、生怀山药一两、大甘枸杞一两、北沙参一两、天冬六钱、寸冬带心六钱、升麻一钱、桔梗钱半；共煎汤一盅半，分两次温服下。此方连服两剂，遂能言语，因方中重用滋阴之药以培养其精神，而精神亦复常矣。(《医学衷中参西录·续申白虎加人参汤之功用》)

咳　嗽

○ 抚顺姚旅长公子，年九岁，因有外感实热久留不去，变为虚劳咳嗽证。

［病因］从前曾受外感，热入阳明。医者纯用甘寒之药清之，致病愈之后，犹有些些余热稽留脏腑，久之阴分亏耗，浸成虚劳咳嗽证。

［证候］心中常常发热，有时身亦觉热，懒于饮食，咳嗽频吐痰涎，身体瘦弱。屡服清热宁嗽之药，即稍效病仍反复，其脉象弦数，右部尤弦而兼硬。

［诊断］其脉象弦数者，热久涸阴血液亏损也。其右部弦而兼硬者，从前外感之余热，犹留滞于阳明之腑也。至其咳嗽吐痰，亦热久伤肺之现象也。欲治此证，当以清其阳明余热为初步，热清之后，再用药滋养其真阴，病根自不难除矣。

［处方］生石膏（捣细）两半、大潞参三钱、玄参五钱、生怀山药五钱、鲜茅根三钱、甘草二钱；共煎汤一盅半，分两次温饮下。若无鲜茅根时，可用鲜芦根代之。

［方解］此方即白虎加人参汤以玄参代知母，生山药代粳米，而又加鲜茅根也。盖阳明久郁之邪热，非白虎加人参汤不能清之，为其病久阴亏，故又将原方少为变通，使之兼能滋阴也。加鲜茅根者，取其具有升发透达之性，与石膏并用，能清热兼能散热也。

复诊　将药煎服两剂，身心之热大减，咳嗽吐痰已愈强半，脉象亦较前和平。知外邪之热已清，宜再用药专滋其阴分，俾阴分充足自能尽消其余热也。

［处方］生怀山药一两、大甘枸杞八钱、生怀地黄五钱、玄参四钱、沙参四钱、生杭芍三钱、生远志二钱、白术二钱、生鸡内金（黄色的捣）二钱、甘草钱半；共煎汤一盅，温服。

［效果］将药连服三剂，饮食加多，诸病皆愈。

[**方解**] 陆九芝谓：凡外感实热之证，最忌但用甘寒滞泥之药治之。其病纵治愈，亦恒稽留余热；永锢闭于脏腑之中，不能消散，致热久耗阴，浸成虚劳，不能救药者多矣。此诚见道之言也。而愚遇此等证，其虚劳不至过甚，且脉象仍有力者，恒治以白虎加人参汤，复略为变通，使之退实热兼能退虚热，约皆可随手奏效也。(《医学衷中参西录·虚劳喘嗽门·虚劳咳嗽兼外感实热证》)

呕　吐

○ 辽宁测量局长张孝孺君之幼孙，年四岁，得慢脾风证。

[**病因**] 秋初恣食瓜果，久则损伤脾胃，消化力减犹不知戒，中秋节后遂成慢脾风证。

[**证候**] 食欲大减，强食少许犹不能消化，医者犹投以消食开瘀之剂，脾胃益弱，浸至吐泻交作，间发抽掣，始求愚为诊视，周身肌肤灼热，其脉则微细欲无，昏睡露睛，神气虚弱。

[**诊断**] 此证因脾胃虚寒，不能熟腐水谷消化饮食，所以作吐泻。且所食之物不能融化精微以生气血，惟多成寒饮，积于胃中溢于膈上，排挤心肺之阳外出，是以周身灼热而脉转微细，此里有真寒外作假热也。其昏睡露睛者，因眼胞属脾胃，其脾胃如此虚寒，眼胞必然紧缩，是以虽睡时而眼犹微睁也。其肢体抽掣者，因气血亏损，不能上达于脑以濡润斡旋其脑髓神经(《内经》谓上气不足则脑为之不满。盖血随气升，气之上升者少，血之上升亦少。可知观囟门未合之小儿，患此证者，其囟门必然下陷，此实脑为不满之明证，亦即气血不能上达之明征也)，是以神经失其常司而肢体有时抽掣也。此当投以温暖之剂，健补脾胃以消其寒饮，诸病当自愈。

[**处方**] 赤石脂(研细)一两、生怀山药六钱、熟怀地黄六钱、焦白术三钱、乌附子二钱、广肉桂(去粗皮，后入)二钱、干姜钱半、大云苓片钱半、炙甘草二钱、高丽参(捣为粗末)钱半；药共十味，将前九味煎汤一大盅，分多次徐徐温服，每次皆送服参末少许。

[**方解**] 方中重用赤石脂者，为其在上能镇呕吐，在下能止泄泻也。人参为末送服者，因以治吐泻丸散优于汤剂，盖因丸散之渣滓能留恋于肠胃也。

[**效果**] 将药服完一剂，呕吐已止，泻愈强半，抽掣不复作，灼热亦大轻

减，遂将干姜减去，白术改用四钱，再服一剂，其泻亦止。又即原方将附子减半，再加大甘枸杞五钱，服两剂病遂痊愈。

［说明］按此证若呕吐过甚者，当先用《福幼编》逐寒荡惊汤开其寒饮，然后能受他药，而此证呕吐原不甚剧，是以未用。(《医学衷中参西录·痫痉癫狂门·慢脾风》)

○ 辽宁省公署科员侯寿平之幼子，年七岁，于季秋得慢脾风证。

［病因］秋初病疟月余方愈，愈后觉左胁下痞硬，又屡服消瘀之品，致脾胃虚寒不能化食，浸至吐泻交作，兼发抽掣。

［证候］日潮热，两颧发红，昏睡露睛，手足时作抽掣，剧时督脉紧而头向后仰(俗名角弓反张)，无论饮食药物服后半点钟即吐出，且带出痰涎若干，时作泄泻，其脉象细数无力。

［诊断］疟为肝胆所受之邪，木病侮土，是以久病疟者多伤脾胃。此证从前之左胁下痞硬，脾因受伤作胀也。而又多次服消导开破之品，则中焦气化愈伤，以致寒痰留饮积满上溢，迫激其心肺之阳上浮则面红，外越而身热，而其病本实则凉也。其不受饮食者，为寒痰所阻也；其兼泄泻者，下焦之气化不固也；其手足抽掣者，血虚不能荣筋养肝，则肝风内动而筋紧缩也；抽掣剧时头向后仰者，不但督脉因寒紧缩，且以督脉与神经相连，督脉病而脑髓神经亦病，是以改其常度而妄行也。拟先用《福幼编》逐寒荡惊汤开其寒痰，俾其能进饮食斯为要务。

［处方］胡椒一钱、干姜一钱、肉桂一钱、丁香(十粒，四味共捣成粗渣)、高丽参一钱、甘草一钱。

先用灶心土三两煮汤澄清，以之代水，先煎人参、甘草七八沸，再入前四味同煎三四沸，取清汤八分杯，徐徐灌之。此方即逐寒荡惊汤原方加人参、甘草也。原方干姜原系炮用，然炮之则其气轻浮，辣变为苦，其开通下达之力顿减，是以不如生者。特是生用之则苦辣过甚，故加甘草和之，且能逗留干姜之力使绵长也。又加人参者，欲以补助胸中大气以运化诸药之力，仲师所谓大气一转，其结(即痰饮)乃散也。又此方以胡椒为主，若遇寒痰过甚者，可用至钱半。又此物在药局中原系备药，陈久则力减，宜向食料铺中买之。

复诊 将药服后呕吐即止，抽掣亦愈，而潮热泄泻亦似轻减，拟继用《福幼编》中加味理中地黄汤，略为加减俾服之。

[处方] 熟怀地黄五钱、生怀山药五钱、焦白术三钱、大甘枸杞三钱、野党参二钱、炙箭芪二钱、干姜二钱、生杭芍二钱、净萸肉二钱、肉桂（后入）一钱、红枣（掰开）三枚、炙甘草一钱、胡桃（用仁捣碎）一个；共煎汤一大盅，分多次徐徐温服下。

[方解] 此方之药为温热并用之剂，热以补阳，温以滋阴，病本寒凉是以药宜温热，而独杂以性凉之芍药者，因此证凉在脾胃，不在肝胆，若但知暖其脾胃，不知凉其肝胆，则肝胆因服热药而生火，或更激动其所寄之相火，以致小便因之不利，其大便必益泄泻，芍药能凉肝胆，尤善利小便，且尤善敛阳气之浮越以退潮热，是以方中特加之也。

《福幼编》此方干姜亦系炮用，前方中之干姜变炮为生，以生者善止呕吐也。今呕吐已止，而干姜复生用者，诚以方中药多滞腻，犹恐因之生痰，以干姜生用之苛辣者开通之，则滞腻可化，而干姜苛辣过甚之性，即可因与滞腻之药并用而变为缓和，此药性之相合而化，亦即相得益彰也。

又此方原亦用灶心土煎汤以之代水煎药，而此时呕吐已止，故可不用。然须知灶心土含碱质甚多，凡柴中有碱质者烧余其碱多归灶心土，是以其所煮之汤苦咸，甚难下咽，愚即用时恒以灶圹红土代之。且灶心土一名伏龙肝，而雷敩谓用此土勿误用灶下土，宜用灶额中赤土，此与灶圹中红土无异，愚从前原未见其说，后得见之，自喜拙见与古暗合也。

[效果] 将药连服两剂，潮热与泄泻皆愈，脉象亦较前有力。遂去白术，将干姜改用一钱，又服两剂痊愈。（《医学衷中参西录·痫痉癫狂门·慢脾风》）

○ 又奉天省长公署科长侯寿平之哲嗣，年五岁，因服凉泻之药太过，致成慢惊，胃寒吐泻，常常瘛疭，精神昏愦，目睛上泛，有危在顷刻之象。为处方，用熟地黄二两，生山药一两，干姜、附子、肉桂各二钱，净萸肉、野台参各三钱，煎汤一杯半，徐徐温饮下，吐泻瘛疭皆止，精神亦振，似有烦躁之意，遂去干姜加生杭芍四钱，再服一剂痊愈。（《医学衷中参西录·地黄解》）

统观以上诸案，冯氏谓地黄大补肾中元气之说，非尽无凭。盖阴者阳之守，血者气之配，地黄大能滋阴养血，大剂服之，使阴血充足，人身元阳之气，自不至上脱下陷也。（《医学衷中参西录·地黄解》）

○ 又治一未周岁小孩，食乳即吐，屡次服药亦吐出，囟门下陷，睡时露睛，将成脾风。俾其于每吃乳时，用生硫黄细末一捻，置儿口中，乳汁送下，其吐渐稀，旬日痊愈。(《医学衷中参西录·治小儿风证方·镇风汤》)

泄　泻

○ 又治一五岁幼童。先治以逐寒荡惊汤（胡椒、炮姜、肉桂各一钱，丁香十粒，共捣成细渣。以灶心土三两煮汤，澄清，药皆捣碎，不可久煎，肉桂又忌久煎，三四沸即可，煎药大半茶杯。编者注），可进饮食矣，而滑泻殊甚。继投以加味理中地黄汤，一日连进两剂，泄泻不止，连所服之药亦皆泻出。

遂改用红高丽参大者一支，轧为细末，又用生怀山药细末六钱，煮作粥，送服参末一钱强。如此日服三次，其泻遂止。翌日仍用此方，恐作胀满，又于所服粥中调入西药百布圣六分。如此服至三日，病痊愈（《医学衷中参西录·治小儿风证方·镇风汤》也录入本案，编者注）。(《医学衷中参西录·论脾风治法》)

惊　风

○ 己巳端阳前，友人黄文卿幼子，生六月，头身胎毒终未愈。禀质甚弱，忽肝风内动，抽掣绵绵不休。囟门微凸，按之甚软，微有赤色。指纹色紫为爪形。目睛昏而无神，或歪。脉浮小无根。此因虚气化不固，致肝阳上冲脑部扰及神经也。文卿云：此证西医已诿为不治，不知尚有救否？答曰：此证尚可为，听吾用药，当为竭力治愈。遂先用定风丹（生明乳香三钱、生明没药三钱、朱砂一钱、大蜈蚣一条、全蝎一钱。共为细末，每小儿哺乳时，用药分许，置其口中，乳汁送下，一日约服药五次。主治初生小儿绵风，其状逐日抽掣，绵绵不已，亦不甚剧。编者注）三分，水调灌下。继用生龙骨、生牡蛎、生石决明以潜其阳；钩藤钩、薄荷叶、羚羊角（锉细末三分）以息其风；生箭芪、生山药、山萸肉、西洋参以补其虚；清半夏、胆南星、粉甘草以开痰降逆和中。共煎汤多半杯，调入定风丹三分，频频灌之。二剂肝风止，又增损其方，四剂痊愈。

按：黄芪治小儿百病，明载《本经》。惟此方用之，微有升阳之嫌。然《神农本草经》又谓其主大风，肝风因虚内动者，用之即能息风可知。且与诸

镇肝敛肝之药并用，若其分量止用二三钱，原有益而无损也。(《医学衷中参西录·治小儿风证方·定风丹》)

痧 疹

○ 曾治一六七岁幼女，病温半月不愈。其脉象数而有力，肌肤热而干涩，其心甚烦躁，辗转床上不能安卧。疑其病久阴亏，不堪外感之灼热，或其痧疹之毒伏藏未能进出，是以其病之现状若斯。问其大便，三日未行。投以大剂白虎加人参汤，以生山药代粳米，又为加连翘二钱、蝉蜕一钱，煎汤两盅，分数次温饮下。连服二剂，大便通下，大热已退，心中仍骚扰不安。再诊其脉，已还浮分。疑其余热可作汗解，遂用阿司匹林一瓦和白糖冲水服之，周身得微汗，透出白疹若干，病遂愈。由斯知阿司匹林原可为诱发痧疹之无上妙药。而石膏质重气轻原亦具透表之性，又伍以最善发表之阿司匹林，其凉散之力尽透于外，化作汗液而不复留中(石膏煮水毫无汁浆是以不留种)，是以胃腑之热未实而亦可用也。愚临证五十年，治此证者不知凡几，其始终皆经愚一人治者，约皆能为之治愈也(张锡纯在本案前阐发说，按：猩红热本非危险之证，而所以多危险者，以其证现白虎汤证时，医者不敢放胆用白虎汤治之也。至愚治此证时，不但胃腑大实之候可放胆投以大剂白虎汤，即当其疹初见点，其人表里壮热，脉象浮洪，但问其大便实者，恒用生石膏一两或两半煎汤，送服西药阿司匹林二分，周身得微汗，其疹全发出而热亦退矣)。(《医学衷中参西录·详论猩红热治法》)

脱 肛

○ 程姓男孩，年五岁，乳哺不足，脱肛近四载，医不能治。其面白神疲，身体孱弱，大肠坠出二寸许，用手塞入，旋又坠出，其脉濡弱无力，呼吸促短，状若不能接续。知其胸中大气下陷，下焦之气化因之不能固摄也。仿用《衷中参西录》升陷汤方(生黄芪六钱、知母三钱、柴胡一钱五分、桔梗一钱五分、升麻一钱；主治胸中大气下陷，气短不足以息。编者注)，用生箭芪四钱，知母二钱，桔梗、柴胡、升麻各一钱，潞参、净萸肉各三钱，煎汤一盅，分两次温饮下。连服二剂，肛即收缩。乃减去升麻，再服三剂，痊愈(本案为他

人所治，编者注）。（《医学衷中参西录·周禹锡来函》）

第四节　外科医案

疮　疡

○ 一人年二十余。因抬物用力过度，腰疼半年不愈。忽于疼处发出一疮，在脊梁之旁，微似红肿，状若覆盂，大径七寸。疡医以为腰疼半年，始现此疮，其根蒂必深而难治。且其内外发热，饮食懒进，舌苔黄厚，脉象滑数。知其证兼外感实热，投以白虎加人参汤，热退能食。数日，又复虚汗淋漓，昼夜不止，遂用龙骨、牡蛎（皆不用煅）、生杭芍、生山药各一两为方，两剂汗止。继治以清火、消肿、解毒之药，若拙拟消乳汤，去瓜蒌加金线重楼、三七（冲服）之类，更加鹿角霜钱许以引经。惟消乳汤以知母为君重八钱，兹则所用不过五六钱。外用五倍子、三七、枯矾、金线重楼、白及为末，以束其根；乳香、没药、雄黄、金线重楼、三七为末，以敷其顶，皆用醋调之。旬日疮消三分之二，其顶甚软。遂以乌金膏（以雄黄炒巴豆仁至黑色，研细，名乌金膏）调香油敷其软处。二日，疮破出稠脓若干。将此内托生肌散（生黄芪四两、甘草二两、生明乳香一两半、生明没药一两半、生杭芍二两、天花粉三两、丹参一两半。上七味共为细末，开水送服三钱，日三次。若将散剂变作汤剂，须先将花粉改用四两八钱，一剂分作八次煎服，较散剂生肌尤速。主治瘰疬疮疡破后，气血亏损不能化脓生肌，或其疮数年不愈，外边疮口甚小，里边溃烂甚大，且有窜至他处不能敷药者。编者注）改作汤剂投之，外敷拙拟化腐生肌散。七八日间疮口长平，结痂而愈。自言其疮自始至终未尝觉疼，盖因用药节节得着也。然徒精外科者，又何能治此疮乎。

徐灵胎治疮最重围药。以围药束住疮根，不使毒势散漫，又能阻隔周身之热力不贯注于疮，则疮必易愈。愚治此疮所用束根之药，实师徐氏之意也。

（《医学衷中参西录·治疮科方·内托生肌散》）

痧　疹

○ 奉天粮秣厂科员王啸岑之子，年二十八岁，周身发热，出白痧甚密。

经医调治失宜，迁延至旬日，病益加剧。医者又欲用大青龙汤减去石膏，啸岑疑其性热，不敢用，延愚为之诊治。其周身发热，却非大热，脉数五至，似有力而非洪实，舌苔干黑，言语不真，其心中似怔忡，又似烦躁，自觉难受莫支。其家人谓其未病之时，实劳心过度，后遂得此病。参之脉象病情，知其真阴内亏，外感之实热又相铄耗，故其舌干如斯，心中之怔忡烦躁又如斯也。问其大便，数日未行，似欲便而不能下通。

遂疏方用：生石膏细末三两，潞党参五钱，生山药五钱，知母、天花粉各八钱，连翘、甘草各二钱，生地黄一两半，蝉蜕一钱，俾煎汤三盅，分三次温饮下，又嘱其服药之后，再用猪胆汁少调以醋，用灌肠器注射之，以通其大便，病家果皆如所嘱。翌日视之，大便已通下，其灼热、怔忡、烦躁皆愈强半，舌苔未退而干黑稍瘥。又将原方减石膏之半，生地黄改用一两。连服三剂，忽又遍身出疹，大便又通下，其灼热怔忡烦躁始痊愈。恐其疹出回急，复为开清毒托表之药，俾服数剂以善其后。

按：此证既出痧矣，原不料其后复出疹，而每剂药中皆有透表之品者，实恐其蕴有痧毒未尽发出也。而疹毒之终能发出，实即得力于此。然非临时细细体察，拟方时处处周密，又何能得此意外之功效哉！

按：此证非幼科，亦因温而兼疹，故连类及之，且俾人知温而兼疹之证，非独幼科有之，即壮年亦间有之也。(《医学衷中参西录·治幼年温热证宜预防其出痧疹》)

〇 舒啸岑，天津二区华新公司办公处经理，年四十五岁，于仲夏得温病兼痧疹。

[病因] 舒君原精医术，当温疹流行之时，屡次出门为人诊病，受其传染因得斯病。

[证候] 其前数日皆系自治，屡次服表疹清热之药，疹已遍身出齐而热仍不退，因求愚为延医。其表里俱觉发热，且又烦躁异常，无片时宁静，而其脉则微弱不起，舌苔薄而微黄，大便日行一次不干不溏，小便赤涩短少。

[诊断] 此证当先有伏气化热，因受外感之传染而激发，缘三焦脂膜窜入少阴遏抑肾气，不能上与心火相济，是以舌苔已黄，小便短赤，阳明腑热已实，而其脉仍然无力也。其烦躁异常者，亦因水火之气不相交也。此虽温病，实与少阴伤寒之热者无异，故其脉亦与少阴伤寒之脉同。当治以白虎加人参

汤，将原方少为变通，而再加托表疹毒之品辅之。

[处方]生石膏（捣细）二两、大潞参四钱、天花粉八钱、生怀山药八钱、鲜茅根四钱、甘草二钱；共煎汤两盅分两次温服下。

此方即白虎加人参汤以花粉代知母，生山药代粳米，而又加鲜茅根也。花粉与知母皆能清热，而花粉于清热之外又善解毒，山药与粳米皆能和胃，而山药于和胃之外又能滋肾。方中之义，用白虎汤以治外感实热，如此变通则兼能清其虚热，解其疹毒，且又助以人参更可治证实脉虚之热，引以鲜茅根并可治温病下陷之热也。

复诊 将药煎服一剂，热退强半，烦躁亦大轻减，可安睡片时。至翌日过午，发热烦躁又如旧，脉象仍然无力，因将生石膏改用三两，潞参改用五钱，俾煎汤三盅，分三次温饮下。每饮一次，调入生鸡子黄一枚。服后其病亦见愈，旋又反复，且其大便一日两次，知此寒凉之药不可再服。乃此时愚恍然会悟，得治此证之的方矣。

[处方]鲜白茅根（切碎）六两，添凉水五盅，在炉上煎一沸，即将药罐离开炉眼，约隔三寸许，迟十分钟再煎一沸，又离开炉眼，再迟十分钟，视其茅根皆沉水底其汤即成。若茅根不沉水底，可再煎一沸，约可取清汤三盅，乘热顿饮之，以得微汗方佳。

[效果]此方如法服两剂，其病脱然愈矣。

[说明]按：此证其伏气之化热，固在三焦，而毒菌之传染，实先受于上焦，于斯毒热相并随上焦之如雾而弥漫于全身之脏腑经络不分界限。茅根禀少阳最初之气，凉而能散，且其形不但中空，周遭廾上皆小孔玲珑透彻，故能通达经络脏腑无微不至。惟性甚平和，非多用不能奏效。是以一剂重用至六两，其凉散之力，能将脏腑经络间之毒热尽数排出（茅根能微汗利小便，皆其排出之道路），毒热清肃，烦躁自除矣。愚临证五十年，用白虎加人参汤时不知凡几，约皆随手奏效。今此证两次用之无效，而竟以鲜白茅根收其功，此非愚所素知，乃因一时会悟后则屡次用之皆效，故特详之以为治温疹者开一法门也。若其脉象洪滑甚实者，仍须重用石膏清之，或石膏、茅根并用亦可。又按：白茅根必须用鲜者，且必如此煎法方效。但依之成功多用可至十两，少用亦须至四两，不然此证前两方中皆有茅根四钱未见效验，其宜多用可知矣。又药局中若无鲜者，可自向洼中剖之，随处皆有。若剖多不能一时皆用，以湿土埋之永久不坏。（《医学衷中参西

○ 吴仁斋治一人，伤寒七八日，因服凉药太过，遂变身冷，手足厥逆，通身黑斑，惟心头温暖，乃伏火也。诊其六脉沉细，昏沉不知人事，亦不能言语，状似尸厥。遂用人参三白汤，加熟附子半枚、干姜二钱，水煎服下。待一时许，斑色渐红，手足渐暖。而苏醒后，复有余热不清，此伏火后作也。以黄连解毒汤、竹叶石膏汤调之而愈，此阴毒发斑中有伏阳也（本案为他人所治，编者注）。（《医学衷中参西录·治瘟疫瘟疹方·青盂汤》）

梅　毒

○ 曾治一人，从前患毒淋，服各种西药两月余，淋已不疼，白浊亦大见轻，然两日不服药，白浊仍然反复。愚俾用膏淋汤（生山药一两、生芡实六钱、生龙骨六钱、生牡蛎六钱、大生地六钱、潞党参三钱、生杭芍三钱。主治膏淋。编者注），送服秘真丹，两次而愈。（《医学衷中参西录·治淋浊方》）

○ 沈阳县署科长某，患梅毒，在东人医院治疗二十余日，头面肿大，下体溃烂，周身壮热，谵语不省人事，东人谓毒已走丹不可治。其友人警务处科员孙俊如，邀愚往东人院中为诊视。疑其证夹杂温病，遂用生石膏细末半斤，煮水一大瓶，伪作葡萄酒携之至其院中，托言探友，盖不欲东人知为疗治也。及入视病人，其头面肿而且红，诊其脉洪而实，知系夹杂温病无疑，嘱将石膏水徐徐温服。翌日又往视，其头面红肿见退，脉之洪实亦减半，而较前加数，仍然昏愦谵语，分毫不省人事。所饮石膏之水尚余一半，俾自购潞党参五钱，煎汤兑所余之石膏水饮之。翌日又往视之，则人事大清，脉亦和平。病人遂决意出彼院来院中调治，后十余日其梅毒亦愈。此证用潞党参者，取其性平不热也。（《医学衷中参西录·人参解》）

疝　气

○ 陈邦启，天津盐道公署科员，年三十八岁，得大气下陷兼疝气证。

[病因] 初因劳心过度，浸觉气分不舒，后又因出外办事劳碌过甚，遂觉呼吸短气，犹不以为意也。继又患疝气下坠作疼，始来寓求为延医。

[证候] 呼吸之际，常觉气短似难上达，劳动时则益甚。夜间卧睡一点钟

许，即觉气分不舒，披衣起坐移时将气调匀，然后能再睡。至其疝气之坠疼，恒觉与气分有关，每当呼吸不利时，则疝气之坠疼必益甚。其脉关前沉而无力，右部尤甚，至数稍迟。

[**诊断**] 即此证脉参之，其呼吸之短气，疝气之下坠，实皆因胸中大气下陷也。此气一陷则肺脏之辟失其斡旋，是以呼吸短气，三焦之气化失其统摄，是以疝气下坠。斯当升补其下陷之大气，俾仍还其本位，则呼吸之短气，疝气之坠疼自皆不难愈矣。

[**处方**] 生箭芪六钱、天花粉六钱、当归三钱、荔枝核三钱、生明没药三钱、生五灵脂三钱、柴胡钱半、升麻钱半、小茴香（炒捣）一钱；共煎汤一大盅，温饮下。

复诊 将药连服三剂，短气之病已大见愈，惟与人谈话多时，仍觉短气。其疝气已上升，有时下坠亦不作疼，脉象亦大有起色。此药已对证，而服药之功候未到也。爰即原方略为加减，俾再服之。

[**处方**] 生箭芪六钱、天花粉六钱、净萸肉四钱、当归三钱、荔枝核三钱、生明没药三钱、生五灵脂三钱、柴胡钱半、升麻钱半、广砂仁（捣碎）一钱；共煎一大盅温服。

[**效果**] 将药连服四剂，呼吸已不短气，然仍自觉气分不足，疝气亦大轻减，犹未全消。遂即原方去萸肉，将柴胡、升麻皆改用一钱，又加党参、天冬各三钱，俾多服数剂以善其后。（《医学衷中参西录·气病门·大气陷兼疝气》）

痃　癖

○ 一少年，因治吐血，服药失宜，痃癖结于少腹（在女子为癥瘕，在男子为痃癖），大如锦瓜。按之甚坚硬，其上相连有如瓜蔓一条，斜冲心口，饮食减少，形体羸弱。其脉微细稍数。治以此汤（理冲汤：生黄芪三钱、党参二钱、白术二钱、生山药五钱、天花粉四钱、知母四钱、三棱三钱、莪术三钱、生鸡内金三钱。用水三盅，煎至将成，加好醋少许，滚数沸服。服此汤十余剂后，虚证自退，三十剂后，瘀血可尽消。主治经闭或产后恶露不尽结为癥瘕、痃癖、癥瘕、积聚、气郁、脾弱、满闷、痞胀。编者注），服十余剂癖全消。（《医学衷中参西录·治女科方·理冲汤》）

第五节　五官科医案

瞳孔散大

○ 一妇人，年三旬。瞳子散大，视物不真，不能针黹。屡次服药无效，其脉大而无力。为制此丸（益瞳丸：萸肉二两、野台参六钱、炒柏子仁一两、玄参一两、炒菟丝子一两、羊肝一具。主治目瞳散大昏耗，或觉视物乏力。上药共为细末，炼蜜为丸，桐子大。每服三钱，开水送下，日两次。编者注），服两月痊愈。（《医学衷中参西录·治眼科方·益瞳丸》）

牙　宣

○ 曾治天津竹远里，于氏幼童，年六七岁，身出麻疹，旬日之外热不退，牙龈微见腐烂。其家人惧甚，恐成走马牙疳，急延愚为诊视。脉象有力而微弦，知毒热虽实，因病久者，气分有伤也。问其大便，三日未行。遂投以大剂白虎加人参汤，方中生石膏用三两，野党参用四钱，又加连翘数钱，以托疹毒外出。煎汤三茶盅，俾分三次温饮下。又用羚羊角一钱，煎水一大茶盅，分数次当茶饮之，尽剂热退而病愈。牙龈腐烂之处，亦遂自愈。（《医学衷中参西录·治牙疳方·牙疳敷藤黄法》）